Gunter Frank
Lizenz zum Essen

W0033604

Zu diesem Buch:
Verführt von Schönheitsidealen und verwirrt von widersprüchlichen Ernährungsratschlägen, isst kaum noch jemand nach Herzenslust. Und das, sagt der Arzt Gunter Frank, schadet uns viel mehr als eine ordentliche Portion Rührei mit Speck.

Weil er jeden Tag in seiner Praxis den immensen Leidensdruck von eigentlich gesunden, aber mit ihrem Gewicht unzufriedenen Frauen und Männern sieht, hat er dieses revolutionäre Ernährungsbuch geschrieben. Frank zeigt: Nicht das, was wir essen, oder wie viel wir essen, hat den größten Einfluss auf unser Gewicht. Es sind ganz andere Faktoren: Veranlagung, Hormone und Licht, Stress und Sorgen.

Nur, wer Schluss macht mit Stress und schlechtem Gewissen beim Essen, hat eine Chance gegen überflüssige Kilos. Und wer mit Genuss isst, worauf er am meisten Appetit hat, nimmt eher ab: eine Kleidergröße ist drin.

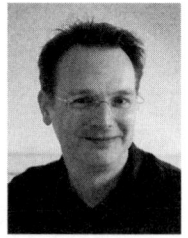

Gunter Frank, geboren 1963, ist Facharzt für Allgemeinmedizin und Naturheilverfahren und führt eine Praxis in Heidelberg. Sein Arbeitsschwerpunkt ist die Stress- und Ernährungsberatung. Zu diesen Themen hält er regelmäßig Vorträge und Seminare. Frank leitet das Heidelberger Präventions- und Gesundheitsnetz. Bei Piper erschien (mit Udo Pollmer und Susanne Warmuth): »Lexikon der Fitnessirrtümer«.

Siehe auch: *www.Lizenz-zum-Essen.de*

Gunter Frank

Lizenz zum Essen

Warum Ihr Gewicht mehr
mit Stress zu tun hat
als mit dem, was Sie essen

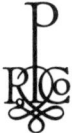

Piper
München Zürich

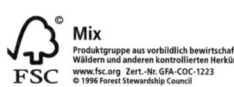

Mix
Produktgruppe aus vorbildlich bewirtschafteten
Wäldern und anderen kontrollierten Herkünften
www.fsc.org Zert.-Nr. GFA-COC-1223
© 1996 Forest Stewardship Council

ISBN 978-3-492-05074-6
© Piper Verlag GmbH, München 2008
Redaktion: Susanne Warmuth
Umschlaggestaltung und -motiv:
Büro Jorge Schmidt, München
Umschlagkonzeption: R. Eschlbeck, München
Autorenfoto: Gunter Frank
Satz: Filmsatz Schröter, München
Druck und Bindung: Clausen & Bosse, Leck
Printed in Germany

www.piper.de

Für
Lienchen & Jojo

Inhalt

Warum dieses Buch?

Seit meiner klinischen Ausbildung zum Allgemeinarzt, das heißt seit 10 Jahren, befasse ich mich intensiv mit den Themen Ernährung, Stress und Darmgesundheit. Die meisten Menschen kommen seitdem vor allem aus zwei Gründen in meine Sprechstunde: weil sie mit ihrem Gewicht nicht zufrieden sind oder weil sie Verdauungsprobleme haben.

Diejenigen mit Verdauungsproblemen schildern mir häufig, dass sie sich bewusst ernähren, ballaststoff- und vitaminreich essen und trotzdem immer mehr Beschwerden bekommen. Oder bekommen sie sie, gerade weil sie sich so ernähren? Oft haben diese Patienten selbst schon herausgefunden, dass sie mit gut Durchgekochtem und kleinen Portionen besser zurechtkommen, trauen sich dies aber bei Einladungen nicht zu sagen, um nicht als zu empfindlich zu gelten. Auffallend häufig sind es schlanke Menschen, die unter diesen Problemen leiden.

Diejenigen, die gerne weniger wiegen würden, erzählen mir, was sie schon alles versucht haben, um abzunehmen. Eine Diät jagte die andere, sie haben alles gemieden, was gut schmeckt und Fett enthält, und stattdessen hoffnungsvoll alle möglichen Diätartikel gekauft, die mit den unsinnigsten Versprechungen werben. Ich kenne viele Frauen – und zunehmend auch Männer –, die sich seit 20 Jahren mit einem schlechten Gewissen zu Tisch setzen und den Teller nie leer essen. Sie führen einen nicht enden wollenden Kampf gegen den eigenen Appetit. Dazu kommen Abführmittel in Massen, literweise vergossener Schweiß in Fitnessstudios und sogar chirurgische Eingriffe wie Fettabsaugen, die nicht wenige trotz Schmerzen und finanzieller Opfer über sich ergehen lassen. Doch es nützt nichts: Diese Menschen nehmen über die Jahre trotzdem stetig zu – oder vielleicht gerade deshalb? Und für die paar Monate, in denen sie zeitweise etwas weniger wiegen, zahlen sie einen hohen Preis. Wie oft gehen sie – nachdem sie sich eisern viele Genüsse versagt und um Bratkartoffeln und Sahnetorte einen großen Bogen gemacht haben – mit einem Salatblatt hungrig und unzufrieden zu Bett?

Und die anderen, die Jungen und die ewig Schlanken, die zeigen mit dem moralischen Zeigefinger auf die Molligen und bezichtigen sie der Disziplinlosigkeit. Denn schließlich ist Schlankheit angeblich ja nur eine Frage des Willens, und der muss hier offensichtlich versagt haben. Selbst Politiker und Krankenkassen machen inzwischen bei dieser Hexenjagd mit, bei der sich keiner für die wirklichen Zusammenhänge interessiert. Es ist ja auch zu schön, Sündenböcke zu haben, die man dann für vieles, zum Beispiel die Kostenexplosion im Gesundheitswesen, verantwortlich machen kann.

Manchmal hat man fast den Eindruck, hier solle eine neue Religion geschaffen werden, wo die schlanken Rechtgläubigen, die sich angeblich diszipliniert ernähren und fit halten, mit ewiger Jugend und niedrigeren Krankenkassenbeiträgen belohnt werden. Die dicken Sünder dagegen, die ihrer Lust auf Schokolade und Fast Food scheinbar hemmungslos frönen und zudem das Laster der Faulheit pflegen, werden mit Herablassung und Herzinfarkt bestraft.

Das schlechte Gewissen folgt jeder süßen Sünde auf dem Fuß, Ernährungspäpste und Diätgurus prophezeien gebetsmühlenhaft die apokalyptischen Folgen unseres ungezügelten Essverhaltens: Krankheit und Tod – und das, obwohl wir statistisch gesehen seltsamerweise trotzdem immer älter werden. Welch eine seltsam lustfeindliche Vorstellung von Gesundheit, über die sich schon Mark Twain (1835–1910) augenzwinkernd beschwerte: »Die einzige Methode, gesund zu bleiben, besteht darin, zu essen, was man nicht mag, zu trinken, was man verabscheut, und zu tun, was man lieber nicht täte.«

Als überprüfbarer Maßstab für den rechten Lebenswandel hat sich der Body-Mass-Index (BMI) eingebürgert. Wehe dem, der die Formel des vermeintlich gesunden Gewichts nicht erfüllt. In Baden-Württemberg zum Beispiel haben mollige Lehramtsanwärter mit einem BMI über 30 große Schwierigkeiten, verbeamtet zu werden! Ganz abgesehen davon, dass die Gleichung dick = krank nicht richtig ist, wissen die Menschen, die so etwas verbreiten, eigentlich, was sie Molligen damit antun? Frauen mit Kleidergröße 46, die sich schuldig fühlen sollen, keinen »gesunden«, schlanken Körper zu haben, bekommen Nervenzusammenbrüche, wenn sie in Boutiquen nichts Schickes in ihrer Größe finden. Mollige Mütter, die mollige Kinder haben, bekommen Anrufe von schlanken Klassenlehrerinnen, die mehr Essensdisziplin zu Hause anmahnen. Mollige Mütter werden auf dem Spielplatz von schlanken angesprochen, warum sie ein so verantwortungsloses Vorbild abgeben. Mollige Kinder sollen getrennten Sportunterricht erhalten. Wo soll das eigentlich hinführen? Wenn eine ganze Bevölkerungsgruppe für etwas diskriminiert wird, für das sie nichts kann, nennt man das eigentlich Rassismus. Nicht zuletzt möchte dieses Buch auch für mehr Toleranz gegenüber »gewichtigeren« Mitmenschen werben, indem es die Zusammenhänge zwischen Veranlagung, Lebensumständen und Gewicht erklärt.

Halt, werden jetzt vielleicht einige rufen, die Gefahren falscher Ernährung und die negativen Folgen von Übergewicht sind doch wissenschaftlich bewiesen! Außerdem hört man doch täglich in den Medien viele Experten, die genau wissen, wie man das empfohlene Normalgewicht erreichen kann, zum Beispiel durch Obstessen und Sporttreiben. Trotzdem scheitern die meisten, wenn sie versuchen, diese Ratschläge zu befolgen. Falls Sie auch zu den Gescheiterten gehören, kann ich Sie schon mal beruhigen: Es liegt nicht an Ihrer Disziplinlosigkeit, es liegt daran, dass diese Empfehlungen auf einem falschen Umgang mit wissenschaftlichen Daten beruhen.

Der Umgang mit wissenschaftlichen Ergebnissen ist nämlich eine heikle Sache und erfordert eine gewisse Vorsicht und Bescheidenheit, ganz besonders dann, wenn daraus Empfehlungen für die ganze Bevölkerung entwickelt werden sollen. Die Protagonisten moderner Ernährungsregeln verhalten sich jedoch wie der sprichwörtliche Elefant im wissenschaftlichen Porzellanladen, ein Missstand, den Statistiker schon lange beklagen. Problematisch finde ich dabei, dass viele dieser Experten noch nie Menschen medizinisch betreut haben. Wenn man nämlich mit offenen Augen Patienten behandelt, dann ist es augenfällig, dass verschiedene Menschen auf dieselbe pauschale Empfehlung völlig unterschiedlich reagieren. Diese Erfahrung, die sich in vielen alten Heilkunden, wie der Traditionellen Chinesischen Medizin oder der indischen Ayurveda wiederfindet, wird inzwischen auch von der modernen genetischen Forschung bestätigt. Wir Menschen bestehen aus individuellen Eigenschaften und nicht aus statistischen Mittelwerten. Genau das macht jeden Einzelnen von uns besonders und einzigartig.

Deswegen ist es kein Wunder, dass viele Menschen, wenn sie pauschalen (»allgemein gültigen«) Ernährungsratschlägen folgen, nicht gesünder, sondern kränker, nicht dünner, sondern dicker werden. Und dann müssen sie sich noch von anderen dafür kritisieren lassen. Weil ich den immensen Leidensdruck sehe und gleichzeitig als behandelnder Arzt die völlige Erfolglosigkeit der gängigen Empfehlungen zu gesunder Ernährung und Gewichtskontrolle immer wieder hautnah miterlebe, habe ich nach Experten gesucht, die Wesentliches und wirklich Hilfreiches zu diesem Thema herausgefunden haben.

Stellvertretend möchte ich vier Wissenschaftlern danken: Herrn Professor Karl Pirlet, Arzt und Forscher, der schon in den Siebzigerjahren, leider kaum gehört, erforscht hat, dass gesunde Ernährung wenig mit Nährwerttabellen und viel mit Verdauung zu tun hat; Frau Professor Holle Greil, Humanbiologin aus Potsdam, die die Körperbauentwicklung bei uns Menschen wissenschaftlich beschrieben hat; Udo Pollmer, wissenschaftlicher Leiter des Europäischen Instituts für Lebensmittel und Ernährungswissenschaften e. V., der es wie kein anderer versteht, aus einer Vielzahl von wissenschaftlichen Studien die wirkliche Erkenntnis herauszufiltern, und Herrn Universitätsdozent Dr. med. Maximilian Ledochowski, Wissenschaftler an der Universität Innsbruck, der die zurzeit beste Vorstellung davon hat, was in unserem Darm wirklich passiert.

Es gibt also wissenschaftliche Erkenntnisse, die es ermöglichen, Empfehlungen zu entwickeln, die uns bei ihrer Anwendung nicht enttäuschen, sondern die ihre Versprechen mit hoher Wahrscheinlichkeit auch einhalten. Da diese jedoch etablierten Experten und Diätempfehlungen widersprechen, mit denen inzwischen auch viel Geld verdient wird, hören wir so wenig davon. Das möchte ich mit diesem Buch ändern. Dabei geht es nicht darum, die einzig gültige Wahrheit zu verkünden, sondern ein vernünftiges Modell für sehr komplexe Körperzusammenhänge zu entwickeln. Ein Modell, das in der Praxis in vielen Fällen zum Erfolg führt. Ein Aspekt ist dabei von zentraler Bedeutung: Ausgangspunkt für eine gesunde Ernährung kann niemals Verzicht und schlechtes Gewissen sein, sondern nur Zufriedenheit und Lebensfreude. Übrigens ebenfalls keine ganz neue Erkenntnis:

»Gesundheit ist weniger ein Zustand als eine Haltung, und sie gedeiht mit der Freude am Leben.« Thomas von Aquin (1225–1274)

Machen Sie sich auf einiges gefasst, vieles wird Sie überraschen, manches sogar ziemlich verblüffen. Wenn Sie es anschließend aber schaffen, die lebenslustfeindlichen Diätratschläge der Ernährungsexperten in Funk und Fernsehen geflissentlich zu überhören, und anfangen, sich von bewusster, vermeintlich gesunder Ernährung zu lösen, dann werden Sie feststellen:

- dass Ihre Beschwerden zurückgehen
- dass Sie sich wohler fühlen
- und dass Sie, wenn Sie bislang mollig waren, vielleicht sogar ein paar Pfunde abnehmen! Zwar nicht bis hin zu einer Modelfigur, aber eine Kleidergröße weniger ist dauerhaft möglich.

Vielleicht klingt es vermessen, aber unter den unzähligen Diät- und Ernährungsratgebern kenne ich keinen, der den wirklichen Erfahrungen – zumindest meiner Patienten – gerecht wird. Darum schreibe ich dieses Buch. Es soll Ihnen erklären, warum die vielen schönen, plausibel klingenden Theorien bei Ihnen nicht funktionieren, und es soll es Ihnen auch ermöglichen, die für Sie passenden Empfehlungen abzuleiten. Ich werde Sie nun anhand von zwei fiktiven Patienten und deren Familien durch den Dschungel der Ernährungswirrungen und Gewichtsirrungen führen. Sie erfahren dabei, wie viel Gewicht und gesunde Ernährung mit Vererbung, Stress, Licht, Bekömmlichkeit und Verdauung zu tun haben und wie wenig mit Kalorien und Ernährungsberatung. Die beiden Patienten sind nicht völlig frei erfunden, sondern spiegeln Erfahrungen aus meiner Praxis wieder.

Genug der Vorrede, hören Sie nun, was Frau Rundlich und Herr Hager so alles erlebt haben, und wie sie wieder gelernt haben, ihrem Bauchgefühl zu vertrauen. Auf diesem Weg, auf dem wir unter anderem den alten Erfahrungsheilkunden einen Besuch abstatten, finden bestimmt auch Sie Ihre ganz persönlichen, für Sie passenden Rahmenbedingungen und kommen so zu einer wirklich gesunden Ernährung. Und ganz nebenbei pendelt sich Ihr Körper auf SEIN gesundes Gewicht ein.

Körperbau und Gewicht

Einstweilen, bis den Bau der Welt
Philosophie zusammenhält,
Erhält sie [Mutter Natur] das Getriebe
Durch Hunger und durch Liebe.

Schlusszeilen aus Friedrich Schillers Gedicht
Die Weltweisen

1 Körperbautypen
Warum wir unterschiedlich viel wiegen
und warum das normal ist

Täglich kommen viele Menschen in meine Praxis: schlanke, mollige, athletische, schmächtige, hagere, große und kleine. Das ist so banal wie die Feststellung, dass Menschen unterschiedliche Nasen haben, lange, kurze, schmale oder breite. Während bei der Nasenform jedoch niemand von einer »normalen« Nasenlänge spricht, ist dies beim Gewicht anders. Nur wer ein bestimmtes Verhältnis von Körpergröße und Gewicht aufweist, gilt als »normal«-gewichtig, Abweichungen davon werden als »über«- oder »unter«-gewichtig bezeichnet. Das Verhältnis von Körpergröße zu Gewicht nennt man Body-Mass-Index (BMI), es wird nach folgender Formel berechnet:

$$\text{BMI} = \frac{\text{Körpergewicht in Kilogramm}}{(\text{Körpergröße in Meter})^2}$$

Die Tabelle zeigt die derzeit übliche Einteilung Erwachsener in Gewichtsklassen. Fast unmerklich dringt der Body-Mass-Index (BMI) immer tiefer in unser Leben ein: Zum Teil wird der BMI bereits als Kriterium für Krankenkassenzahlungen oder Risikoeinstufungen für Lebensversicherungen herangezogen. Der BMI entscheidet zum Beispiel mit darüber, ob ein molliger Lehramtsanwärter verbeamtet oder als zu dick abgelehnt wird. Und das ist erst der Anfang.

Gewichtseinteilung bei Erwachsenen anhand des BMI (nach WHO)[1]

Kategorie	Body-Mass-Index (BMI)	Gewicht bei einer Körpergröße von 1,65 m	Gewicht bei einer Körpergröße von 1,80 m
Untergewicht	unter 18,5	unter 50 kg	unter 60 kg
Normalgewicht	18,5–24,9	50–68 kg	60–81 kg
Übergewicht	über 25,0	über 68 kg	über 81 kg
Präadipositas*	25–29,9	68–81 kg	81–97 kg
Adipositas Grad I	30–34,9	82–95 kg	97–113 kg
Adipositas Grad II	35–39,9	95–109 kg	113–129 kg
Adipositas Grad III	über 40	über 109 kg	über 130 kg

* Adipositas heißt Fettleibigkeit, Präadipositas bezeichnet die Stufe vor der Fettleibigkeit

Frau Rundlich sucht Rat in meiner Sprechstunde: Sie fühlt sich zu dick und möchte unbedingt abnehmen. Sie ist 1,65 Meter groß und wiegt 83 Kilogramm. Ihr Body-Mass-Index beträgt 31, das gilt als fettleibig. Sie trägt Konfektionsgröße 46–48, aber da der BMI unter anderem auch von der Beinlänge abhängt, kann man von ihm nicht direkt auf die Kleidergröße schließen. Zunächst frage ich Frau Rundlich, wie sich ihr Gewicht seit ihrer Kindheit entwickelt hat. Dabei erzählt sie mir, dass sie sich schon in ihrer Jugend zu dick gefühlt habe, doch wenn sie ihre Hochzeitsbilder anschaue – damals hatte sie Kleidergröße 40 – wäre sie mit einer solchen Figur heute sehr zufrieden. Seit der Hochzeit vor 20 Jahren ist ihr Gewicht trotz vieler Diäten ständig gestiegen.

Ganz anders liegen die Dinge bei Herrn Hager. Nicht, dass er wegen Gewichtssorgen in meine Praxis käme, er klagt eher über Verdauungsprobleme. Ich frage auch ihn nach seiner Gewichtsentwicklung. Er gibt an, schon in der Schule eher ein Schlaks gewesen zu sein, aber über die Jahre habe er ein wenig an Gewicht zugelegt. Heute, mit 48 Jahren, wiegt er 67 Kilogramm bei einer Körperlänge von 1,82 Meter. Das entspricht einem BMI von 20 und gilt als normal. Er hat Kleidergröße 46, bei Anzügen auch 92.

Frau Rundlich möchte ihr Gewicht dauerhaft verringern. Sie glaubt den Experten in Zeitung, Funk und Fernsehen, dass dies notwendig und auch möglich ist. Vielleicht verleitet die Beobachtung, dass sich unser Gewicht im Laufe des Lebens verändert, zu der Annahme, wir könnten es nach Belieben beeinflussen. Wir merken, dass wir mit Diäten abnehmen, selbst wenn die verlorenen Pfunde bald zurückkehren. Daraus könnte man schließen, dass sich diese Zunahme vielleicht verhindern ließe. Es klingt doch plausibel, wenn man Gewichtszunahme damit erklärt, dass wir mehr Energie, sprich Kalorien, aufnehmen, als wir verbrauchen und sich die überschüssige Energie dann in Form von Fettpolstern ablagert. Wenn ich weniger Energie verbrauche, etwa durch Einschränkung der Kalorienzufuhr, also durch Diät, oder wenn ich den Energieverbrauch steigere, zum Beispiel durch Sport, müsste ich die Fettpolster demnach wieder abschmelzen können. Diese einleuchtende, aber leider falsche Vorstellung von Gewichtsregulation wird immer noch in allen Medien sowie in aktuellen Regierungserklärungen verbreitet. Sie hält sich sogar in medizinischen Fachzeitschriften. Während des Medizinstudiums habe ich das ebenfalls gelernt und war deshalb wie viele der Meinung, wenn ich einmal dick werde, werde ich einfach weniger essen und das Problem ist gelöst.

Allerdings werden die meisten Leserinnen und Leser dieselbe Beobachtung gemacht haben wie Frau Rundlich, nämlich dass sich das Körpergewicht nicht so einfach steuern lässt. Warum ist das so? Bevor wir uns dieser Frage zuwenden, müssen wir eine wichtige Voraussetzung klären, die bereits vieles in der Gewichtsdiskussion in einem anderen Licht erscheinen lässt.

Ist es biologisch sinnvoll, dass dasselbe Normalgewicht für alle Menschen gilt?

Jeder, der sich mit offenen Augen in Bahnhöfen, Schulen oder Einkaufszentren umschaut, sieht, dass wir Menschen sehr unterschiedlich gebaut sind. In allen Erfahrungsheilkunden – der Traditionellen Chinesischen Medizin (TCM), der indischen Ayurveda oder auch bei den alten Römern – wurden Menschen deshalb nie anhand von Durchschnittswerten beurteilt und behandelt, sondern immer ihrem Körperbautyp entsprechend.

Die Körperbaueinteilungen in den verschiedenen Medizinsystemen definieren meist zwei bis fünf Typen. Eine Zweiereinteilung findet man beispielsweise im alten Rom als Typus Laxus und Typus Strictus. In der Traditionellen Chinesischen Medizin gibt es den Leere- und den Fülletyp, in der naturheilkundlichen Mayr-Medizin spricht man vom vitalen und avitalen Typ. Eine Dreiteilung finden wir in der ältesten überlieferten medizinischen Lehre, der indischen Ayurveda. Die bekannteste Vier-Typen-Lehre war die Humoralmedizin der Antike, also die Einteilung in vier Kardinalsäfte. Die jeweilige Mischung dieser Kardinalsäfte ergibt dabei die individuelle Konstitution, die sich unter anderem im Körperbau ausdrückt. Man spricht deshalb auch von Konstitutionstypen.

Spätestens seit den Erbsen-Kreuzungsexperimenten von

22

Gregor Mendel (1822–1884), dem »Vater der Genetik«, wissen wir, dass Körpermerkmale vererbbar sind. Und zwar immer mit je zwei Erbanlagen, einer mütterlichen und einer väterlichen. Wenn sich dabei eine durchsetzt (die dominante) wird der Sprössling diese Form ausbilden, die andere, verborgene Erbanlage (die rezessive) sieht man dann nicht, sie kann aber dennoch weitervererbt werden. Manchmal sind beide Erbanlagen gleich stark, dann sieht der Nachwuchs wie eine Mischung aus beiden (intermediäre Form) aus. Ein Botaniker, der sich mit der Pflanzenvielfalt unseres Planeten beschäftigt, weiß dies und würde niemals auf die Idee kommen, eine »normale« Pflanzengestalt zu definieren und Abweichungen davon als »unnormal« zu bezeichnen, sondern er spricht von »Variabilität« und »Diversität«. Er weiß, dass einzelne Merkmale in unterschiedlichster Ausprägung vorkommen, wobei die jeweiligen Extreme selten sind und die Durchschnittsform am häufigsten zu beobachten ist.

Nehmen wir das Beispiel Nasenlänge. Wenn man bei allen Menschen die Nasenlänge vermessen würde, könnte man daraus einen Mittelwert errechnen. Angenommen, der Mittelwert wäre zehn Zentimeter, dann hätte die kürzeste Nase vielleicht vier Zentimeter Länge und die längste 17 Zentimeter. Aller Wahrscheinlichkeit läge die Nasenlänge der meisten Menschen um den Mittelwert zehn herum. Für die jeweiligen Extremlängen, also im Bereich von vier bzw. 17 Zentimetern, würde man deutlich weniger Beispiele finden. Man nennt eine solche Häufigkeitsverteilung auch Normalverteilungskurve oder Gauß'sche Glockenkurve (nach ihrer Form und dem Mathematiker Carl Friedrich Gauß 1777–1855, der sie als Erster berechnet hat).

Jeder Mensch liegt mit einem bestimmten Körperbaumerkmal immer irgendwo zwischen zwei gegensätzlichen Extremen oder Polen (man sagt, die Merkmale sind »bipolar«). Das bedeutet: Genauso wie es kurze, durchschnittliche und lange Nasen gibt, gibt es auch hagere, durchschnitt-

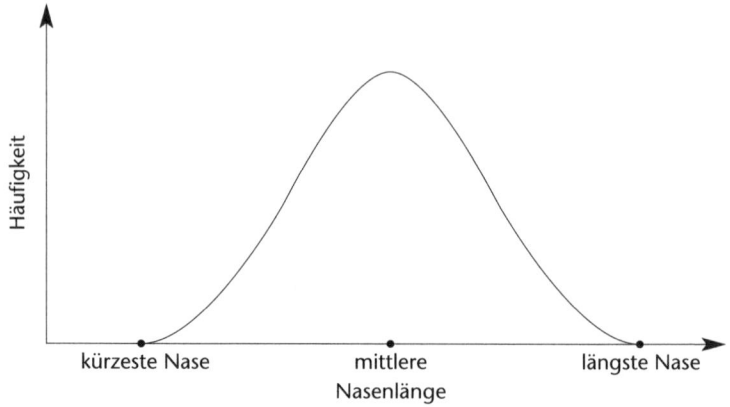

Häufigkeit

kürzeste Nase   mittlere   längste Nase
Nasenlänge

Gauß'sche Glockenkurve für die Häufigkeitsverteilung menschlicher Nasen-
längen. Die meisten Menschen besitzen eine Nasenlänge im Bereich des Mittel-
werts, dagegen gibt es nur wenige mit einer extrem kurzen oder einer extrem
langen Nase.

liche und mollige Körper – je nachdem wie stark die Fettpolster ausgebildet sind.

Typen beziehen sich nur auf ein Merkmal

In der Erfahrungsheilkunde unterscheidet man Menschen
gerne anhand ihrer Temperaturempfindlichkeit, die sehr viel
mit der vorhandenen Menge an Unterhautfettgewebe zu tun
hat. Ich orientiere mich im Folgenden an den in der westlichen Medizin gebräuchlichen Bezeichnungen »leptosom«
(= lang, hager, fettarm) und »pyknosom« (= kompakt, mollig, fettreich). Der Leptosome braucht Wärme, die der Pykniker eher als unangenehm empfindet. Befrage ich meine
Patienten, bestätigen sie mir diese Beobachtungen meistens.
Sind ein Leptosomer und ein Pykniker miteinander verheiratet, kommt es nicht selten zu Meinungsverschiedenheiten,
ob das Schlafzimmerfenster nachts geschlossen wird oder
offen bleibt und ob es im Urlaub nach Norwegen oder ans
Mittelmeer gehen soll.

Im Umgang mit Körperbautypen darf man allerdings nicht den Fehler machen, in Entweder-oder-Kategorien zu denken. Es handelt sich immer um eine Bandbreite »von – bis«. »Typen« beschreiben jeweils einen bestimmten Bereich innerhalb einer Merkmalsverteilung. Die meisten Menschen liegen dabei im mittleren Bereich einer solchen Verteilung, siehe Nasenlänge, und werden daher als »normal« oder »Normaltyp« bezeichnet. Die Grenzen des »normalen« Bereichs, also wann eine Nase als »über«-lang oder ein Mensch als »unter«-gewichtig gilt, ist immer rein willkürlich gezogen. Problematisch ist, dass die Bezeichnung »normal« oft wertend im Sinne von »gut« verwendet wird. »Normal« bedeutet aber zunächst nur »häufig«, während »über-« oder »unter-« schlicht »selten« bedeutet. Jeder Mensch hat seinen eigenen Platz auf der Merkmalsverteilungskurve, und das ist erst einmal völlig normal. Ob ein seltenes Merkmal seinem Träger Vor- oder Nachteile bringt, darüber entscheiden viele Faktoren. Nicht zuletzt hängt die Beurteilung, ob jemand nun über-gewichtig oder normal-gewichtig ist, vom Betrachter ab. Es gibt Volksgruppen (Ethnien) wie die Massai in Afrika, die sehr groß und schlank gewachsen sind. Aus der Sicht eines Massai wäre ein für unsere Begriffe normalschlanker Mensch schon untersetzt, also pyknisch. Ein kompakt gebauter Inuit (Eskimo) würde dieselbe Person womöglich als dürr oder leptosom bezeichnen.

Bei der Anwendung von Konstitutionstypen gibt es einen weiteren Fallstrick: Wir haben oben über das Körperbaumerkmal Nasenlänge gesprochen. Eine Nase kann kurz oder lang sein, über ihre Breite ist damit nichts gesagt, denn das wäre ein anderes Körperbaumerkmal. Ein Langnasentyp kann ein Breit- oder Schmalnasentyp sein, und für den Kurznasentyp gilt das Gleiche. Wenn man also von »Typen« spricht, können sich diese Typen nur auf ein und dasselbe Merkmal beziehen. Die Einteilung in Typen kann eine Hilfe sein, um eine erste Einschätzung vorzunehmen, wo sich ein Mensch auf der Skala eines Merkmals zwischen den Extrempolen befindet. Typen beschreiben aus biologischer Sicht nie komplexe Persönlichkeitseigenschaften, sondern immer nur Teilaspekte. Wenn man diese Regel berücksichtigt, dann lässt sich mit Typeneinteilungen sehr gut praktisch arbeiten.

Wenn man über Typen sprechen will, sollte man also zuerst sagen, um welches Körperbaumerkmal es geht. Der Tübinger Psychiater Ernst Kretschmer unterteilte seine Patienten vor über 80 Jahren in Leptosome (Hagere), Pyknosome (Mollige) und Athleten (Muskulöse).[2] Diese Einteilung kennen auch heute noch viele Menschen. Allerdings machte Kretschmer den Fehler, verschiedene Körperbaumerkmale zu vermischen. Während leptosom und pyknosom die gegensätzlichen Pole des Merkmals Fettpolster darstellen, steht athletisch für etwas anderes, nämlich für die extreme Ausprägung des Merkmals Muskelmasse. Das Gegenstück zum Athletiker ist der Hypoplastiker, ein Mensch mit schmächtigem Körperbau und wenig ausgeprägter Muskulatur.

Die Körperform eines Menschen wird hauptsächlich von seinen Fettpolstern und seiner Muskulatur bestimmt. Wenn ich den Körperbau eines Menschen beurteilen möchte, muss ich als Erstes abschätzen, an welchem Punkt der Körperfettskala – also wo zwischen den Polen pyknisch und leptosom – er sich befindet. Dann überlege ich, wo er auf der Muskulaturskala zwischen den Polen hyperplastisch (athletisch) und hypoplastisch (schmächtig) einzuordnen ist. Beides muss ich getrennt beurteilen, weil sich aus den beiden Merkmalen unterschiedliche Bedürfnisse ableiten lassen. Die Position zwischen pyknisch und leptosom sagt mir als Arzt, wie viel Wärme oder Kälte der Patient verträgt, wie sein Gewicht auf Stress reagiert oder wie belastbar seine Verdauung ist (dazu kommen wir im Ernährungsteil noch ausführlich).

Die Ausprägung der Muskelmasse gibt mir dagegen Hinweise, wie viel Sport der Betreffende braucht und wie kräftig die Massage sein darf.

Damit wird das Grundproblem des Body-Mass-Index deutlich: Der BMI beschreibt reine Körpermasse, er unterscheidet nicht zwischen Fett-, Knochen- und Muskelmasse. Als Körperbaubeschreibung ist der BMI daher nur bedingt tauglich.

Sackgasse Normwert

Wenn man in alte Lehrbücher der Medizin schaut, fällt auf, dass das Körpergewicht noch vor wenigen Jahrzehnten kaum eine Rolle spielte. Heute als übergewichtig geltende Menschen wurden damals nicht als gefährdet eingestuft. Das sogenannte »Idealgewicht« ist auch nicht von der Medizin, sondern von einer Versicherungsgesellschaft in die Welt gesetzt worden. Die amerikanische Metropolitan Life veröffentlichte 1959 eine Tabelle, die angeblich zeigte, dass schlanke Menschen am längsten leben, und nahm deren Gewicht als »Normal«-gewicht an.[3] Auf Grundlage dieser Tabelle kassierte sie von allen anderen höhere Beiträge – ein gutes Geschäft, bis heute. Dass diese Einteilung falsch ist, werden wir in diesem Buch noch eingehend darlegen.

Ich habe mich oft gefragt, warum die moderne Medizin so gerne mit Normwerten arbeitet und daraus für alle Menschen gleiche Behandlungsschemata entwickelt, die sie sogar in verbindliche Leitlinien zementiert. Vielleicht macht es die Einteilung in »richtig« oder »falsch« auf dem Papier im Praxis- oder Klinikalltag einfacher, wenn ich alle Menschen über einen Kamm schere. In Wirklichkeit werden aber Normwerte für Cholesterin, Blutdruck, Erholungszeit nach einer Operation und vieles mehr dem individuellen Menschen nicht gerecht. Den alten Erfahrungsheilkunden war ein solches Norm-Denken deshalb fremd. Langsam beginnt auch die moderne Medizin zu begreifen, dass man Menschen mit Normwerten nicht optimal behandelt. Inzwischen gibt es beispielsweise schon genetische Labortests, anhand derer Medikamentendosierungen individuell genauer festgesetzt werden können. Viele andere Bereiche werden nachziehen.

Noch lehnt die moderne Medizin die Beurteilung nach individuellen Körperbautypen allerdings ab. Das ist schade, denn richtig angewandt ermöglichen sie einen guten ersten Zugang zum Patienten. Ich habe deshalb lange suchen müssen, bis ich eine Wissenschaftlerin gefunden habe, die sich mit dem BMI als Maß aller Dinge nicht abfindet. Ich bin fündig geworden, und wie!

Ende der Sechzigerjahre bekam eine junge Forscherin in der damaligen DDR den Auftrag, eine wissenschaftlich fundierte Kleidergrößeneinteilung zu entwickeln, die den tatsächlichen Körperbau der Menschen berücksichtigt. Diese Forscherin war Humanbiologin und eine genaue Mathematikerin. Holle Greil ist heute Professorin für Humanbiologie an der Universität Potsdam und hat die seinerzeit begonnene Datensammlung bis heute immer wieder aktualisiert. Frau Greil und ihre speziell ausgebildeten Mitarbeiter messen nicht nur Körpergröße und Gewicht, sondern auch Hautfaltendicken an verschiedenen Körperstellen, Gelenkbreiten, Bewegungswinkel, Rumpf-, Arm- und Beinlängen. So entstand in 40 Jahren mit umfangreichen Messungen an circa 68 000 Menschen ein statistisch hochwertiger Datensatz, der die Körperbauentwicklung über eine sehr lange Zeit beschreibt. Ich kenne keine Körperbau- und Gewichtsdaten, auch keine amerikanischen, die annähernd diese Qualität besitzen. Die meisten Wissenschaftler, die sich sonst zum BMI äußern, ermitteln ihre Daten zum Beispiel in Kinderarztpraxen, wo nicht klar ist, wer eigentlich nach welchem System die Daten erhebt, und wo keiner kontrolliert, ob aus

Zeitmangel mal mit, mal ohne Kleider gewogen wird. In medizinisch hoch angesehenen amerikanischen Veröffentlichungen argumentiert man mit Gewichtsdaten, die ermittelt wurden, indem man 70-Jährige fragte, wie viel sie mit 50 Jahren gewogen haben.[4] Wissen Sie noch genau, wie viel Sie vor 20 Jahren gewogen haben?

Deswegen sind die Daten von Holle Greil so wertvoll. Sie wurden über einen langen Zeitraum erhoben, haben hervorragend ausgewählte Stichproben in einer riesigen Gesamtzahl und sind standardisiert von extra dafür geschultem Fachpersonal gemessen worden. Doch die medizinische Wissenschaft ignoriert sie bislang. Ich kenne kaum Veröffentlichungen zum Thema Gewichtsentwicklung und Gesundheit, die diese Daten berücksichtigen. Vielleicht liegt es daran, dass der Grund für die Erhebung kein medizinischer, sondern ein betriebswirtschaftlicher war, aber genau darin liegt für mich ihre Glaubwürdigkeit. Denn medizinische Daten werden leider häufig mit Blick auf ein gewünschtes Ergebnis erhoben. Vielleicht liegt es aber auch daran, dass die Ergebnisse von Frau Greil so gar nicht in das vorherrschende Bild eines Normalgewichts passen. Von Schulmöbelherstellern bis hin zur Bundeswehr möchten alle von der Potsdamer Datensammlerin wissen, wie wir uns unterscheiden, ob wir länger, schwerer oder fülliger geworden sind, nur nicht die Medizin.

Hier die Ergebnisse von Frau Professor Greil, soweit sie für unser Thema wichtig sind:[5,6,7,8]

• Gedrungener, rundlicher Körperbau und schlaksiger, hagerer Körperbau sind gegensätzliche Endpunkte ein und desselben Körperbaumerkmals, das an die Fettmasse gekoppelt ist. Die Brandenburger Bevölkerung verteilt sich so zwischen dem hagersten und dem rundlichsten Einwohner, dass sich die meisten im mittleren Bereich wiederfinden. Die rundlichsten 20 Prozent werden von Frau Greil als »pyknomorph« bezeichnet, die 60 Prozent in der Mitte als »mesomorph« und die schlaksigsten 20 Prozent als »leptomorph«.

• Generell sind wir als Babys eher mollig, als Jugendliche eher schlaksig und als Erwachsene wieder etwas fülliger, was sich in einer natürlichen Gewichtszunahme ab der Pubertät bis zum Greisenalter ausdrückt. Dabei fällt auf, dass die Unterschiede zwischen schlaksigen und molligen Menschen in allen Altersgruppen immer vorhanden sind. Ein eher leptosomer Jugendlicher wird also immer schlaksiger sein als ein eher pyknischer Jugendlicher. Nach der Pubertät nimmt auch der Schlaksige zu, meist aber nur ein paar Gramm pro Jahr, während der Mollige jährlich mehrere Kilo zulegt und sich die Klei-

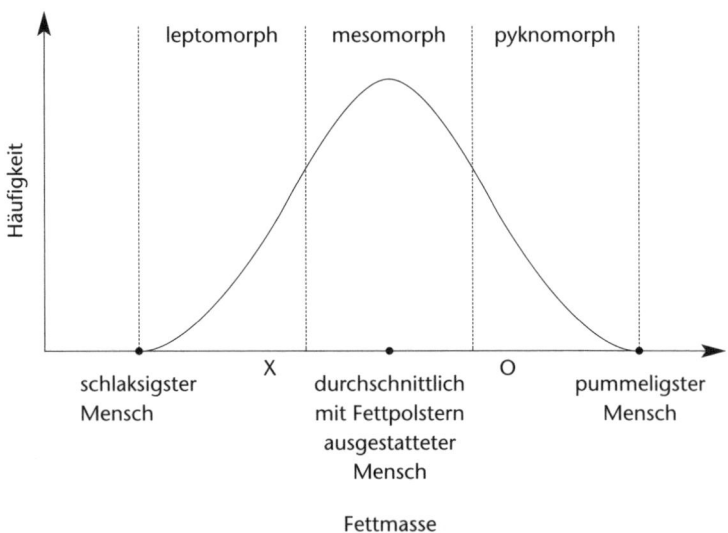

Gauß'sche Glockenkurve anhand des Körperbaumerkmals Fettmasse. Einteilung nach Holle Greil: 20% pyknisch (rundlich), 60% mesomorph (durchschnittlich), 20% leptomorph (hager). X: Position von Herrn Hager, O: Position von Frau Rundlich

dergröße bei ihm so über die Jahre stetig nach oben verändert.

- Männer und Frauen weisen ganz unterschiedliche Fettverteilungsmuster auf, die sich auch während des Alterungsprozesses unterschiedlich verändern.

Unsere Fettpolster hängen also entscheidend von Geschlecht, Alter und Körperbautyp ab. Dies beeinflusst natürlich auch den Body-Mass-Index (siehe Seite 32), aber eben nicht allein. Bodybuilder, die die Muskulatur ihres Körpers mithilfe von Anabolika extrem auftrainieren und dabei Fett abbauen, haben regelmäßig einen BMI, der nach der Tabelle von Seite 18 als fettleibig gilt. Es wäre daher wesentlich sinnvoller, eine Diskussion um wachsende Fettleibigkeit auf dem Boden des Körperbaumerkmals Fettpolster, also der Einteilung zwischen pykno- und leptomorph, zu führen (im Workshopteil des Buchs können Sie selbst einschätzen, wo auf dieser Skala Sie sich befinden), trotzdem werde ich im Rahmen dieses Buches immer wieder mit dem BMI argumentieren, da sich alle Welt darauf bezieht. Vielleicht kommt die Medizin einmal dahin, anhand der Messverfahren, die Frau Greil weiterentwickelt und standardisiert hat, Körperfett, Knochen- und Muskelmasse getrennt zu beurteilen.

Normal ist also relativ

Es ist also normal, dass Frau Rundlich molliger ist als Herr Hager. Es ist normal, dass Frau Rundlich als junge Frau eine schlankere Figur hatte, sich aber trotzdem im Vergleich zu anderen dicker fühlte. Und es ist völlig normal, dass Frau Rundlich seit der Pubertät deutlich mehr zugenommen hat als Herr Hager. Der BMI von Zwanzigjährigen dürfte nie mit dem BMI von Sechzigjährigen verglichen werden, da es für Sechzigjährige völlig normal ist, mehr zu wiegen als Zwanzigjährige. Langsam scheint auch die medizinische Forschung diese Zusammenhänge wahrzunehmen. So schrieb

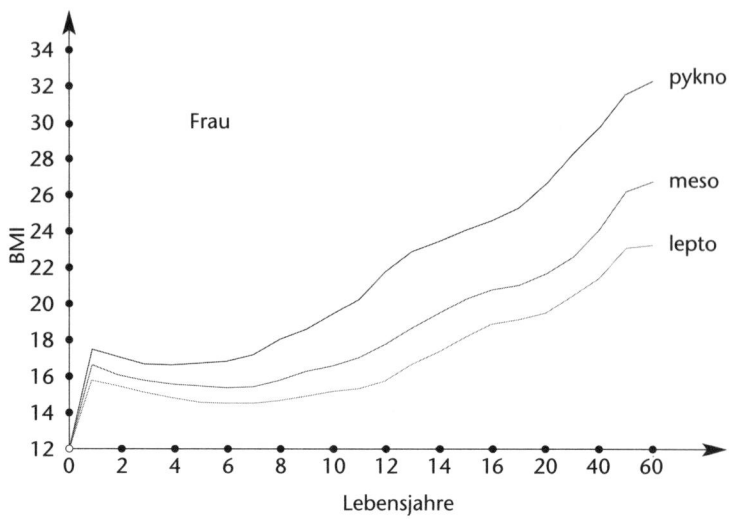

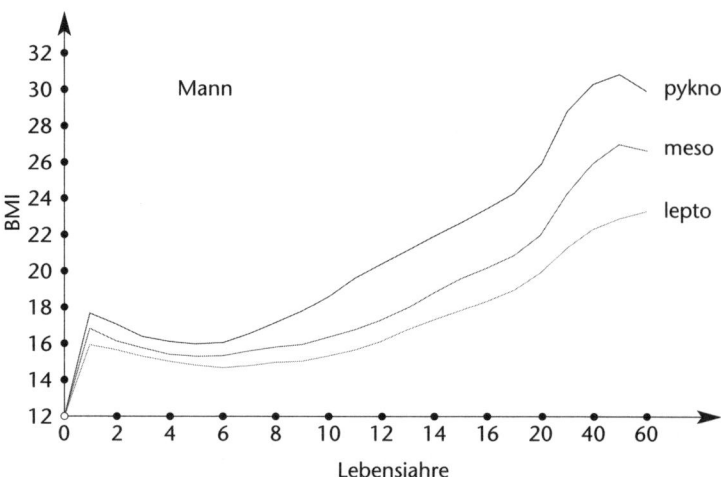

Entwicklung des Body-Mass-Index in Abhängigkeit von Alter, Geschlecht und Körperbautyp. (Bitte beachten: zwischen 20 und 60 Jahren ist die Darstellung »gestaucht«.)

der Kinderpsychiater Johannes Hebebrandt von der Universität Duisburg-Essen im Jahr 2007: »Das Gewicht ist bei Menschen nicht genormt. Wie bei der Körpergröße gibt es eine erhebliche Streubreite.«[9]

Nun kann es für Frau Rundlich und Herrn Hager allerdings auch Gewichtsentwicklungen nach oben und nach unten geben, die für ihren Körperbautyp nicht normal sind. Darauf werden wir noch genau eingehen. Ein Grundprinzip unseres Organismus können wir aber schon hier festhalten: Jeder Mensch hat seinen eigenen Normalfall, und bei Störungen wird sein Körper alles daransetzen, diesen wieder zu erreichen.

Fazit

▶ Die Unterschiede in Körperbau und Gewicht sind keine Messgrößen, die eine wertende Einteilung in normal, unter- oder übergewichtig zulassen. Vielmehr ist der Körperbau ein biologisches Merkmal wie die Nasenlänge. Jeder hat je nach Veranlagung seine ganz eigene Körperbauentwicklung. Aus der Fähigkeit, Fettpolster zu entwickeln, ergeben sich die zwei Pole lang/hager und untersetzt/rundlich, zwischen denen sich jeder Einzelne abhängig von Geschlecht und Alter bewegt. Dabei ist es völlig normal, ab der Pubertät bis zum Erreichen des Greisenalters an Gewicht zuzulegen. Je hagerer der Körperbautyp, desto kleiner ist der Gewichtszuwachs, je molliger die Veranlagung, desto größer ist er. Auch das ist völlig normal. Nur im Vergleich mit der eigenen normalen Körperbauentwicklung kann eine Abweichung als nicht normal oder ungesund eingestuft werden. Es gibt also Schlanke, die aufgrund einer Störung für ihren Körperbautyp zu dick sind, und es gibt Mollige, die für ihren Körperbautyp zu dünn sind.

2 Vererbung

Warum unser Körperbau herzlich wenig mit dem Lebensstil, aber sehr viel mit den Genen zu tun hat

Da Frau Rundlich täglich in Zeitschriften lesen und in Gesundheitssendungen hören kann, dass falsche Ernährung und Bewegungsmangel an ihren Pfunden schuld sind, möchte sie von mir wissen, welchen Anteil eigentlich die Gene an ihrem Gewicht haben. Sie hat nämlich bemerkt, dass ihre Mutter ähnlich gebaut war wie sie, adrett und wohlgeformt als junge Frau und später sehr mollig. Ihr Vater war eher schlank, ihre Geschwister tendieren ebenfalls zur Fülle. Für die Einschätzung, ob das Gewicht eines bestimmten Menschen normal oder unnormal ist, spielt es tatsächlich eine wichtige Rolle, welche Statur andere Mitglieder der Herkunftsfamilie haben oder hatten.

Wenn Sie ein Zwillingspaar kennen, und zwar möglichst ein eineiiges, dann werden Sie feststellen, dass sich die beiden ziemlich ähnlich sehen. Ein Patient, der Vater eines eineiigen Zwillingspärchens ist, hatte nach eigenem Bekunden selbst Schwierigkeiten, seine Söhne zu unterscheiden, was die Kinder natürlich vielfältig ausnutzten. Die Ähnlichkeiten sind bei eineiigen Zwillingen frappierend, deshalb sind sie beliebte Forschungsobjekte. Und weil man nur selten eineiige Zwillingspaare findet, die sich im Gewicht unterscheiden, lässt sich an ihnen gut erforschen, ob Gewichtsveränderungen, die man mit einer Diät, einer Mastkur oder einem Bewegungsprogramm erzielt, von den Erbanlagen beeinflusst werden. Wenn solche Maßnahmen bei »normalen« Geschwistern oder zweieiigen Zwillingen zu deutlichen Gewichtsunterschieden führen, eineiige Zwillinge aber exakt gleich reagieren, dann steht fest, dass hauptsächlich die Gene die Reaktion bestimmen. Reagieren auch eineiige Zwillinge unterschiedlich, spielen äußere Einflüsse die Hauptrolle.

Die starke Ähnlichkeit zwischen eineiigen Zwillingen bleibt auch dann bestehen, wenn sie getrennt in Adoptivfamilien gegeben werden und völlig verschieden aufwachsen. (Heute bemüht man sich allerdings darum, eineiige Zwillinge nicht mehr zu trennen, weil man weiß, dass zwischen ihnen noch weitere tiefe Beziehungen bestehen.) Eineiige Zwillinge gehen im Gegensatz zu zweieiigen Zwillingen aus ein und derselben befruchteten Eizelle hervor; deshalb haben sie identische Erbanlagen. Die einzige logische Erklärung für die starke Ähnlichkeit getrennt aufgewachsener eineiiger Zwillinge ist, dass die Körperbauform und damit auch das Gewicht in allererster Linie vererbt wird.

Eine Vielzahl von Untersuchungen zeigt, dass der Körperbau adoptierter Kinder viel eher dem der genetischen Eltern gleicht als dem der Adoptiveltern, bei denen sie aufwachsen. Ein weiterer klarer Hinweis, dass nicht in erster Linie der Lebensstil, sondern die Gene unseren Körperbau definieren. Dies belegt eindrucksvoll eine Untersuchung aus Dänemark. Dort werden nämlich nicht nur die Daten der Adoptivkinder und ihrer Adoptiveltern gespeichert, sondern auch die der genetischen Eltern. Die untersuchten 540 erwachsenen Adoptivkinder teilte man in vier Gewichtsklassen ein. Während die Gewichtsklassen der Adoptivkinder ziemlich genau mit denen der biologischen Eltern übereinstimmten, davon fast exakt mit denen der Mütter, fand man überhaupt keine Übereinstimmung mit den Gewichtsklassen der Adoptiveltern, bei denen sie aufgewachsen waren. Das bedeutet, dass die Ernährungsweise zu Hause keinen nennenswerten Einfluss auf die Gewichtsentwicklung der Kinder hatte, während die Abstammung diese sehr stark beeinflusste.[10]

Die Veranlagung ist der Bauplan

Die genetische Veranlagung bestimmt unseren Körperbau, das bedeutet jedoch nicht, dass die Lebensumstände keinen Einfluss haben können. Dabei müssen wir aber strikt trennen zwischen den Erbanlagen, die wir nicht sehen, dem sogenannten Genotyp, und unserer tatsächlichen Körperausprägung, die wir sehen können, dem sogenannten Phänotyp. Die Gene stehen also für eine sogenannte Disposition, man könnte auch Bauplan dazu sagen. Aber inwieweit diese Vorgabe einer Erbanlage tatsächlich im Verlauf eines Lebens verwirklicht wird oder die Ausführung Abweichungen aufweist, hängt von einer Fülle von Faktoren ab, die viel mit Lebensumständen und Störungen zu tun haben. Es ist zum Beispiel sehr interessant, bei den wenigen eineiigen Zwillingen, die sich im Gewicht unterscheiden, nach den Gründen zu forschen, denn der Bauplan ist bei beiden ja derselbe. Als eine mögliche Störung, die starken Einfluss auf den Phänotyp nimmt, ist inzwischen anhaltender, belastender (negativer) Stress ausgemacht worden. Der Körper versucht, uns vor Schlimmerem zu bewahren, indem er Gegenmaßnahmen ergreift, zum Beispiel Fettpolster aufbaut, die allerdings die ursprünglich geplante Bauausführung verändern. Weil großer Stress als Störfaktor eine so wichtige Rolle spielt, gehen wir in Kapitel 6 ausführlich darauf ein. Der genetische Bauplan ist also keine absolute Vorgabe, die es nur erlaubt, ein Haus genau so und nicht anders zu bauen. Der Grundtyp des Hauses kann zwar nicht geändert werden, aber bei Störungen sind Abweichungen möglich.

Nach heutigem Wissen befindet sich der Bauplan für unseren Körper auf verschiedenen Genen. Man kennt einzelne Gene, die Merkmale allein bestimmen (Monogene) und so dem Phänotyp relativ strenge Vorgaben machen. Daneben existieren komplexe Genkombinationen (Polymorphismen), die die Information an die Konstruktionsabteilung nicht einzeln, sondern nur im Kombipack weitergeben und damit mehr Variation ermöglichen. Marburger Forscher haben Mutationen, also Veränderungen, eines Gens namens MC4R untersucht. Im Vergleich zu Menschen ohne diese Mutation kann das veränderte Gen bei Männern bis zu 13 Kilo und bei Frauen bis zu 27 Kilo Gewichtsunterschied bewirken. Es gibt noch unzählige weitere Mutationen, die das Gewicht beeinflussen, die aber weitgehend unerforscht sind. Deshalb wird es höchste Zeit, dass endlich Wissenschaftler, wie etwa der Kinderpsychiater Johannes Hebebrandt von der Universität Duisburg-Essen, Gehör finden, der klagt: »Zu selten wird zur Kenntnis genommen, dass stark Übergewichtige es wegen ihrer genetischen Veranlagung zum Teil kaum schaffen können, langfristig wesentlich dünner zu werden.«[9]

Es geht also um hochkomplexe Zusammenhänge, auf denen letztlich Vielfalt und Vielgestaltigkeit des *Homo sapiens* beruhen – sowohl im Großen zwischen verschiedenen Ethnien als auch im Kleinen innerhalb einer Familie. Je ähnlicher unsere Erbanlagen sind, desto wahrscheinlicher sehen wir auch ähnlich aus. Da Erbanlagen immer zweifach vorhanden sind (eine mütterliche und eine väterliche), aber nur eine zum Zuge kommen kann, wird die andere unterdrückt. Die unterdrückte Erbanlage beeinflusst dann zwar nicht das Gewicht ihres Trägers, um bei diesem Beispiel zu bleiben, kann aber in die nächste Generation weitervererbt werden. So lassen sich schlanke Ausreißer innerhalb einer Familie erklären, die sonst eher zur Fülle neigt. Inzwischen gibt es viele Forschungsprojekte, die Kinder vor Beginn der Untersuchungen nach ihrem Risiko, mollig zu werden, einteilen. Kriterium ist das Gewicht der Mutter vor der Schwangerschaft. So organisierte Studien zeigen deutlich, dass Kinder aufgrund ihres unterschiedlichen Körperbaus zum Beispiel auch unterschiedlich auf Esskontrolle reagieren. Dazu später noch einige überraschende Erkenntnisse.

Abnehmen mit Gentherapie?

Die Wissenschaft arbeitet mit Hochdruck, um die Zusammenhänge zwischen Genen und Gewicht besser zu verstehen und womöglich darauf Einfluss zu nehmen. Dies kann man je nach Standpunkt faszinierend, erschreckend oder beides zusammen finden. Je mehr man forscht, desto deutlicher wird allerdings, wie wenig wir von der unglaublichen Vielfalt der genetischen Möglichkeiten und damit der Schöpfung bisher begriffen haben. Claude Bouchard, einer der führenden Zwillingsforscher vom Pennington Biomedical Research Center an der Louisiana State University in Baton Rouge, USA, glaubt nicht, dass es in absehbarer Zeit eine Gentherapie zum Abnehmen geben wird. Er erzählt in einem Interview, dass er zu Beginn seiner Forschungen vor 20 Jahren sehr optimistisch war, die genaue genetische Ursache für Übergewicht zu finden. Er dachte, es seien nur einige Gene dafür verantwortlich und deshalb müsse es möglich sein, genau vorherzusagen, wer übergewichtig würde und wer nicht. Aber er stellte im Laufe der Zeit fest, dass an der Entwicklung von Übergewicht eine enorme Anzahl Gene beteiligt sind, von denen jedes Einzelne aber keinen großen Effekt besitzt. Auch die Effekte der verschiedenen Genkombinationen können sehr unterschiedlich ausfallen und sind deshalb schwer vorhersagbar.[11]

Deshalb wird folgende Erkenntnis wahrscheinlich noch lange Gültigkeit behalten: Wir können unseren Bauplan nicht ändern. Unser Körper reagiert aber auf Störungen bei der Umsetzung dieses Bauplans. Wir können uns dabei einer Sache sicher sein: Die Natur hat uns mit Fähigkeiten ausgestattet, die auch unter schwierigen Umständen das Beste aus unserem Bauplan herausholen wollen. Aber das bedeutet zuweilen, dass uns unser Körper vor uns selbst schützen muss. Zum Beispiel kann der Körper durch Gewichtszunahme versuchen, uns in Zukunft vor solchen Störungen, die wir oft selbst verursachen, zu schützen. In der Kenntnis solcher Störungen und Schutzmaßnahmen steckt Ihr persönlicher Spielraum, wie Sie Ihren Körperbau beeinflussen können. Von diesen Spielräumen und davon, wie Sie diese zu Ihrem Vorteil nutzen können, handelt dieses Buch.

Fazit

▶ Der Bauplan unseres Körpers ist genetisch festgelegt. Die Ausführung des Bauplans eröffnet Spielräume, die den Körperbau und die Gewichtsverteilung zwar beeinflussen können, aber es nicht ermöglichen, den Grundtyp auf gesundem Weg zu verändern. Die genauen Zusammenhänge, wie eine Erbanlage im Leben eines Menschen zu mehr oder weniger Fettansatz führt, sind dabei noch weitgehend unklar. Genetisches Wissen vermag zwar, Erklärungen für die Gewichtsentwicklung zu liefern, hat aber keine Lösungen für den Wunsch parat, schlanker zu werden. Fest steht jedoch, dass jemand, der stark übergewichtig ist, in allererster Linie nicht durch eigenes Handeln so ist, wie er ist, sondern durch die genetische Mitgift seiner Eltern.

3 Kalorienverwertung
Warum Mollige weniger Kalorien essen als Dünne, und warum das keiner glauben will

Frau Rundlich erzählte mir folgende Begebenheit: Ihre Tochter ist zwölf Jahre alt und pummeliger als ihre Klassenkameradinnen. Sie ist keinesfalls fettleibig, aber eben doch rundlicher als die anderen. Im Rahmen der Elternsprechstunde wurde Frau Rundlich von der jungen (schlanken) Klassenlehrerin ihrer Tochter darauf angesprochen. Sie bekam den Rat, die Kalorienzufuhr zu Hause einzuschränken und dafür zu sorgen, dass die Tochter kleinere Portionen zu sich nimmt und mehr Obst isst. Außerdem wollte die Lehrerin wissen, ob Rundlichs öfter Fast-Food-Restaurants besuchen. Mit anderen Worten, sie unterstellte Frau Rundlich, ihre Kinder ungesund zu ernähren, und der Familie an sich, sie sei verfressen. Schließlich sei ja deutlich zu sehen, dass die Tochter übergewichtig sei, und das könne dann wohl nur daran liegen.

Die Macht der Bilder

Warum stellt die Klassenlehrerin diesen Zusammenhang her? Geben Sie doch mal bei Google in der Rubrik »Bildersuche« das Stichwort »dicke Kinder« ein. Im Januar 2007 habe ich das gemacht. In der ersten Bilderauswahl fanden sich acht Bilder mit dicken Kindern. Zwei saugten in einer unsympathischen Pose am Strohhalm einer Limonade. Zwei mampften Pizza und Burger, eine Gruppe saß dabei vor dem Fernseher. Ein Kind hatte einen vollen Löffel im Mund, bei dem das Essen unappetitlich seitlich herausquoll. Eine Gruppe dicker Kinder lernte »bewusstes« Essen mit Kürbissen. Sechs von acht Darstellungen brachten dicke Kinder mit »falscher Ernährung« oder Verfressenheit in Zusammenhang, keine einzige stellte die Kinder in einer unbelasteten, sympathischen Situation dar. Zum Beispiel lachte keines der Kinder. Ein weiteres Foto zeigte einen Kühlschrankmagnet mit dem Schriftzug »Eltern haften für ihre dicken Kinder«. Fast immer, wenn in den Medien Bilder von molligen Kindern auftauchen, haben diese eine Limonade, Pommes oder einen Hamburger in der Hand. Solche Bilder bleiben unbewusst haften, und deshalb ist es kein Wunder, dass inzwischen fast jeder an den Zusammenhang »dick = verfressen« glaubt. Trotzdem könnte man von einer Klassenlehrerin eigentlich ein differenzierteres Urteil erwarten. Andererseits ist es schwer, sich einer solchen geballten Medienkampagne zu entziehen.

Ich frage Frau Rundlich, was es denn bei ihnen zu Hause zu essen gibt, und sie antwortet, ganz normales Frühstück mit Brot, Honig, auch Nutella, Müsli, wobei sie auf fettreduzierte Milch und Margarine achtet. Nach der Schule schafft sie es trotz Halbtagsjob meistens, selbst zu kochen und der Familie Gerichte auf Kartoffel-, Reis- oder Pastabasis anzubieten. Dabei bemüht sie sich, den Gemüseanteil in der Speisenauswahl hoch zu halten. Abends wird fast immer gevespert mit Wurst oder Käse, manchmal kommt auch eine

Pizza auf den Tisch. Ab und zu gibt es nach dem Mittagessen oder nachmittags einen Schokopudding, Schokolade oder Jogurt. Getrunken wird in der Regel Apfelschorle, ganz selten Limo. Ins Fast-Food-Restaurant geht die Familie selten, vielleicht einmal in zwei Monaten. Was, bitte schön, soll daran falsch sein?

Würden Sie mir jetzt glauben, wenn ich Ihnen sage, dass die schlanke Klassenlehrerin vermutlich mehr Kalorien zu sich nimmt als Frau Rundlich? Nein? Tut sie aber! Wenn sie nicht gerade eine Diät macht. Wie kommt das?

Wer braucht die meisten Kalorien?

Zunächst sollte stutzig machen, dass wir mit zunehmendem Alter einen ansteigenden BMI aufweisen, gleichzeitig aber immer weniger Kalorien (= Energie) aufnehmen. Umgekehrt kann man bei jungen Erwachsenen sehen, dass eine hohe Energieaufnahme nicht zwangsläufig mit einem höheren Körperfettanteil in Zusammenhang steht.[12] Wenn man die Energieaufnahme von Menschen, die sich im BMI unterscheiden, noch genauer untersucht, zeigt sich häufig, dass schlanke Menschen mehr essen als mollige, egal ob sie älter oder jünger sind. Eine der größten Ernährungsstudien, die in Deutschland je durchgeführt wurden, die sogenannte VERA-Studie, konnte keinerlei Zusammenhang zwischen den aufgenommenen Kalorien und dem beobachteten BMI finden.[13] Es gab sogar eine Tendenz, dass Molligere weniger essen als Schlanke. Die bereits mehrfach erwähnte Arbeitsgruppe von Holle Greil hat die unterschiedlichen Körperbautypen und ihre Energieaufnahme verglichen. Eine Untersuchung an 14- bis 15-jährigen Mädchen ergab eindeutig, dass leptosome (schlanke) Mädchen wesentlich mehr Kalorien aufnehmen als pyknosome (mollige) Mädchen.[8]

Die meisten Studien, die versuchen, die aufgenommene Energiemenge der befragten Teilnehmer zu erfassen, und sie mit dem BMI vergleichen, kommen zu dem Schluss, dass die

Energiemenge mit ansteigendem BMI abnimmt! Die Dicksten essen fast immer am wenigsten. Das bleibt auch so, wenn man andere Faktoren mitberücksichtigt, wie Bewegung in der Freizeit, soziale Unterschiede oder den Fettanteil der verzehrten Nahrung.[14]

Warum will das keiner glauben? Die Kampagne in den Medien, die Dicksein immer mit Verfressenheit verbindet, ist eine mögliche Erklärung, sie reicht aber nicht aus. Weiter hilft eine Beobachtung aus der Erfahrungsheilkunde. In der indischen Ayurveda gilt der schlanke, hagere Vata-Typ als derjenige mit dem »schwachen Verdauungsfeuer«, ähnlich sehen es die alten Griechen, die den Hageren eine »schwache Pepsis«, also Verdauungskraft, zusprechen. Diese Typen sind vergleichbar mit unserem Leptosomen. In der Praxis heißt das, Hagere vertragen keine großen Essensmengen, sie bevorzugen deshalb kleine Portionen, die aber nicht lange anhalten. Oft erzählen mir schlank gebaute Patienten, dass sie in Handtaschen, Autostaufächern oder auf dem Nachttisch stets etwas zum Knabbern parat haben, zum Beispiel Salzstangen, Bananen oder auch einen Schokoriegel, weil sie oft überfallartig Hunger bekommen und dann Probleme haben, wenn sie nicht gleich eine Kleinigkeit essen können.

Beispielsweise erzählte mir eine Patienten, die hager ist und häufig Hunger hat, dass sie selbst nachts etwas Kleines zu sich nehmen muss. Früher, als ihre Mutter deswegen aufgestanden sei, habe sie sich darüber lustig gemacht, heute gehe es ihr genauso und auch ihr ebenfalls hagerer Sohn würde sich nachts oft etwas zum Essen holen. Selbstverständlich schließe ich als Arzt in solchen Fällen eine Zuckererkrankung aus, die häufig mit Heißhunger als Frühsymptom beginnt. Jedoch finde ich so gut wie nie eine solche Erkrankung, vielmehr ist es einfach so, dass Hagere häufig kleine Portionen zu essen brauchen, andernfalls werden sie schnell nervös, manchmal sogar aggressiv und haben mit Kreislaufproblemen zu kämpfen. Ein Teilnehmer eines Stressseminars, in dem ich auch über Ernährung spreche, erzählte von einem Rechtsanwalt in seiner Firma, der bei langen Verandlungen immer anwesend sein muss. Dieser Mann sei circa zwei Meter groß bei schätzungsweise weniger als 80 Kilo (BMI unter 20). Jeder in der Firma weiß, dass Dr. Schlaks bei solchen Mammutsitzungen unglaublich aggressiv wird, wenn er nicht alle zwei Stunden etwas zu knabbern bekommt. Deshalb laute die erste Frage vor den Sitzungen immer: Wer hat Futter für Dr. Schlaks dabei?

Wenn man dünne Menschen danach fragt, wird dieser Zusammenhang meist bestätigt, so auch von Herrn Hager, der darüber hinaus erzählt, dass seine sehr schlanken Töchter am Tisch schnell satt sind. Bei längeren Unternehmungen müssten aber immer kleine Snacks greifbar sein, sonst gebe es Zoff. Über den Tag verteilt scheint durch diese häufigen kleinen Mahlzeiten jedoch eine große Kalorienzahl zustande zu kommen, in der Summe sogar mehr als bei Molligen, die in der Erfahrungsheilkunde als diejenigen mit der großen Verdauungskraft gelten. Mollige können oft bei Tisch große Portionen vertragen. Wenn sie sich den »Ranzen« richtig vollschlagen, fällt das jedem auf. Dafür hält es aber auch lange an. Sie vertragen viel größere Abstände zwischen den Mahlzeiten als die Hageren. Nur, das bekommen die wenigsten mit. Wenn Hagere große Portionen essen, handeln sie sich dagegen nicht selten Magen- und Verdauungsprobleme ein, doch dazu später im Ernährungsteil. Es gibt zwar auch Schlanke, die bei Tisch essen können wie die Scheunendrescher – wie gesagt, wir reden über Polymorphismen, also vielfältige Genanlagen –, aber das ist eher die Ausnahme als die Regel.

Insulanergene

Offenbar scheint die Menge an Kalorien, die wir täglich zu uns nehmen müssen, ebenfalls genetisch »voreingestellt« zu sein. Warum gibt es diese Unterschiede in der Natur überhaupt? Schauen wir einmal zu Populationen, die über viele Generationen hinweg wenig Kontakt mit anderen Völkern hatten und öfter Hungersnöte überstehen mussten, zum Beispiel die Bewohner der Inselwelt Polynesiens. Dort findet man sehr viele pyknisch veranlagte Menschen mit rumpfbetonten Körpern, eher kürzeren Gliedmaßen und einer ausgeprägten Neigung zur Fettbildung. Warum?

Pyknische Menschen können schon aus relativ kleinen Nahrungsmengen Fettpolster für schlechte Zeiten anlegen. Wenn die Versorgung dann tatsächlich knapp wurde, etwa weil die Fischschwärme ausblieben, konnten die Dicken von diesen Polstern zehren, während die Dünnen Probleme bekamen. Pyknisch Veranlagte haben somit unter Lebensbedingungen, bei denen öfter mit Nahrungsknappheit gerechnet werden muss, Überlebensvorteile, weil sie in guten Zeiten aus einer Kalorie mehr Fett bilden können als die Hageren. Sie sind die »besseren Futterverwerter«. Solche Vorteile führen im Laufe von Generationen zu einer Häufung der entsprechenden Erbanlagen in der Population. Heute haben Menschen mit diesen Erbanlagen das Problem, dass ihr Körper weiterhin Nahrung sehr gut verwertet und Fettdepots anlegt, obwohl dies gar nicht mehr sinnvoll ist, da wir in den Industriestaaten, wo alle möglichen Nahrungsmittel jederzeit zur Verfügung stehen, nicht mehr mit Hungersnöten rechnen müssen. Deshalb gehen diese Menschen bei heutiger normaler Kost auf wie die sprichwörtlichen Hefeklöße, sie können nichts dagegen tun. Dabei essen sie nicht mehr als andere, ihr Körper verwertet die Nahrung einfach extrem gut. Dazu wieder Johannes Hebebrandt von der Universität Duisburg-Essen: »Die längste Zeit in der Geschichte waren Menschen, die aufgrund ihrer genetischen Veranlagung rasch zunehmen konnten, eigentlich im Vorteil. Denn wer in guten Zeiten ausreichend Fettreserven bildete, überstand auch Hungerperioden.«[9]

Die Frage drängt sich auf, warum hagere Menschen dennoch Generation um Generation überlebt haben, obwohl sie schlechtere Futterverwerter sind. Selbst in der Sahelzone, wo die Nahrung eher knapp ist, gibt es viele Leptosome. Allerdings ist es dort auch sehr heiß, und üppige Fettpolster würden hier die Körperinnentemperatur stark ansteigen lassen. Vielleicht hatten sie gegenüber Pyknikern den Vorteil, leicht und schnell zu sein. Nun, dies sind Spekulationen, die auch andeuten, dass die Wissenschaft noch keine endgültige Antwort auf diese Frage gefunden hat. Eines weiß man jedoch sicher: Die Natur möchte eine möglichst große genetische Vielfalt innerhalb einer Art. Denn eine solche Vielfalt ist sinnvoll, damit eine ausreichende Zahl an Personen eine extreme Lebenssituation, die extreme Anpassung notwendig macht, überlebt, um das Fortbestehen der Art zu sichern. Auch das ein gewichtiges Argument gegen ein für alle geltendes Normalgewicht.

Die Klassenlehrerin bezichtigt Frau Rundlich und ihre Tochter also völlig zu Unrecht, verfressen und disziplinlos zu sein. Außerdem ist es ziemlich gemein, molligen Kindern zu unterstellen, sie seien an ihren Fettpolstern selbst schuld, weil sie ständig Fast Food äßen. Die Klassenlehrerin wie auch viele Ernährungsberater sollten sich klarmachen, dass diese Unterstellungen der Anfang einer ziemlich primitiven Diskriminierungkampagne gegen Menschen sind, die nichts für ihr Aussehen können und die noch zu klein sind, um sich zu wehren. In den nächsten Kapiteln werde ich Ihnen zeigen, wie diese Gemeinheit noch steigerbar ist und welche paradoxen Auswirkungen das hat.

Fazit

▶ Der Körperbau, ob mollig oder hager, hängt genetisch mit der Fähigkeit zusammen, Nahrung optimal zu verwerten, um daraus für schlechte Zeiten Fettpolster anlegen zu können. Deshalb finden sich die besseren und damit molligeren Futterverwerter in Populationen, in denen über Generationen oft Hungersnöte vorkamen. Genetisch hagere Menschen müssen dagegen mehr essen, um genügend Energie aufnehmen zu können, da sie Nahrung nicht so effektiv verwerten. Hagere Menschen vertragen meist nicht so große Portionen wie Mollige, sodass sie bei einer Mahlzeit zwar kleinere Mengen essen, aber dafür viel häufiger etwas zu sich nehmen müssen. In der Summe nehmen Hagere sogar mehr Kalorien zu sich als Mollige.

Diäten
Warum sich die allermeisten Menschen jahrelang erfolglos mit Diäten quälen

Frau Rundlich isst also weniger Kalorien als die meisten ihrer schlankeren Bekannten. Trotzdem hält sie regelmäßig Diät. Auf die Frage, ob sie schon einmal versucht habe abzunehmen, erzählt Frau Rundlich eine ganz typische Geschichte. Seit zehn Jahren probiere sie immer wieder verschiedene Diäten aus: Brigitte-Diät, Fastenkuren, Kohlsuppendiät, Low Carb usw. Letztlich sei sie aber nach einigen Monaten immer wieder zu ihrem Ausgangsgewicht zurückgekehrt. Im Rückblick fällt ihr auf, dass die erfolgreichste Diät die allererste war: Die Gewichtsreduktion hatte fast zwei Jahre angehalten. Je öfter sie eine Diät jedoch wiederholte, desto weniger nahm sie ab und desto schneller erreichte sie wieder das Ausgangsgewicht plus ein paar Extrapfunde.

Menschen, die noch nie Gewichtsprobleme hatten und noch nie versucht haben abzunehmen, können sich kaum vorstellen, was eine solche Diätgeschichte für die Betroffenen konkret bedeutet: jahrzehntelanger Kampf gegen den Appetit, ständig ein schlechtes Gewissen bei Tisch, dauernder Rechtfertigungszwang, anderen und sich selbst gegenüber, warum es mit dem Abnehmen nicht klappt – kurz, Schuld- und Versagensgefühle ohne Ende, gekoppelt mit dem langjährigen Verzicht auf lustvolle, zufriedenstellende Mahlzeiten. Solche Leidensgeschichten höre ich sehr oft, wenn Patienten von mir wissen wollen, wie sie abnehmen können. Nun kommen zu mir natürlich in erster Linie Menschen, bei denen es eben nicht geklappt hat. Vielleicht gibt es ja genauso viele, die ihr Gewicht erfolgreich reduzieren und halten konnten?

Welche Chancen haben Menschen, durch eine Diät langfristig abzunehmen?

Suchen wir die Antwort auf diese Frage zunächst einmal in der wissenschaftlichen Literatur. Dazu habe ich mit den Suchmaschinen der wissenschaftlichen Internetdienste nach Artikeln zu Langzeitergebnissen von Diäten zur Gewichtsreduktion gesucht. Ich fand verschiedenste Untersuchungen. Meist erhielten die Versuchsgruppen eine Zeit lang eine fettreduzierte Diät, manchmal für mehrere Wochen, manchmal für die gesamte Studiendauer. Oft wurde die Diät mit Sport und/oder Verhaltenstherapien kombiniert. Die Beobachtungszeiträume für die Langzeitstudien betrugen meist zwei bis drei Jahre. Also eigentlich nicht die Zeiträume, die meine Patienten letztlich interessierten, die wollen nämlich dauerhaft abnehmen. Eins zeigten alle Studien, in denen die Teilnehmer über einen längeren Zeitraum beobachtet wurden: Wenn nach zwei oder drei Jahren überhaupt noch Gewichtsabnahmen feststellbar waren, war das Ergebnis ziemlich dürftig. Lohnt sich die jahrelange Plagerei da wirklich? In keiner dieser Untersuchungen wurde belegt, dass Diät haltende Teilnehmer mit einer wirklich relevanten

Gewichtsabnahme rechnen dürfen. Vielleicht gibt es Studien, die nennenswerte und dauerhafte Abnehmerfolge nach Diäten präsentieren, in den wissenschaftlichen Internetsuchdiensten habe ich sie jedenfalls nicht gefunden.

Aufschlussreich war dagegen eine alte Langzeitstudie aus dem Jahr 1978, in der die Teilnehmer eines Abnehmversuchs sogar mehr als neun Jahre beobachtet wurden. Meiner Meinung nach beschreibt diese Arbeit die Aussicht auf einen langfristigen Abnehmerfolg nach einer Diät realistisch. Die Abbildung unten zeigt den Langzeiteffekt der Gewichtsreduktion von 102 schwer übergewichtigen Menschen, die nach einer intensiven Fastenkur im Schnitt 28,6 Kilogramm Gewicht verloren hatten.[15]

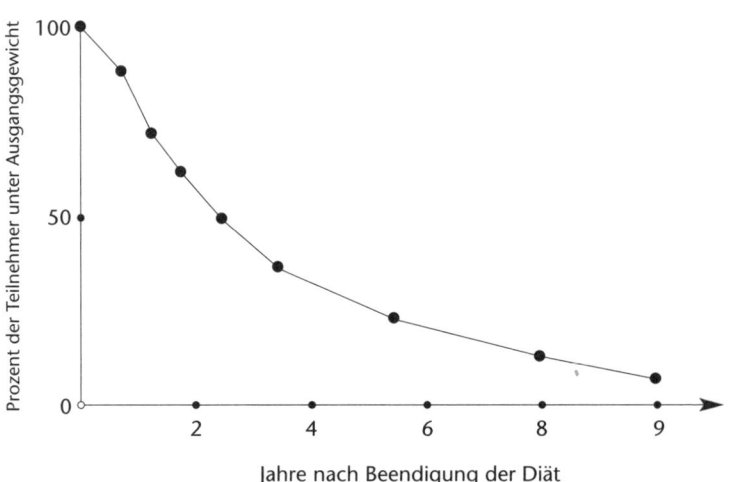

Jahre nach Beendigung der Diät

Langzeiteffekt der Gewichtsreduktion von 102 schwer übergewichtigen Menschen, die nach einer intensiven Fastenkur im Schnitt 28,6 Kilogramm Gewicht verloren hatten. (nach Schwartz MW, Brunzell JD 1997)

Sie können erkennen, dass nach zwei Jahren noch etwa 50 Prozent der Teilnehmer unter ihrem Ausgangsgewicht waren, nach neun Jahren aber nur noch ganz wenige. Dies bedeutet jedoch auch, dass nach zwei Jahren 50 Prozent der Teilnehmer ihr Ausgangsgewicht wieder erreicht hatten oder sogar darüber lagen! So alt diese Untersuchung ist, so treffend gibt sie die Lage wieder. Alle medizinischen Fachgesellschaften, die empfehlen abzunehmen, räumen deshalb mittlerweile ein, dass die Langzeitergebnisse von Abspeckprogrammen sehr bescheiden sind. Selbst die deutsche Adipositas-Gesellschaft muss in ihren neuesten Leitlinien eingestehen, dass »im Erwachsenenalter Präventionsprogramme, die das Körpergewicht reduzieren wollten, nur eine minimale Wirkung zeigten oder unwirksam waren«. Deshalb heißt das Therapieziel heute nur noch, eine Gewichtszunahme verhindern oder eine mäßige Gewichtsreduktion erzielen.[1]

Während die Abnehmerfolge durch Kalorienreduktion im Durchschnitt also sehr gering ausfallen, sticht die enorme Schwankungsbreite ins Auge, mit der Versuchspersonen auf Diäten reagieren. Während einige anscheinend erfolgreich Gewicht verlieren, nehmen andere sogar eher zu. Auch manchen Forschern fielen diese Unterschiede auf, deshalb versuchten sie, den Grund dafür herauszufinden. Da es sich möglicherweise um eine individuelle, angeborene Reaktionsweise handelt, lagen Versuche mit eineiigen Zwillingen nahe, die bekanntlich identische Erbanlagen besitzen. Auch hier möchte ich mich wieder auf den Zwillingsforscher Claude Bouchard beziehen, der sich seit 20 Jahren mit der Frage beschäftigt, wie Übergewicht entsteht und welchen Einfluss unsere Erbanlagen darauf haben. Er begann seine Untersuchungen zunächst mit einem Mästversuch.

Wieder Mal die Gene

Zwölf eineiige Zwillingspaare, Männer Anfang zwanzig, schlank und ohne übergewichtige Familienmitglieder, wurden zunächst zwei Wochen lang beobachtet, um festzustellen, wie viel sie normalerweise essen. Da ihr Gewicht in diesen zwei Wochen konstant blieb, erhielt jede einzelne Testperson ihre bisherige Tagesmenge an Kalorien als Basisernährung. Dann begann ein Mästversuch. Die jungen Männer wurden in einem Trakt der Laval-Universität in Quebec, Kanada, isoliert und mussten 1000 Kalorien mehr essen, als ihrer Basisernährung entsprach. Diese Überfütterung wurde an sechs Tagen pro Woche durchgeführt, am siebten gab es die normale Kalorienmenge. Der Versuch dauerte 100 Tage, das heißt, die Teilnehmer wurden an 84 Tagen mit insgesamt 84 000 Kalorien überfüttert. Alle Testpersonen nahmen zu, die durchschnittliche Gewichtszunahme betrug sieben Kilo. Bemerkenswert war aber die große Bandbreite. Manche Zwillingspaare hatten viel mehr zugenommen als andere, innerhalb der Paare waren die Unterschiede jedoch deutlich kleiner. Daraus kann man schließen, dass der Mästerfolg hauptsächlich von den Genen abhing.

Alle Versuchsteilnehmer kehrten danach wieder in ihren Alltag zurück. Vier Monate später wurden die Zwillinge wieder gewogen und dann noch einmal nach fünf Jahren. Nach vier Monaten hatten alle wieder bis auf ein Kilo zum Ausgangsgewicht abgenommen, auch diejenigen, die besonders viel zugenommen hatten. Nach fünf Jahren dasselbe Ergebnis, kaum Gewichtsveränderung bis auf eine leichte, altersgemäße Zunahme. Danach unternahm Claude Bouchard dasselbe Experiment in umgekehrter Richtung. Übergewichtige bis fettleibige eineiige Zwillinge beteiligten sich an einem Abnehmexperiment, das genauso angelegt war wie der Mästversuch. Und das Ergebnis entsprach exakt dem des Mästversuchs. Bouchard beobachtete Gewichtsabnahmen, die unterschiedlich stark ausfielen, innerhalb eines Zwillingspaares jedoch sehr ähnlich waren. Nach Beendigung der Diät stellte sich nach einiger Zeit das Ausgangsgewicht wieder ein.[11, 16, 17, 18]

Inzwischen liegen auch Untersuchungen vor, bei denen die Energiebilanzen während einer Diät genau gemessen wurden. In spezialisierten Zentren ermittelte man sowohl die Kalorienaufnahme als auch den Kalorienverbrauch durch Bewegung. Wenn mehr Kalorien verbraucht als aufgenommen werden, dann entsteht eine negative Energiebilanz. Je größer dieses Energiedefizit ist, desto größer sollte rein theoretisch der Gewichtsverlust sein. Es zeigt sich aber, dass Menschen mit großem Energiedefizit oft kaum abnehmen, während andere mit eher kleinem Energiedefizit viel abnehmen. Bei eineiigen Zwillingen ist die Reaktion jedoch immer ähnlich.[19] Das bedeutet, die immer wieder beschworene mathematische Gleichung »Kalorienaufnahme minus Kalorienverbrennung = Gewichtsveränderung« funktioniert im wirklichen Leben bei jedem Menschen anders. Alle entsprechenden Tabellen von Fatburner-Programmen oder Einstellungen auf Fitnessgeräten können Sie getrost vergessen. Die haben nicht das Geringste mit Ihrem persönlichen Stoffwechsel zu tun.

Von den unterschiedlichen Gewichtsreaktionen auf Diäten und Bewegung berichten mir im Übrigen auch viele meiner Patienten. Deshalb können wir davon ausgehen, dass sowohl das Ausmaß einer Gewichtszunahme durch positive Energiebilanz (Mast) als auch das Ausmaß eines Gewichtsverlusts nach negativer Energiebilanz (Diät) stark von der genetischen Veranlagung abhängt. Nach beiden Maßnahmen werden wir uns allerdings wieder auf unser Ausgangsgewicht zubewegen, weil unser Körper das für richtig hält. Ich kenne nur sehr, sehr wenige Menschen, die es durch eine Diät geschafft haben, dauerhaft abzunehmen. Wahrscheinlich gelingt dies nur, wenn man entsprechende Gene hat, die dafür sorgen, dass bereits mit relativ geringer negativer Energiebilanz sehr viel Gewicht verloren wird. Vielleicht schaffen es so veranlagte Menschen tatsächlich, eine leichte Kalorienreduktion über einen langen Zeitraum durchzuhalten, sodass die drohende Gewichtszunahme lange hinausgezögert wird. Trotzdem mindern auch diese Menschen mit der ständigen Esskontrolle ihre Lebensqualität. Die Allermeisten haben jedoch andere Gene, und Diäten münden deshalb für sie zwangsläufig in Frustration und Enttäuschung.

Die Selbstregulation greift

Weil die Abnehmprogramme bei Erwachsenen regelmäßig fehlschlagen, versuchte man, diese Maßnahmen ins Kindesalter vorzuverlegen. Die Hoffnung war, bei übergewichtigen Kindern sehr früh eine Gewichtsreduktion zu erreichen, bevor das Abnehmen im Erwachsenenalter nur noch schwer möglich sein würde. Doch auch hier sind die Ergebnisse mehr als ernüchternd. In einem Übersichtsartikel zum Thema Übergewicht bei Kindern und Jugendlichen sprechen drei ausgewiesene Experten im *Deutschen Ärzteblatt* von einem »geringen Erfolg vieler Präventions-Therapieprogramme« und dass die »bisherigen Maßnahmen« (vermutlich Ernährungs-Bewegungs-Verhaltensprogramme) »nicht geeignet sind, das Adipositasproblem zu lösen«.[20]

Warum kehrt der Körper aber wieder zu seinem Ausgangsgewicht zurück. Sind meine Patienten zu undiszipliniert, um sich nach einer Diät »vernünftig« zu ernähren? Ist ihr Moppel-Ich einfach zu verfressen, unfähig, all die guten Ratschläge umzusetzen, und nehmen sie deshalb wieder zu? Denjenigen, die solche Argumente ins Feld führen, sei noch einmal die Lektüre von Kapitel 3 ans Herz gelegt. Weil es immer und immer wieder falsch behauptet wird, hier erneut zur Klarstellung: Dicke essen insgesamt weniger Kalorien als Schlanke! An der Disziplin kann es nicht liegen, viele meiner Patienten sind äußerst diszipliniert und verzichten jahrelang auf sehr viel, und trotzdem nehmen sie zu. Trotzdem? Vielleicht sogar deswegen! Vielleicht will unser Körper gar nicht abnehmen, vielleicht ist er sogar der Meinung, dass unser Gewicht gut für uns ist, und kämpft um seine Fettdepots.

In der Tat setzt sich in der Wissenschaft sehr, sehr langsam die Einsicht durch, dass Übergewichtige nicht deshalb nach einer Diät wieder Fett aufbauen, weil sie sich nicht beherrschen können, sondern vielmehr weil der Körper eine Messeinrichtung besitzt, die das seiner Meinung nach optimale Gewicht feststellt. Bei einer Abweichung setzt er alles daran, dieses Gewicht wieder zu erreichen. Man spricht vom sogenannten Setpoint, der funktionieren soll wie die Thermostateinstellung eines Heizkörpers. Dafür sprechen auch die Beobachtungen von Schönheitschirurgen. Wenn Menschen ihre Fettpolster absaugen lassen möchten, sollte man ihnen ehrlicherweise auch mitteilen, dass sie voraussichtlich kein Gramm abnehmen werden, da das abgesaugte Fett an anderer Stelle wieder nachwächst. Und zwar so lange, bis das ursprüngliche Gewicht wieder erreicht ist. Seriöse Schönheitschirurgen informieren ihre Patienten entsprechend.

Eine Patientin von mir litt unter einem ausgeprägten Reithosen-Fettansatz an ihren Oberschenkeln. Ständig hatte sie das Gefühl, Männer würden nur auf ihren »dicken Hintern« schauen, wenn sie einen Vortrag hält, und darüber lästern. Bestimmt kein schönes Gefühl, und lag sie mit dieser Einschätzung wirklich falsch? Ich machte sie darauf aufmerksam, dass sich im Bauchbereich wahrscheinlich ebenso viel Fett neu bilden würde, wie an den Schenkeln abgesaugt wird. Meine Patientin sehnte sich jedoch danach, endlich dieses Dicker-Hintern-Gefühl loszuwerden, und ließ die Absaugung durchführen. Und tatsächlich, nach einiger Zeit, als sie wieder meine Sprechstunde besuchte, hatte der Bauchumfang zugenommen. Für meine Patientin hat sich der Eingriff trotzdem gelohnt, ihre Reithosen waren dauerhaft stark reduziert.

An diesem Beispiel kann man sehr schön sehen, dass unser Körper sein Fett partout nicht hergeben will. Spätestens hier stellt sich die Frage, ob wir diese Anpassungsreaktionen des Körpers medizinisch wirklich bekämpfen sollten.

Vielleicht wäre es viel besser, innezuhalten, um darüber nachzudenken, ob nicht ein tieferer Sinn hinter alledem steckt. Wir haben im ersten Kapitel gesehen, dass es kein pauschales Normalgewicht gibt. Wir haben alle unser eigenes Normalgewicht, und das möchte unser Körper verteidigen. Die Gewichtszunahme im Laufe des Lebens gehört ebenfalls als völlig normal dazu. Unter Umständen ist nicht einmal das Ziel einer Gewichtsstabilisierung gesund. Von wenigen Einzelfällen abgesehen führt eine Kalorienreduktion nicht zu einer wirklich spürbaren und dauerhaften Gewichtsreduktion, aber zu einer Zeit, in der man maßgebliche Einbußen an Lebensqualität in Kauf nehmen muss.

Fazit

▶ Mit Diäten und kalorienreduziertem Essen lässt sich allenfalls eine kurzfristige Gewichtsabnahme erreichen. Die Langzeitergebnisse von Diäten sind ernüchternd, das gilt ganz besonders für Diätmaßnahmen bei Kindern und Jugendlichen. Offensichtlich besitzt unser Körper die Fähigkeit, sein eigenes Normalgewicht zu messen und zu verteidigen; dies gilt sogar nach einer chirurgischen Fettabsaugung. Der einzige Dauereffekt von Diäten sind ständige Gewichtsschwankungen und eine massive Beeinträchtigung der Lebensqualität.

Jo-Jo-Effekt

Warum man sein Gewicht nach jeder Diät schneller zurückhat und es dabei immer weiter anwächst

Seitdem sie gegen ihre Pfunde kämpft, hat Frau Rundlich ständig zugenommen. Wir wissen aus Kapitel 1, dass sie genetisch bedingt ein molliger Typ ist, und wir haben gehört, dass alle Menschen im Laufe ihres Lebens zunehmen. Vom jungen Erwachsenen- bis zum Pensionsalter kann dies bei Molligen sogar einige Kleidergrößen ausmachen. Aber gibt es vielleicht noch eine Gewichtszunahme über diesen altersbedingten Zuwachs hinaus? Über den Setpoint, der dafür sorgt, dass der Körper verlorene Kilos wieder aufbaut, weil er sein Normalgewicht wieder erreichen möchte, haben wir gerade gesprochen. Und bei der Definition, was sein ureigenes Normalgewicht ist, kümmert sich unser Körper herzlich wenig um künstliche Einteilungen wie die BMI-Tabellen, egal wie viele Experten an deren Erstellung mitgewirkt haben. Der Körper kämpft sogar umso stärker um seine Fettdepots, je mehr man diesen an den Kragen will. Vielleicht bemüht er sich dann sogar, besonders viel zusätzlichen Vorrat anzulegen, denn er kann ja nicht wissen, wann sein Besitzer die nächste Diät beschließt. Ist das womöglich der Grund dafür, dass es kiloweise unnötige Fettpolster gibt? Welche Mechanismen stecken dahinter? Ich stelle Ihnen im Folgenden zwei Erklärungsmodelle vor:

Die psychologische Erklärung: Versuchen Sie einmal, nicht an einen Eisbären zu denken!

Wenn Sie schon öfter eine Diät gemacht haben, kennen Sie die Situation vermutlich: Morgens genehmigt man sich ein kleine Sünde und nimmt etwas »Verbotenes« zu sich, zum Beispiel einen Milchshake oder einen Keks. Aber statt nun den Rest des Tages besonders gewissenhaft auf die Einhaltung der Diät zu achten, werfen Sie für diesen Tag alle Vorsätze über den Haufen und sagen sich: Jetzt ist es eh egal, ab morgen halte ich wieder streng Diät.

In der Wissenschaft laufen solche unkontrollierten Fressattacken unter der Bezeichnung »Binge Eating«; damit meint man vor allem Fressanfälle während oder nach einer Diät. Menschen, die ständig versuchen, sich zu kontrollieren, damit sie ja gesund und kalorienbewusst essen, werden »Restraint Eaters« genannt, »gezügelte« oder »kontrollierte« Esser. Diät und Restraint Eating führen häufig zu

Fressattacken, und zwar umso stärker, je bewusster man sich vornimmt, bestimmte Nahrungsmittel zu vermeiden. Nach solchen Attacken überfällt den armen Sünder natürlich prompt das schlechte Gewissen, und das kontrollierte Essen geht wieder von vorne los. Gesteuert wird dieser Mechanismus gerade nicht über den Verstand, denn der möchte ja, dass wir wenig essen. Hier übernimmt unser Unbewusstes das Ruder. Wie müssen wir uns das vorstellen?

Der amerikanische Psychologe Daniel M. Wegner hat dazu ein sehr einleuchtendes Model entwickelt, welches er »ironic monitoring« nannte. Diese »Ironie der Denkkontrolle« lässt sich am einfachsten anhand eines Versuches erklären, den Wegner durchführte. Er forderte Versuchspersonen im ersten Durchgang auf, fünf Minuten lang alles in ein Mikrofon zu sprechen, was ihnen gerade durch den Kopf ging. In einem zweiten Durchgang sollten sie wieder alles Mögliche in ein Mikrofon sprechen, aber dabei nicht an einen Eisbären denken. Falls dies doch geschehe, sollten sie eine Klingel drücken und weitermachen. Durchschnittlich drückte jeder Teilnehmer sechs Mal die Klingel, manche sagten sogar mehrmals laut »Eisbär«. Dieser Versuch zeigt, dass die bewusste Unterdrückung eines Gedankens oft das Gegenteil bewirkt, nämlich dass man jetzt erst recht daran denkt.

Wegner konnte auch zeigen, dass Handlungen von Verboten beeinflusst werden. Wenn sich Golfer beispielsweise in Gedanken vornehmen, nicht vorbeizuschlagen, genau dann lochen sie schlechter ein. Oder wenn Versuchspersonen, die ein Pendel in der Hand halten, gesagt wird, sie sollen das Pendel nicht vor und zurück bewegen, genau dann machen sie es. Während eine andere Gruppe, die ihr Pendel nicht im Kreis bewegen soll, genau dies tut. Vermeidungsziele, die mit Verboten arbeiten, bewirken eher das Gegenteil. Vermeidungsziele sind sozusagen ein Handicap für unser Gehirn bei seinem Bemühen, ein gewünschtes Ziel zu erreichen.[21,22,23]

Solche »ironischen Prozesse« sind Teil unseres Unbewussten, das bewusste Kontrollversuche sabotieren kann. Dabei beginnt bewusste Kontrolle, etwa »keine Schokolade essen«, zunächst meist erfolgreich, und man erlebt in dieser Anfangsphase einen kleinen Erfolg. Je länger der Gedanke an Schokolade aber unterdrückt wird, und ganz besonders dann, wenn man unter Stress gerät, umso höher ist das Risiko, dass sich der ironische Prozess doch Bahn bricht und die Tafel Schokolade mit solcher Vehemenz in unsere Gedanken drängt, dass wir an nichts anderes mehr denken können und letztlich »schwach« werden. Viele Patienten berichten mir, dass sie eigentlich sehr diszipliniert Diäten durchhalten können. Aber immer dann, wenn emotional belastende Situationen auftreten, wie Streit mit den Kindern oder Probleme am Arbeitsplatz, dann werden alle guten Vorsätze über den Haufen geworfen. Das Problem von kontrollierten Essern (Restraint Eaters) ist, dass sie sich ständig bewusste Vermeidungsziele aufzwingen, zum Beispiel die Sahne beim Kuchen weglassen, fetthaltige Joghurts vermeiden, Margarine statt Butter verwenden, keinen Zucker nehmen, und und und … Genau dieses Verhalten bewirkt, dass sie häufig an das Verbotene denken, ja sogar von verbotenen Nahrungsmitteln träumen, wie mir viele Patienten berichten. Das ist die psychologische Ursache von Fressattacken bei kontrollierten Essern, besonders dann, wenn sie unter Stress stehen.

Aber unser Unbewusstes kann noch mehr. Nicht nur während des Versuchs, weniger zu essen und abzunehmen, stellt es dem Verstand ein Bein. Sogar präventiv, also vorausschauend, rüstet es sich gegen Zeiten der Minderversorgung. Je mehr Diäten Frau Rundlich durchgestanden hat, desto diäterfahrener werden auch ihre unbewussten Steuerungssysteme. Wenn sich Frau Rundlich wieder einmal bewusst vornimmt, weniger zu essen, ergreift das Unbewusste Schutzmaßnahmen: Es kurbelt Frau Rundlichs Appetit vor der Diät an, damit sie während der Hungerphase weniger leiden muss. Bei Esskontrollierten sabotiert das Unbewusste regelmäßige Diätanstrengungen durch vorhergehende Appetiterhöhung. Oder anders ausgedrückt, unser Unbewusstes ist lernfähig.[24]

Tante Ediths Schürze

Warum handelt das Unbewusste klüger als der Verstand? Man weiß heute, dass das Unbewusste alle unsere Erfahrungen schon im Mutterleib abspeichert und mit einer einfachen Wertung versieht, nämlich »positiv = nützlich« oder »negativ = gefährlich«. Unser Gehirn merkt sich das in Form von Nervenverknüpfungen, sogenannten neuronalen Verschaltungen.[25] Diese Verknüpfungen können sehr komplex miteinander verschaltet werden. Wenn man als Kind beispielsweise oft seine Großeltern besuchte und es dort immer leckeren Pflaumenkuchen gab, wird man stets, wenn man ein Bild der Großeltern sieht, an diesen Pflaumenkuchen denken. Oder umgekehrt wird man an die Großeltern denken, wann immer man später einen leckeren Pflaumenkuchen isst. Wenn nun die Wohnung der Großeltern einen bestimmten Geruch hatte, vielleicht nach Lavendelseife, reicht später sogar Lavendelduft, um die Erinnerung an den Pflaumenkuchen zu wecken. Alles, was mit diesen Erinnerungen zusammenhängt, werden wir positiv bewerten und uns gerne damit umgeben und dabei entspannen.

Die Verknüpfungen bilden sich selbstverständlich auch bei unangenehmen Erlebnissen. Angenommen, Sie mussten als Kind immer donnerstags nach der Schule zu Tante Edith, und dort gab es regelmäßig Kutteln mit Rote Bete und Hagebuttentee. Den meisten Kindern schmeckt das nicht sonderlich. Vielleicht ist Ihnen auf den Hagebuttentee sogar schlecht geworden. Deshalb haben Sie bei Tante Edith so wenig wie möglich gegessen. Um den Nachmittag ohne großen Hunger zu überstehen, haben Sie sich vielleicht angewöhnt, viel zu frühstücken und auf dem Weg zu Tante Edith vorher beim Bäcker noch eine Brezel zu verzehren. Diese Überlebensstrategie wurde ebenfalls im Gehirn abgespeichert. Noch Jahre später werden Sie durch ähnliche Gerüche wie in Tante Ediths Küche oder durch einen Stoff, der dem ihrer Schürze ähnelt, an diese negative Ernährungserfahrung erinnert und auch daran, wie Sie sich vor dem Hunger geschützt haben. Daraus kann der Impuls entstehen, angesichts unangehmer Aussichten schnell vorsorglich etwas zu essen.

Unser Unbewusstes ist in der Lage, alle diese Bilder sofort und gleichzeitig abzurufen und immer mit einer Bewertung zu versehen. Das und die sich daraus ergebende instinktive Handlung nennt man in der Psychologie »Selbstregulationsmodus«. In der Natur sind solche blitzschnellen unbewussten Steuerungsvorgänge lebensnotwendig. Tiere müssen sofort entscheiden, ob das, was in ihrem Augenwinkel auftaucht, etwas zu fressen ist oder eine Gefahr darstellt. Ob positiv oder negativ, wenn wir erst nachdenken müssten, um in einem solchen Fall zu reagieren, wäre die Fliege lange vor der Entscheidung weggeflogen oder der Löwe hätte zugebissen. Beim Selbstregulationsmodus handelt es sich also um ein erfahrungsbasiertes Überlebenssystem, welches auch bei uns Menschen maßgeblich das Handeln bestimmt.

Dass dies nicht nur eine Hypothese ist, beweist die moderne Kernspintomographie. Fährt man eine Versuchsperson in eine solche Untersuchungsröhre und zeigt ihr beispielsweise Bilder oder Fotos, dann kann man dem Unbewussten beim Arbeiten zusehen. Innerhalb von 200 Millisekunden (tausendstel Sekunden) werden die verschiedensten Hirnareale aktiviert und die gezeigten Bilder mit Wertungen versehen. Das muss uns selbst gar nicht bewusst werden, aber wir bekommen eine biologische Rückmeldung, wie unser Unbewusstes das Ganze beurteilt, zum Beispiel in Form eines angenehmen Bauchgefühls, eines spontanen Lächelns

oder einer Veränderung der Körperhaltung. Negative Rückmeldungen können sich in kurzem Atem, einer Verkramp-
fung, einem flauen Gefühl im Magen oder Schweißbildung
äußern. Wir fühlen uns also wohl oder unwohl und wissen
manchmal gar nicht warum, aber das Unbewusste weiß es
sehr wohl. Man nennt solche Rückmeldungen »somatische
Marker«.[26]

Wenn Sie von jemandem, den Sie kennen, einen Anruf
bekommen, wird ihr Unbewusstes schon beim Anblick der
Nummer auf dem Display aktiv und stellt sich verschiedenste Situationen vor, die gleich im Gespräch entstehen
könnten. Je nachdem, ob diese Person Sie in der Vergangenheit geärgert hat oder ob Sie angenehme Dinge mit ihr verbinden, werden Sie instinktiv entweder den Hörer gerne
abnehmen oder es lieber lange klingeln lassen, bis der Anrufbeantworter anspringt. Ihr Verstand hält vielleicht eine Aus-
rede parat: Ich wäre ja schon drangegangen, aber ich muss
heute Abend noch so viel erledigen. Ihr Unbewusstes weiß
es besser: Sie haben den Hörer nicht abgehoben, weil Sie
keine Lust hatten, mit »diesem Idioten« zu sprechen. Über
das alles müssen wir gar nicht nachdenken, unser Unbewusstes entscheidet für uns.

Warum Neujahrsvorsätze so selten funktionieren

Im Gegensatz zu Tieren können wir Menschen solche Impulse jedoch überstimmen. Dies ist besonders dann wichtig,
wenn wir langfristige Ziele verfolgen, etwa wenn wir als
Schüler bei schönem Wetter trotzdem zu Hause die Haus-
aufgaben machen, weil wir ja einen ordentlichen Schul-
abschluss haben möchten. Dies nennt man in der Psychologie »Selbstkontrollmodus«. Doch Selbstkontrolle kostet
Kraft und Überwindung und macht nicht unbedingt Freude.
Es kann also für längerfristige Ziele richtig sein, nicht den
Anrufbeantworter vorzuschieben, sondern den Anruf höflich anzunehmen, obwohl man den Menschen am ande-

ren Ende der Leitung nicht leiden kann. Aber wenn man den ganzen Tag solche negativen Impulse mit dem Verstand überstimmt, wird man am Ende unzufrieden und erschöpft sein. Je länger man diese Selbstkontrolle ausübt, desto mehr Kraft braucht man dafür. Gesellen sich dann Überarbeitung, Schlafmangel, emotionale Belastung oder Lärm dazu, übernimmt die Selbstregulation ganz fix wieder das Ruder – gute Vorsätze hin oder her.

Selbstregulation, man kann auch »Bauchgefühl« dazu sagen, kann vor allem in Situationen, in denen wir über viel Erfahrung verfügen, ein sehr guter Berater sein. Manche nennen dieses Bauchgefühl den »inneren Schweinehund«. Doch Vorsicht, oft genug ist ein solcher Schweinehund eher ein Wachhund, der Schlimmeres verhindert! Mit das Schlimmste für einen Organismus ist anhaltender Hunger. Deshalb ist der Appetit ein so starker Trieb, denn wir sollen Hunger möglichst vermeiden. Wenn Sie zum ersten Mal eine Diät machen, ahnt Ihr Körper noch nicht, was das bedeutet, und macht zunächst einmal brav mit. Wenn er aber schon mehrere Diäten überstanden hat, dann hat das Unbewusste gelernt, was kommt, wenn das Bewusstsein wieder Kaloriensparen ankündigt: eine Zeit des Hungers und des Verzichts. Und deshalb schreitet jetzt die Selbstregulation ein. Ihr Unbewusstes wird versuchen, Sie optimal auf die schlechten Zeiten vorzubereiten, und Ihren Appetit rechtzeitig vorher ankurbeln. Die Folge: Sie essen vor einer Diät mehr als sonst.

Menschen, die schon viele Diäten hinter sich gebracht und damit aus der Sicht des Körpers viele negative Hungererfahrungen gemacht haben, können den drohenden Substanzverlust mit diesen Mechanismen immer schneller kompensieren und legen dann vielleicht sogar zusätzliche Extrapfunde für kommende Notzeiten an. Dies ist ein Grund, warum Frau Rundlich heute mehr wiegt, als sie ohne ihre vielen Diäten wiegen würde.

Schlimm ist es, wenn der Körper bereits sehr früh um sein Normalgewicht kämpfen muss, etwa bei Kindern. Ich habe junge Frauen als Patientinnen, die als Kinder mollig waren, inzwischen aber regelrecht fettleibig geworden sind. Schon von Kindesbeinen an mussten sie Diät halten und wurden zu Abnehmprogrammen geschickt. Auffallend ist, dass die Brüder dieser Frauen nicht dieselbe Art von Fettleibigkeit aufweisen, obwohl (oder weil?) die Eltern weniger Druck wegen des Gewichts auf sie ausübten als auf ihre Schwestern. Besorgte Mütter fürchten besonders für ihre Töchter Nachteile wegen einer molligen Figur. Mütter, die schlank sind und fälschlicherweise glauben, sie hätten dies Diät und Fitnesssport zu verdanken, üben dabei manchmal auf ihre nicht hyperschlanken Töchter einen Druck aus, der schon an Psychoterror grenzt. Diese jungen Mädchen wachsen mit einem Vermeidungsziel nach dem anderen auf. Die Magermodelle in den Jugendzeitschriften als Vorbild tun dann ihr Übriges dazu. Das macht enormen Stress, und zu den Folgen kommen wir noch.

Ganz extrem startet die Karriere zur Fettleibigkeit, wenn die Mutter während der Schwangerschaft Hunger leiden muss oder absichtlich Diät hält. Eine Unterversorgung während der Schwangerschaft kann zu späterem Übergewicht führen.[27] Übrigens ist dies auch bei Kinder von Müttern, die während der Schwangerschaft rauchen, zu beobachten.[28] Gerade junge Frauen rauchen oft aus Gründen der Gewichtskontrolle, da sie so ihren Appetit zügeln können. Im September 2006 hörte ich eine Meldung in den Nachrichten, das Geburtsgewicht deutscher Babys nehme dramatisch zu. Dazu gab es einen Expertenkommentar, der mich sehr verwunderte: Schwangere sollten auf eine bewusstere Ernährung achten, damit Kinder im Mutterleib nicht so stark zunähmen. Diät für Schwangere, zuverlässiger kann man späteres Übergewicht bei Kindern nicht provozieren. Unser Unbewusstes lernt bereits im Mutterleib, was uns gefährlich werden kann. Und Hungererfahrungen nötigen den Stoffwechsel des Kindes, die Fähigkeiten auszubauen, mit denen es später besonders effektiv Fettreserven für Notzeiten anlegen kann.

Die Stoffwechselerklärung: Warum Croissants in Deutschland heute so beliebt sind

Wenn Sie schon einmal schwanger waren oder eine Schwangerschaft aus unmittelbarer Nähe miterlebt haben, kennen Sie das Phänomen vielleicht: Phasen von Appetit auf Süßes wechseln sich ab mit Phasen von Appetit auf Saures. Frauen, die Gemüse hassen, haben plötzlich eine Woche lang Heißhunger darauf, und dann plötzlich wieder Lust auf Fleisch. Die Schwangeren kümmern sich herzlich wenig darum, was offiziell als gesunde Ernährung gilt, sie müssen ihrem Appetit folgen. Hier wird deutlich, dass unser Appetit ein sehr starker Trieb ist und dass wir diesen Trieb nur mit großer Anstrengung zügeln können. Warum sollte eine Schwangere ihren sprunghaften Appetit aber zügeln? Ist unser Stoffwechsel wirklich unvernünftig? Oder könnte es nicht vielmehr so sein, dass in den verschiedenen Entwicklungsphasen des Embryos unterschiedliche Nährstoffe und Energiemengen benötigt werden und der Appetit signalisiert, was gerade gebraucht wird?

Die Steuerung des Appetits ist weitgehend unbewusst. Kinder essen manchmal von Mahlzeit zu Mahlzeit sehr unterschiedlich, über den Tag hinweg versuchen sie aber unbewusst, auf eine konstante Energiemenge pro Tag zu kommen. Dabei spielt der Geschmack nicht die Hauptrolle, entscheidend ist der Energiegehalt der Nahrung. Das ist auch gut so. Man kann nämlich heute Mahlzeiten durch moderne Chemie identisch schmecken und aussehen lassen, selbst wenn der Energiegehalt unterschiedlich ist, zum Beispiel, weil fettreduzierte Bestandteile verwendet wurden. Wir essen unbewusst einfach so lange, bis das Energiedefizit wieder aufgeholt ist. Eine Kompensation, die übrigens nicht sofort erfolgt, sondern erst bei den nächsten Mahlzeiten. Essen Sie also zum Frühstück aus Vernunftgründen einen fettreduzierten Joghurt, wird Ihnen Ihr Unbewusstes entweder am Abend einen leckeren vollfetten Käse oder am nächsten Morgen ein schönes Buttercroissant schmackhaft machen.[29] Wenn die Croissants mit einem Mal auch zu den bösen Fettfallen gezählt werden und man sie deshalb fettreduziert essen muss, weichen die Menschen ruck, zuck auf Ciabatta mit Olivenöl aus und so weiter und so weiter. Oder wir kompensieren die fehlende Energie aus Fett durch Kohlenhydrate, sprich Zucker und Stärke. Das ist der Grund für die XXL-Portionen bei Pommes, Popcorn oder Pizza in den USA. Weil diese Produkte fettarm produziert werden und dies unseren Appetit nicht befriedigt, muss er über riesige Kohlenhydratmengen ruhiggestellt werden. Mit fettreduziert hergestellter Nahrung verzehren wir allerdings jede Menge Zusatzstoffe mit, die vielleicht ein weiterer Grund dafür sind, dass Frau Rundlich heute mehr wiegt, als sie ohne Diät wiegen würde (mehr dazu im Ernährungsteil). Wir können also unseren Energiebedarf nicht austricksen, es sei denn durch eine krankhafte Essstörung oder Drogen.

Keine Chance

Wir haben jetzt eine gute psychologische und eine gute physiologische Erklärung für den Jo-Jo-Effekt und Fressattacken, jetzt brauchen wir nur noch eins und eins zusammenzählen: Der Ironic-Monitoring-Effekt führt dazu, dass man ganz besonders dann oft an fetten Käse denkt, je mehr man versucht, fetten Käse zu vermeiden. Essen wir ihn aber auch deswegen? Ersetzen Sie Käse durch »eklige« Kutteln, und schon wird klar, dass da mehr dahinterstecken muss. Kombinieren wir aber die unbewusste Stoffwechselsteuerung des Appetits, der fehlendes Fett kompensieren will, mit dem ständigen Gedanken an leckeren fetten Käse, dann wird klar, dass wir keine Chance haben.

Wer sich selbst auf Diät setzt – ganz gleich ob das Ziel weniger Fett oder weniger Kohlenhydrate sind – schafft sich zwei mächtige Gegner, das Unbewusste und die automatischen Steuerungsmechanismen unseres Stoffwechsels. Diese zwei verbünden sich, um die Grundbedürfnisse des Körpers zu sichern und unseren Verstand von allerlei Unsinn abzuhalten. Doch leider gibt der Verstand keine Ruhe. Besonders wenn Ernährungsratgeber ihm von allen Seiten einreden »Zucker ist ungesund«, »Fett macht krank«, »Übergewicht ist asozial«, sind wir ganz schnell wieder mittendrin im Problem des kontrollierten Essens.

Wenn also Ihre erste Diät relativ lange gehalten hat, wird es bei den folgenden schon nicht mehr so gut funktionieren. Ihr Unbewusstes und Ihr Stoffwechsel haben dazugelernt und halten immer besser dagegen. Wenn Sie bereits mehrere Diäten hinter sich haben und kontrolliertes Essen schon zu ihrem Alltagsverhalten gehört, ist die Wahrscheinlichkeit groß, dass Sie sogar mehr wiegen, als Sie von Ihrer Veranlagung her müssten. Wichtigste Gegenmaßnahme wäre nun, Ihr Unbewusstes wieder in Ihren Verstand Vertrauen fassen zu lassen. Vertrauen, dass dem Körper nicht ohne Not Zeiten des Hungers und des Verzichts aufgezwungen werden und dass sich sein natürlicher Appetit wieder ohne moralische Fesseln entfalten darf. Im Workshopteil am Ende des Buches können Sie anhand eines Fragebogens einschätzen, ob Sie Tendenzen zum kontrollierten Essen aufweisen und was Sie tun können, um diesem Kontrollzwang zu entkommen. Wenn Sie aber bereits jetzt erkennen, dass Sie jahrelang mit Vermeidungszielen versucht haben abzunehmen und doch nur Frustration und Enttäuschung erleben mussten, dann empfehle ich Ihnen schon hier die Lektüre des Buches »Mein Ich-Gewicht« der Psychologin Maja Storch. Frau Storch zeigt Ihnen, wie Sie aus der Vermeidungsziel-

Falle herauskommen, indem Sie sich systematisch Ziele erarbeiten, die die Wünsche Ihres Verstandes und Ihres Unbewussten versöhnen.

Fazit

▶ Wer mit Diäten und Esskontrolle abnehmen will, kämpft gegen zwei übermächtige Gegner, sein Unbewusstes und seinen Stoffwechsel. Schon kleine Belastungen, wie Ärger zu Hause, Stress am Arbeitsplatz oder Schlafmangel, werden alle Diätabsichten sabotieren. Diäten sind Hungerphasen und somit eine der schlimmsten Gefahren für unseren Körper. Aber unser Unbewusstes ist lernfähig und schützt die Diäterfahrenen durch zusätzliche Fettpolster vor zukünftigen Diäten. Diese zusätzlichen Fettpolster kann man wieder verlieren, wenn das Unbewusste dem Verstand wieder trauen kann.

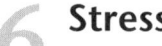

Stress
Warum man abnehmen kann, wenn man sich wegen seines Gewichts keinen Stress mehr macht

Frau Rundlich hat es geschafft – nach vielen schlechten Erfahrungen und mithilfe der Informationen, die sie bei mir erhalten hat: Ihr sind Diäten egal, sie isst sich wieder satt, genießt ihre Mahlzeiten, und das ohne schlechtes Gewissen. Sie gönnt sich Schlagsahne zum Kuchen, wenn sie Lust darauf hat, und lässt sich auf dem Weihnachtsmarkt eine Bratwurst schmecken, wenn ihr danach ist. Und was ist passiert? – Frau Rundlich hat ABGENOMMEN. Klingt nach Zauberei, doch viele meiner Patienten berichten von genau dieser Erfahrung. Wenn es ihnen gelungen ist, über die jahrelange gehirnwäschegleiche Berieselung von wegen Fettfallen im Essen, falschem Essverhalten und sonstigen Diätschwindeleien nur noch zu lächeln, wenn sie sich nicht mehr als zu dick und als Last für die Gesellschaft empfinden, wenn sie sich mit ihrem Körper angefreundet haben, statt ihn weiter zu bekämpfen, dann verlieren sie Gewicht, nicht dramatisch, aber oft eine Kleidergröße. Wie kommt das? Zum einen, weil das Unbewusste nicht mehr dauernd eingreifen muss und deshalb die präventiv gegen zukünftige Diäten angelegten Fettpolster nicht mehr für notwendig hält. Aber es steckt noch mehr dahinter.

Kontrollierte Esser haben neben »Eisbären« und Appetitsteigerung noch ein anderes Problem, das der bekannte Psychologe Klaus Grawe so beschreibt: »Menschen, die hauptsächlich mit Vermeidungszielen arbeiten, haben ein schlechteres Wohlbefinden, ein schlechteres Selbstwertgefühl und eine schlechtere psychische Gesundheit.«[30] Vermeidungsziele führen also zu schlechterem Befinden, setzen uns unter negativen Stress und beeinflussen damit auch die Figur!

Von Hautfett und Bauchfett

Wie es dazu kommt, stellt man sich heute folgendermaßen vor. Wir haben vorhin darüber gesprochen, dass die Menge an Fettgewebe unter unserer Haut vererbt ist. Dieses Hautfett kann durch Diäten nicht dauerhaft abgeschmolzen werden, und selbst wenn wir es absaugen lassen, kommt es immer wieder zurück. Es gibt aber ein Fettgewebe, das anders reagiert: das Fettgewebe im Bauchraum. Es wird als »abdominelles« oder »viszerales« Fett bezeichnet, ich möchte es im folgenden »Bauchfett« nennen. Dieses Bauchfett wächst zwischen unseren Bauchorganen wie Leber, Nieren oder dem Verdauungsapparat. Es kann wachsen und auch wieder schrumpfen. Die Ursachen haben allerdings nichts mit Kalorienaufnahme und Kalorienverbrennung zu tun, es sind lang andauernde, belastende Lebenssituationen, kurz »Dauerstress«.

Im Bauchfett laufen wesentlich mehr Stoffwechselvorgänge ab als im Hautfett. Man weiß heute, dass Bauchfett stärker durch Stresshormone beeinflusst wird als das übrige Fettgewebe. Stresshormone wie Cortisol aktivieren das Wachstum des Bauchfetts. Außerdem fördern Stresshormone die Zuckerfreisetzung im Körper und erhöhen damit den Blutzuckerspiegel. Gleichzeitig steigt der Blutdruck, und die Gerinnungsfähigkeit der Blutzellen nimmt zu. Stellen Sie sich einen Steinzeitmenschen im Kampf mit einem wilden Tier vor: Er braucht viel Zucker im Blut als Energiequelle für die Muskulatur und das Gehirn. Der erhöhte Blutdruck sorgt für eine bessere Blutzufuhr. Und die stärkere Gerinnungsfähigkeit des Blutes hilft im Falle einer Verletzung, Wunden schneller zu schließen. Dafür sind die Stresshormone da. Nun flieht der gestresste Büromensch nicht mehr vor einem Löwen. Die körperliche Reaktion auf Stress beschränkt sich heute darauf, den Telefonhörer verärgert auf die Gabel zu schmeißen, die Tür laut zuzuknallen oder Schatzis Lieblingsvase an die Wand zu werfen. Den bereitgestellten Zucker kann unser Gehirn jedoch nach wie vor gut gebrauchen.

Das Hormon Insulin sorgt dagegen dafür, dass bei erhöhtem Blutzuckerspiegel nach einer Mahlzeit der überschüssige Zucker aus dem Blut in die Körperdepots transportiert wird, um dort eingelagert zu werden. Während eines Kampfes oder auf der Flucht ist diese Reaktion aber unerwünscht, schließlich soll der Zucker den Muskeln und dem Gehirn Energie liefern. Daher hemmen Stresshormone die Insulinempfindlichkeit der Zellen und halten so den Blutzuckerspiegel hoch. Das wiederum veranlasst die Bauchspeicheldrüse, immer mehr Insulin auszuschütten.

Äpfel und Birnen

Kurzfristig wäre das alles nicht schlimm, aber langfristig wird es zum Problem. Dauerstress hemmt immer stärker die Empfindlichkeit der Zellen gegenüber Insulin. Die Mediziner sagen: Die Insulinresistenz steigt. Dauerfolgen können Diabetes (Zuckerkrankheit), erhöhter Blutdruck und Gefäßverkalkung sein, ein Erkrankungskomplex, den man auch metabolisches Syndrom nennt. In der Wissenschaft gilt eine dauerhafte Erhöhung des Insulinspiegels im Blut bei manchen Menschen außerdem als Risikofaktor für eine Gewichtszunahme.[31]

Die zentrale Erklärung für die ungesunde Gewichtszunahme bei Dauerstress scheint die Wirkung des Stresshormons Cortisol auf die Entwicklung von Bauchfett zu sein. Unter Dauerstress ist der Cortisolspiegel im Blut sehr hoch. Da die Fettzellen im Bauchraum überschüssige Cortisolmengen besonders gut binden können, wächst das Bauchfett an. Bauchfett deutet darauf hin, dass sein Besitzer besonders langwierigen Belastungen ausgesetzt ist, die auf Dauer auch die Gesundheit gefährden. Insgesamt lässt sich sogar eine kürzere Lebenserwartung bei Menschen mit besonders viel Bauchfett messen.[32] Wegen der anderen Fettverteilung erkennt man Menschen mit viel Bauchfett leicht an der Figur; sie weisen die sogenannte Apfelform auf. Apfelform bedeutet, dass die Taille verschwindet und der Bauch sich zunehmend vorwölbt. Arme, Schultern und Beine bleiben dagegen unverändert. Menschen, die ihr Fettgewebe vor allem unter der Haut lagern, erkennt man an der sogenannten Birnenform. Bei ihnen ist der Bauch weniger stark vorgewölbt und sie haben auch kräftige Oberschenkel, Hüften oder Oberarmel. Da Frauen wegen der langen Schwangerschaften auf ungefährliche Fett- (sprich Energie-) Polster angewiesen sind, neigen sie oft zur Birnenform.

Weil das Bauchfett messbar an der Entstehung von Krankheiten beteiligt ist, sollte es völlig getrennt vom Hautfett beurteilt werden. Am besten wäre eine Untersuchung in der »Röhre« mittels Kernspintomographie des Bauchraums, was allerdings allein schon wegen der Kosten unrealistisch ist. Deshalb misst man zur Einschätzung der Bauchfettmenge immer öfter den Taillenumfang. Allerdings sollte der Taillenumfang in ein Verhältnis zur Hüfte gesetzt werden, das sogenannte Taille-Hüfte-Verhältnis (Waist-to-Hip-Ratio). Denn pyknische Menschen haben allein schon wegen ihres harmlosen Hautfetts, das sich aber natürlich auch unter der Bauchhaut befindet, einen größeren Taillenumfang. Erst wenn die Taille im Verhältnis zur Hüfte besonders umfangreich ist, erst dann hat man einen echten Hinweis auf besonders viel Bauchfett. Deswegen ist die Messung des Taillenumfangs allein genauso irreführend wie der BMI. Leider werden aber auch hier schon wieder Normwerte festgelegt: Demnach soll der Taillenumfang bei Frauen nicht über 80 Zentimeter liegen. Über 88 Zentimeter besäßen sie dann schon ein deutlich erhöhtes Risiko für Diabetes und Herzkrankheiten. Für Männer sollen Taillenumfänge über 94 Zentimeter ein erhöhtes Risiko und solche über 102 Zentimeter ein deutlich erhöhtes Risiko mit sich bringen.[1] Es ist zum Haareraufen: Gerade schickt man sich an, den BMI zu beerdigen, an den auch die Kardiologen so lange geglaubt haben, und schon erfindet wieder jemand neue Normwerte für alle, obwohl die Genforschung immer mehr Belege dafür bringt, dass Unterschiede zwischen Individuen nicht die Ausnahme, sondern die Regel sind.

Für den Zusammenhang zwischen Stress und Bauchfett gibt es im Übrigen wieder einmal eine überzeugende Untersuchung an eineiigen Zwillingen. Bekanntlich sehen sich solche Zwillinge sehr ähnlich; diese Ähnlichkeit spiegelt sich auch im Gewicht wieder, egal ob sie zusammen oder getrennt aufgewachsen sind. Daher kommt es nur selten vor, dass sich eineiige Zwillinge stark im Gewicht unterscheiden. In einer Studie, die herausfinden wollte, welches die Gründe für solche ungewöhnlichen Gewichtsunterschiede sind, zeigte sich, dass der jeweils schwerere Zwilling im Gegensatz zum leichteren Gegenstück unter psychosozialem Stress, Schlafproblemen, Burnout-Symptomen und depressiven Gefühlen litt. Außerdem fand man erhöhte Cortisolspiegel im Urin. Das Tolle an dieser Untersuchung ist, dass man sehr genau zwischen Bauchfett und Hautfett unterschieden hat. Die gestressten, dickeren Zwillinge hatten die dreifache Menge an Bauchfett entwickelt. Beim Hautfett war ein 1,4-facher Mengenzuwachs gemessen worden.[33]

Mobbing macht dick

Im Tierversuch kann man die krankhafte Entwicklung von Bauchfett besonders dann beobachten, wenn Tiere in ausweglose Situationen getrieben werden. In dieser Situation entwickeln sie Fettdepots im Bauchraum. Wenn Tiere Situationen ausgesetzt werden, die sie meistern können, und wenn sie dafür belohnt werden, beobachtet man das nicht. Ähnliches gilt auch für Menschen. Herr Rundlich zum Beispiel durchlebte eine äußerst unangenehme berufliche Situation. Sein neuer Chef war unberechenbar und wollte, dass Herr Rundlich bestimmte Mitarbeiter, teils befreundete Kollegen, mobbt, damit sie freiwillig die Firma verlassen. Herr Rundlich weigerte sich und bekam dann selbst Schwierigkeiten. Er suchte mich in dieser Zeit in meiner Praxis auf, weil er abnehmen wollte. Er hatte deutlich an Gewicht zugelegt, vor allem sein Bauch war angeschwollen, und er wog über 100 Kilo. Ich konnte ihn überzeugen, keine Diät zu machen und stattdessen über berufliche Veränderungen nachzudenken. Dieser Zustand dauerte insgesamt zwei Jahre, dann ergab sich eine andere berufliche Möglichkeit, in der sich Herr Rundlich viel wohler fühlte. Ein paar Wochen später hatte Herr Rundlich zwei Kilo abgenommen, nach einem Jahr wog er etwa zehn Kilo weniger, und dieses Gewicht hält er nun, ohne je bewusst irgendwelche Veränderungen am Essverhalten vorgenommen zu haben.

Ausschlaggebend dafür, wie Stress auf unseren Stoffwechsel wirkt, scheint die Aussicht zu sein, ob man eine Stresssituation selbst meistern kann oder ob man ihr hilflos ausgeliefert ist. Wenn molligen Menschen, wie Frau Rundlich, ständig von Experten geraten wird, abzunehmen, wenn sie dauernd hören müssen, dass Dicksein selbst verschuldet ist und Dicke eine Last für die Gesellschaft sind, wenn Dicke ohne Ende in den Medien gedemütigt werden und wenn sie andererseits jahrelang ihren Appetit zügeln und mit eiserner Disziplin versuchen, abzunehmen, obwohl ihnen der Jo-Jo-Effekt keine Chance dazu lässt, dann empfinden sie dies – natürlich – als negativen Dauerstress, als ausweglose Situation, als persönliche Niederlage. Und deshalb wächst ihr Bauchfett immer weiter an.

Ich spreche mit vielen meiner Patienten über diese Zusammenhänge. Auffallend ist die Demutshaltung, mit der mollige Menschen ein Therapiegespräch beginnen: »Ja, ich weiß, ich bin zu dick« oder »Ja, ich weiß, ich sollte abnehmen« bis hin zu »Ja, ich weiß, dass ich mich falsch ernähre«, »Ja, ich sollte mehr Sport machen«. Wenn ich meinen Patienten dann meine Sicht der Dinge darstelle, fassen sie Vertrauen und erzählen mir ihre Erlebnisse.

- Frau Schulze wollte eine Bluse in Größe 46 kaufen und musste sich von der Verkäuferin sagen lassen, dass solche Größen in einer Modeboutique nichts zu suchen hätten.
- Frau Meier hatte Rückenschmerzen, aber statt sie zu untersuchen, blaffte sie der Orthopäde an, was ihr einfalle, in die Sprechstunde zu kommen, sie solle erst mal zwanzig Kilo abnehmen.
- Frau Müller wurde von der Klassenlehrerin ermahnt, kein so schlechtes Vorbild für ihre Tochter abzugeben, und ihre Tochter fragte sie bald darauf, warum sie nichts gegen ihr Übergewicht tue.

Nicht selten fließen bei diesen Schilderungen Tränen. Liebe schlanke Leserinnen und Leser, wenn Sie glauben, ich übertreibe, dann vergessen Sie einmal Ihre Vorurteile und fragen

Sie einen molligen Menschen, bevorzugt Frauen, danach, was die sich inzwischen alles gefallen lassen müssen. Sie werden sich wundern. Sie werden von Nervenzusammenbrüchen in Umkleidekabinen hören, von Weinkrämpfen nach Schwimmbadbesuchen, von scheelen Blicken im Fitnesscenter, vom Verzicht auf gesellschaftliche Einladungen, weil man sich nicht mehr traut, daran teilzunehmen, und vieles andere mehr.

Steigert Stress den Appetit?

Bei den unterschiedlich schweren eineiigen Zwillingen im oben beschriebenen Experiment hatte man auch Unterschiede in der Hautfettmenge gefunden. Möglicherweise wächst bei Dauerstress also nicht nur das Bauchfett. Wissenschaftler sind der Meinung, dass Stresshormone einen weiteren Stoffwechselmechanismus stark beeinflussen. Das Hormon Leptin wird in den Fettzellen gebildet und hemmt Hungergefühle. Stresshormone schwächen die Empfindlichkeit gegenüber Leptinen, sodass der Appetit gesteigert wird. Unter Dauerstress werden so größere Energiemengen gegessen als im entspannten Zustand, das könnte der Grund für die Zunahme auch des Hautfetts sein.

Eine weitere Beobachtung, die in Tierexperimenten gemessen wurde, ist der erhöhte Konsum von Zucker unter belastendem Stress. Dies macht Sinn, da Zucker einen beruhigenden Einfluss auf unsere Stressregulation hat. In der Wissenschaft spricht man von »comfort food« (trostspendende Nahrung).[31] Wir überstehen kleinere Probleme mit Trostpflastern wie Schokolade oder Pralinen eben besser und bei großen Sorgen können wir mit einem »Betthupferl« wenigstens besser einschlafen. Die Wissenschaft diskutiert darüber, ob unser Gehirn diese Strategie, mit Problemen umzugehen, ausbauen kann und dann schon bei kleinen Problemen große Mengen von Süßigkeiten verzehrt werden. Ob dadurch auch Gewichtszunahme erklärt werden kann, ist unklar. Aber auf keinen Fall sollte man diese kleinen Krisenhelfer als Bösewichte bezeichnen. Viel wichtiger sind Überlegungen, wie man es schafft, die Ursachen von Dauerstress zu bekämpfen.

Stresshormone und Gewicht

Stress führt zur Aktivierung der sogenannten HPA-Achse. Hinter dieser Abkürzung verbergen sich die (englischen) Worte für Hypothalamus (= H), Hypophyse (= Pituitary) und Nebennieren (= Adrenals).

- Der Hypothalamus ist die Steuerungszentrale für überlebenswichtige (unbewusste) Vorgänge. Dort finden sich z. B. die Zentren für Appetit, Hunger, Biorhythmus, Körpertemperatur. Steuerungshormone wie CRH (Corticotropin Releasing Hormone) werden ebenfalls dort gebildet.

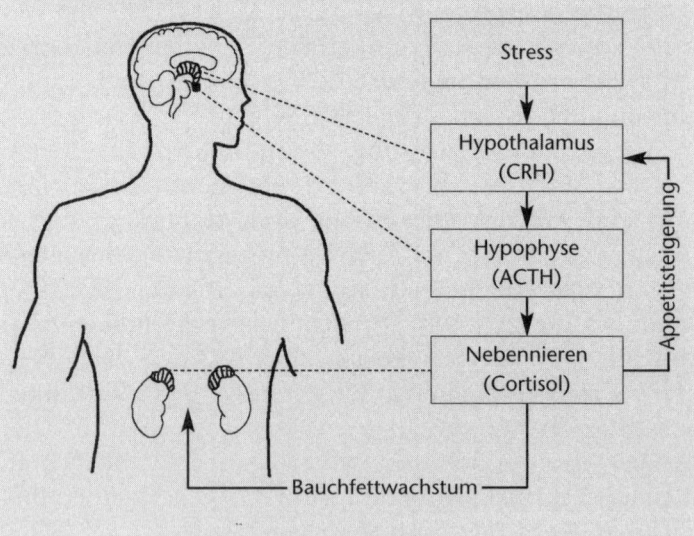

Die Auswirkungen von Dauerstress auf die Figur

- Die Hypophyse oder Hirnanhangsdrüse setzt viele Steuerungshormone frei, z. B. das ACTH (adrenocorticotropes Hormon oder Corticotropin)
- Die Nebennierenrinde produziert u. a. die Stresshormone Adrenalin und Cortisol.

Bei Stress aktivieren Steuerungshormone (CRH) die Freisetzung von ACTH und Cortisol. Diese hemmen wiederum die Steuerungshormone, um eine »Überdosierung« der Stresshormone zu verhindern. Bei anhaltendem Dauerstress werden die Steuerungshormone aber nicht mehr gebremst, und der Cortisolspiegel bleibt im Blut erhöht

So kann man sich nach heutigem Erkenntnisstand die Auswirkungen von Dauerstress auf die Figur vorstellen:

1. Bauchfettbildung

Weil die Sensibiliät der Andockstellen (Rezeptoren) für Cortisol im Bauchfett höher ist als im Unterhautfett, wächst durch anhaltenden Stress besonders das Bauchfett stark an. Dasselbe gilt für Menschen mit krankhafter Cortisolproduktion, Morbus Cushing, und Menschen, die lange mit hohen Cortisondosen therapiert werden, zum Beispiel Asthmapatienten oder auch Transplantatempfänger. Cortisol ist das körpereigene Hormon, Cortison das künstlich hergestellte Hormonmedikament. Hält der Stress weiter an, »brennt« die HPA-Achse aus. Jetzt beobachtet man zu niedrige Cortisolwerte. Im Extremfall kann sogar der Hypothalamus schrumpfen (atrophieren); beobachtet wurde das z. B. beim Cushing-Syndrom, bei schweren Depressionen oder bei Kriegsveteranen.

2. Appetitsteigerung

Stresshormone hemmen das erst 1994 entdeckte Hormon Leptin. Leptin wird von Fettzellen abgegeben und hemmt Hungergefühle. Es gibt dabei zwei Angriffsstellen für Leptin im Gehirn: Einerseits hemmt Leptin im Hypothalamus Zellen, die appetitauslösende Neuropeptide produzieren, andererseits aktiviert es dort Zellen, die appetithemmende Transmitter herstellen. Wird im Körper Fettgewebe abgebaut, zirkuliert weniger Leptin im Blut und der Appetit wird angekurbelt. Auch das ein Grund für den Jo-Jo-Effekt. Die Hoffnungen, dass sich aus Leptin wirkungsvolle Appetitzügler entwicklen lassen, haben sich zerschlagen, als man feststellte, dass besonders Fettleibige häufig hohe Leptinspiegel im Blut aufweisen, ohne dass diese den Appetit hemmen würden. Es gibt anscheinend eine Leptinresistenz, deren Ursache man noch nicht kennt.[34]

Lang anhaltender Stress führt direkt zu einer Zunahme des Bauchfetts und indirekt über Appetitsteigerung möglicherweise zum Wachstum aller übrigen Fettdepots; beides zusammen kann eine deutliche Gewichtszunahme verursachen. Da Diskriminierung aufgrund des Körpergewichts natürlich nicht die einzige Quelle von negativem Dauerstress ist, sind gestresste schlanke Menschen davon ebenfalls betroffen. Aber auch hier spielt die genetische Vielfalt der Menschen eine Rolle. Wir haben ja schon beschrieben, dass Fettpolsterung und Kalorienverwertung stark vom Körperbautyp abhängen. Bei einigen Menschen wird sich die hier beschriebene Stresswirkung auf die Figur voll und ganz entfalten, bei anderen unter Umständen weniger. Einen Stressfaktor gibt es allerdings, der negative Folgen immer zuverlässig auslöst: »Restraint Eating«, also Esskontrolle mit dem Ziel abzunehmen!

Wie Stress die Figur genau beeinflusst, ob dies in Abhängigkeit vom Körperbautyp geschieht und was das genau für die Gesundheit bedeutet, ist noch unklar. Es gibt noch eine Menge Forschungsbedarf! Für meine Beratung in der Sprechstunde orientiere ich mich deshalb hauptsächlich an Beobachtungen, wie sie der Erfahrungsheilkunde seit langem bekannt sind.

Wann nimmt man unter Stress zu oder ab?

Eine Beobachtung, die auch in den alten Erfahrungsheilkunden überliefert wird, scheint mir sehr wichtig zu sein, obwohl ich keine wissenschaftliche Arbeit zu diesem Phänomen gefunden habe: Es gibt Menschen, die bei Stress abnehmen, und das sind vor allem die eh schon Hageren. In der Naturheilkunde gilt der Leptosom, der Vata- oder Leeretyp, als ein Mensch, der unter Belastung Gewicht verliert; ihm verschlägt es dann auch den Appetit. Der füllige Mensch dagegen, der Pykniker, der Kapha- oder Fülletyp, legt unter Belastung Gewicht zu. Frage ich meine Patienten gezielt danach, bestätigen sie diese Einschätzung oft in verblüffender Weise. So erzählte mir eine junge Patientin, die schlank gebaut ist, dass ihr Gewicht oft schwankt, aber nicht wegen Diäten. Immer dann, wenn es ihr gut geht, im Urlaub, während einer liebevollen Partnerschaft, wenn es im Job gut läuft, nimmt sie zu. Hat sie Probleme, nimmt sie ab. Mollige Patienten hingegen berichten mir meistens, dass sie in Krisenzeiten zuverlässig zunehmen.

Man kann aber auch bei ein und demselben Menschen verschiedene Reaktionen beobachten. Ich fragte einmal einen molligen Unternehmer, der sich in einer schweren beruflichen Krise befand, ob er in der letzten Zeit zugenommen habe. Er verneinte dies und erzählte, dass er im Gegenteil sogar deutlich Gewicht verloren hätte! Es kommt vor, dass nach einer langen Zeit der existenziellen Bedrohung auch bei sehr stabil gebauten Menschen irgendwann die Widerstandskräfte erlahmen. Man spricht dann von einem »Ausbrennen« der Stresshormonproduktion. Der Organismus gibt den Kampf auf, und der Körper beginnt insgesamt abzubauen. Durch Nachfragen ergaben sich für diesen Unternehmer folgende Zusammenhänge: Als vor Jahren die ersten beruflichen Schwierigkeiten auftauchten, nahm er zu. Der Körper baute offenbar massiv Kampfgewicht auf. Diese Gewichtszunahme passte seinem Besitzer jedoch überhaupt nicht, und zusätzlich zu dem Berufsstress versuchte er in dieser Zeit, über Diäten abzunehmen. Als sich der Konkurs seines Betriebes abzeichnete, machte er sich riesige Sorgen um die Zukunft seiner Familie und auch die seiner Mitarbeiter. Er musste schließlich akzeptieren, dass er den Betrieb nicht mehr retten konnte, und musste seine Niederlage vor sich, der Familie, den Freunden und den Mitarbeitern eingestehen. In dieser Situation und während der Phase der Konkursverwaltung verlor er dann Gewicht. Als er sich mit der neuen Situation abgefunden hatte, sich neue bescheidene Perspektiven auftaten und er erfuhr, dass sein Haus wahrscheinlich nicht versteigert werden musste, war wieder eine leichte Gewichtszunahme festzustellen.

Vielleicht haben hagere Menschen einfach weniger Reserven, sodass die Stresshormone schneller ausbrennen und zu einer Auszehrung führen. Dauerstress würde dann bei hageren Menschen schneller in einen allgemeinen Körperabbau führen. Bei molligen Menschen kann der Körper mehr dagegenhalten und setzt bei Belastung die Fähigkeit ein, die er besonders gut beherrscht, nämlich effektive Kalorienverwertung und Fettaufbau. Offenbar können aber auch Mollige an ihre Grenzen kommen, und wenn die Stresshormone ausbrennen, nehmen sie schließlich durch Stress ebenfalls ab. Dies sind Beobachtungen aus meiner Praxis, wie gesagt, konnte ich dazu leider keine wissenschaftliche Arbeit finden.

Der »dicke Bauch«

Ein Bauch kann also dick werden, weil sich besonders viel Bauchfett bildet. Er kann auch dick werden, wenn sich das Hautfett unter der Bauchhaut vermehrt. Er kann aber auch dick werden, weil er sich aufbläht. Wenn Patienten sagen, sie hätten einen dicken Bauch und wollten abnehmen, dann meinen sie nämlich oft nicht ihr Fett. Sie stehen ebenfalls oft unter Stress, haben aber meistens zusätzlich Verdauungsbeschwerden, und vor allem einen aufgedunsenen Bauch. Das hat nichts mit Bauchfett zu tun, sondern mit einer gestörten Verdauung. Die Verbindung zum Stress läuft hier weniger über die Aktivierung der Stresshormone, sondern über das vegetative Nervensystem. Da dies vor allem die Verdauung betrifft, besprechen wir dieses Phänomen und was man dagegen tun kann im Ernährungsteil.

Das Problem ist nicht das Bauchfett

Zurück zum Bauchfett, das man jetzt nicht gleich verteufeln sollte. Wenn der Körper auf eine Belastung mit einer Veränderung reagiert, will er uns sehr wahrscheinlich helfen. Dazu passt die Auffassung mancher Forscher, dass das Bauchfett schützende Funktion habe und die Ausbildung eines metabolischen Syndroms eher hinauszögere.[35] Dann wäre es sogar ein Schutzfaktor, der seine Besitzer – zumindest eine Zeit lang – vor den krankhaften Folgen von belastendem Dauerstress wie hohem Blutdruck oder Zuckerkrankheit bewahrt. Deshalb glaube ich auch, dass das Wegoperieren von Bauchfett das Problem nicht löst. Nicht das Bauchfett ist das Problem, sondern der Dauerstress. Und deshalb sollten sich alle Anstrengungen auf den Abbau von Dauerstressursachen richten. Menschen mit viel Bauchfett brauchen keine Operation und erst recht keine Ernährungsberatung.

Sie brauchen eine ehrliche Perspektive, wie sie Arbeitslosigkeit, Mobbing, finanzielle Sorgen, Überlastung durch Doppelbelastung mit Familie und Beruf, Einsamkeit und Verzweiflung zum Besseren wenden können. Kurz, sie brauchen echte Hoffnung. Ein erster Erfolg versprechender Ansatz wäre die Abschaffung des BMI sowie die Abschaffung der Ernährungsberatung für gesunde Menschen und eine Wertschätzung molliger Menschen als gleichwertige Mitmenschen.

Fazit

▶ Das einzige Fettgewebe, das wirklich etwas mit unserem Gesundheitszustand zu tun hat, ist das Bauchfett. Äußerlich erkennt man Bauchfett am Verschwinden der Taille (»Apfelform«). Ursachen dafür sind weder »falsche« Ernährung noch zu wenig Bewegung. Die wahren Gründe sind lang dauernde Sorgen, Nöte und Ängste. Wahrscheinlich reagieren dabei Menschen unterschiedlich auf Stress, wobei schlanke Menschen durch Dauerstress schneller ausgezehrt werden, während mollige weiter Fettpolster zulegen können.

Ein starker Stressfaktor ist aufgezwungenes kontrolliertes Essen (Restraint Eating). Wenn man also molligen bis fettleibigen Menschen einredet, dass sie eine Last für die Gesellschaft seien, und sie zu einem Essverhalten drängt, das kaum Genuss zulässt, aber ständig ein schlechtes Gewissen verursacht, wenn man mollige Menschen dazu nötigt, ihren eigenen Körper zu bekämpfen, und so ihren Selbstrespekt untergräbt, und wenn sich an dieser kollektiven Diskriminierung alle beteiligen, Medien, Ärzte, Schulen, Politik, dann braucht man sich nicht zu wundern, wenn die molligen Menschen zunehmen. Aufklärungskampagnen, Ernährungsberatungen, Erziehungsprogramme sind keine Hilfe, sondern die Ursache für unnötige zusätzliche Fettpolster bei molligen Menschen. Schaffen es mollige Menschen, sich von diesen Zwängen zu befreien, dann erlebe ich oft, dass das Gewicht meiner Patienten nach einiger Zeit zu sinken beginnt.

7 Bewegung und Sport
Warum manche Leute durch Sport abnehmen und andere nicht

Weil sich das Märchen von der Gleichung »Kalorienaufnahme minus Kalorienverbrennung gleich Gewichtsveränderung« hartnäckig hält – selbst in Wissenschaft und Lehre –, meinen viele Menschen immer noch, man müsste einfach nur die Kalorienverbrennung anheizen, und schon würden die Pfunde purzeln. Nach dieser Logik wird in jedem Abspeckprogramm stets auch zu mehr Bewegung bzw. Sport aufgerufen. Frau Rundlich hat daher versucht, ihren Energieverbrauch durch sportliche Betätigung anzukurbeln. Mit sehr mäßigem Erfolg. Selbst mehrmals wöchentliches Schwitzen in den Kursen eines Fitnesscenters ließen die Pfunde nicht schwinden. Warum auch? Unser Körper versucht ja, seine Fettpolster zu schützen, daher reagiert ein gesunder Organismus auf Energieverlust vor allem mit – Appetitsteigerung.

Die vermehrten Anstrengungen können aber noch über einen anderen Weg ins Leere laufen: Müssen Kinder zum Beispiel an einem zusätzlichen Fitnesstraining teilnehmen, werden sie sich in der Freizeit dafür weniger bewegen.[36] Sogar in einer Titelgeschichte des *Deutschen Ärzteblatts*, in dem die Autoren den mangelnden Erfolg von Abspeckprogrammen für Kinder zugeben, wird von Kompensationsmechanismen gesprochen, die nicht nur die Energieaufnahme, sondern auch den Energieverbrauch betreffen: »Ein Beispiel für einen kompensierenden Mechanismus ist die Beobachtung, dass Kinder, die sich im Rahmen von Interventionen in der Schule mehr bewegen [Anm. G. F.: die Autoren meinen Schulsport], ihre Aktivität in der Freizeit einschränken.«[20] Unser Körper hat eine genaue Vorstellung davon, was er braucht, und er setzt daher alles daran, seinen Energiehaushalt entsprechend im Gleichgewicht zu halten.

Deswegen kann es nicht verwundern, wenn führende Experten nach Auswertung zahlloser Studien zum Thema Bewegung und Abnehmen zusammenfassend sagen: »Die härtesten Daten, die uns zurzeit zur Verfügung stehen, belegen allenfalls einen geringen Effekt von Sport auf den Energieverbrauch (...) Wenn man sich die gebräuchlichsten Trainingsprogramme für mäßig Übergewichtige ansieht, kommt man zu dem Schluss, dass nur kleine Änderungen von Gewicht und Körperfettanteil erwartet werden können.« Auch bei der Kombination von Sport und Diät sind keine zusätzlichen Effekte zu erwarten, die meisten Autoren in den wissenschaftlichen Beiträgen ordnen Sport die Funktion zu, den Jo-Jo-Effekt lediglich herauszuzögern.[40] Das klingt zwar ernüchternd, ist aber genau die Erfahrung, die ich seit zehn Jahren bei den meisten abnehmwilligen Patienten in meiner Praxis mache.

Insgesamt scheint der Ansatz, über eine Ankurbelung des Energieverbrauchs spürbare Abnehmerfolge zu erzielen, nicht zu funktionieren. Das bedeutet, die meisten schwitzen völlig umsonst. Dennoch hat die Freundin von Frau Rundlich durch Sport abgenommen. Wie das jetzt? Ich glaube, bei der Idee vom Abnehmen durch Sport denken wir mit der Kalorienverbrennung in die völlig falsche Richtung. Es geht um etwas ganz anderes.

Körperbautypen: Vererbte Vorlieben

In meiner Praxis führe ich viele Vorsorge-Check-ups durch. Dazu gehört auch ein Belastungs-EKG, mit dem man die Belastbarkeit des Kreislaufsystems testet. Wenn die Patienten auf dem Fahrradergometer strampeln, kann ich sehr unterschiedliche Leistungsfähigkeiten beobachten. Manche Patienten treten über 300 Watt, ein Wert, der überdurchschnittlich hoch ist. Frage ich sie, ob sie viel trainieren, höre ich oft:

»Nein, leider nicht mehr, aber früher habe ich sogar Leistungssport betrieben.« Diese Menschen lieben Sport, sie kommen meist aus Zeitmangel nicht mehr dazu und leiden sehr darunter. Trotzdem sind sie sehr fit geblieben, einfach deshalb, weil sie von ihrer genetischen Ausstattung her Sportler sind. Die Grundfitness ist nämlich ebenso erblich wie die Fähigkeit, durch Training die Fitness zu verbessern.[38] Andere Patienten wiederum treten gerade mal 150 Watt und geben auf Nachfrage zu: »Ja, ich mache ein bisschen Sport, weil es gesund ist, aber eigentlich bin ich eher ein Sportmuffel.« Diesen Menschen fehlt nichts, wenn sie im Alltag nicht sportlich aktiv sind. Es gibt es also einen unterschiedlichen Bewegungsdrang und Bewegungsbedarf. Menschen, die schon in der Schule gerne Sport getrieben haben, leiden, wenn sie später keinen mehr ausüben können. Sportmuffel leiden eher, wenn man sie zum Sport nötigt. Und hier kommen wir zum springenden Punkt: Nicht der Kalorienverbrauch entscheidet, ob sich Bewegung und Sport für den Einzelnen positiv auswirken, sondern die Wirkung auf Stress.

Im Kapitel 1 haben wir über Körperbautypen gesprochen und darüber, dass man dazu immer das Körperbaumerkmal kennen muss, auf welches sich diese Typen beziehen. Leptosomer oder pyknischer Körperbautyp beziehen sich auf das Merkmal *Fettpolster*, aber nicht auf die Muskulatur. Das Merkmal *muskuläre Ausprägung* und damit auch körperliche Leistungsfähigkeit bezieht sich vielmehr auf den Körperbautyp Athlet und seinen Gegenpol den Hypoplastiker, also einen eher schmächtigen Menschen. Während das Merkmal *Fettpolster* wissenschaftlich von Holle Greil überzeugend untersucht wurde und im Prinzip die alte erfahrungsheilkundliche Einteilung bestätigt hat, kenne ich keine wissenschaftlichen Arbeiten über die Verteilung des Merkmals *muskuläre Ausprägung*. Aber es ist einfach offensichtlich: Menschen mit breiten Schultern, ausgeprägter Muskulatur – athletische Typen eben – lieben und brauchen sportliche Betätigung. Sie leiden, wenn sie nicht einmal im Urlaub dazu kommen. Menschen mit schmächtigem Körperbau, die schon in der Schule der Turnstunde am liebsten aus dem Weg gingen, macht fehlende Bewegung überhaupt nichts aus, und sie finden den Gedanken grässlich, im Urlaub von der Strandliege aufstehen zu müssen. Wenn man es untersuchen würde, würde man wahrscheinlich wieder eine Gauß'sche Verteilung zwischen dem athletischsten (muskelreichsten) und dem schmächtigsten (muskelärmsten) Menschen finden. Also an den Extrempolen wenige Menschen und in der Mitte die meisten. Ich könnte mir gut vorstellen, dass es Athleten stresst, wenn sie sich nicht regelmäßig körperlich austoben können, und dass sie darauf mit Gewichtszunahme reagieren. Solche Menschen werden Gewicht verlieren, wenn sie endlich wieder Sport treiben dürfen. So wie bei Frau Rundlichs Nachbarin. Frau Rundlich dagegen war nie eine Sportskanone und vermisste ihn auch nicht. Im Fitnessclub zu schwitzen war für sie eine Pein und dürfte eher Stress ausgelöst, denn zum Wohlfühlen beigetragen haben. Deshalb hat sie nicht abgenommen.

In der Erfahrungsheilkunde steht athletischer Körperbau außerdem für die Eigenschaft, starke Reize zu bevorzugen. Athletischen Patienten verordne ich zum Beispiel kräftige Massagen; in diese Kategorie würde ich aber auch Schröpfen oder kräftige Akupunkturreize einordnen. Schmächtige Menschen fahren besser mit sanften Massagen bis hin zur Cranio-Sakral-Therapie, und statt Akupunktur funktioniert bei ihnen unter Umständen eine sanfte Akupressur besser. Pyknisch und leptosom beschreiben dagegen neben den Fettpolstern die Temperaturempfindlichkeit. Als Kurarzt wusste ich, dass ich einem Leptosom keine kalten Vollgüsse verordnen durfte: Er hätte noch Stunden danach gefröstelt. Solche Patienten bevorzugen warme Fußbäder, die einen Pykniker zum Schwitzen bringen und seinen Blutdruck ansteigen lassen.

Für therapeutische Ansätze und Beratungen lassen sich die zwei Merkmale Fettpolster und Muskulaturausprägung ganz praktisch kombinieren: Ein pyknischer Athlet fühlt sich mit Kraftsportarten meist wohler, während ein leptosomer Athlet eher Ausdauer- oder Sprungsportarten vorzieht. Ein athletischer Pyknosom möchte nach kurzer heißer Sauna ausgiebig in ein eiskaltes Wasserbecken abtauchen und danach auf der Massageliege kräftigst durchgewalkt werden. Dann wird er sich wohlfühlen. Ein schmächtiger Pyknosom bleibt lieber kurz auf der untersten Saunastufe und träumt von einer sanften Ayurvedaölmassage, während der schmächtige Leptosom aus dem warmen Whirlpool gar nicht mehr herauskommen möchte. Wo in diesen Merkmalskoordinaten Sie persönlich stehen, können Sie im Workshopteil des Buches herausfinden.

Sport baut Stress ab ... aber nur, wenn er Spaß macht

Im vorherigen Kapitel wurden die Stoffwechselvorgänge bei Stress beschrieben. Für unsere Vorfahren waren diese Körperreaktionen sehr sinnvoll, mussten sie doch angesichts einer Bedrohung meist körperlich aktiv werden, und dazu brauchten sie viel Zucker als Treibstoff für die Muskulatur. Heute jedoch enden stressige Situationen nicht mehr im Kampf mit wilden Tieren oder in kilometerlangen Verfolgungsjagden (zu Fuß!), sondern mit Türezuknallen oder heftigem Fluchen. So war es ursprünglich nicht gedacht. Auf Stress folgte früher eine heftige körperliche Reaktion. Auch heute haben viele das Bedürfnis »Dampf abzulassen«. Deshalb ist die Empfehlung, nach Stress für körperlichen Ausgleich zu sorgen, richtig. Und tatsächlich wird dies von vielen auch als wohltuend empfunden. Der Gesundheitspsychologe Peter Becker aus Trier kann in seinen Untersuchungen immer wieder feststellen, dass Menschen, die unter psychischer Belastung stehen, es als Verbesserung ihrer

Lebensqualität betrachten, wenn sie sich dabei ab und zu körperlich austoben können.[39] Es tut einfach gut,»die Sau rauszulassen«, wenn man Ärger hat. Im Urlaub dagegen wird Sport nicht von jedem als Verbesserung der Lebensqualität erlebt. Hier entscheidet wieder die Veranlagung. Wie gesagt: Sportler brauchen auch im Urlaub körperliche Aktivitäten, sonst sind sie unzufrieden. Sportmuffel liegen lieber am Strand und würden sich durch Sportprogramme nur gestresst fühlen.

Wenn man nun Menschen, die im Alltagskampf und -getriebe stehen, Sport als körperlichen Ausgleich empfiehlt, muss man einen wichtigen Aspekt beachten: Empfehle ich Sportarten, die dem Ratsuchenden gar nicht gefallen, und motiviere ich durch Vermeidungsziele wie »Sie müssen Sport machen, sonst haben Sie bald einen Herzinfarkt«, dann verursache ich vor allem eines – Stress! Und damit Bauchfett! Bewegung und Sport sind also im Prinzip schon die richtigen Empfehlungen für gestresste Menschen, aber nur solche Formen und unter solchen Rahmenbedingungen, die ihnen Spaß machen. Dabei ausschließlich auf Ausdauersport zu setzen ist falsch. Weder ist Ausdauersport gesünder als Volleyball oder Gewichtheben, noch gibt es weniger Verletzungen. Überbeanspruchungsverletzungen, wie Achillessehnen-, Knie- oder Rückenreizungen, treten bei Ausdauersport genauso häufig auf wie akute Sportverletzungen (zum Beispiel Bänderriss) in Mannschaftssportarten. Auch muss eine höhere Leistungsfähigkeit des Herz-Kreislauf-Systems nicht zwingend einen positiven Effekt auf die Herzgesundheit haben. Ein Porsche fährt schneller als ein Golf, aber halten tut er deswegen nicht länger. Bei der gesundheitlichen Wirkung von Sport kommt es eben nicht auf eine direkte Wirkung in Form von weniger Herzinfarkten oder Krebserkrankungen an. Die sind bei genauerem Hinsehen (mit wissenschaftlichen Studien und Analysen) im Übrigen auch nicht feststellbar, obwohl es immer behauptet wird.[40] Worauf es wirklich ankommt? Dass die körperliche Aktivität Spaß macht, dass man dabei nette Mitmenschen trifft, dass man Naturerlebnisse hat und Wind, Wetter und Sonnenlicht in sein Leben bringt.

Generell empfehle ich jedem gesunden Menschen, täglich insgesamt 30 Minuten Bewegung außerhalb der normalen Haus- oder Büroumgebung einzuplanen. Bei meinen Patienten erfrage ich, wie viel Bewegung sie im Alltag haben. Müssen sie jeden Tag mehrere Stockwerke rauf- und runterlaufen, sind sie täglich eine Stunde im Garten oder mit dem Kinderwagen unterwegs, bewegen sie sich beruflich in großen Hallen ständig von einer Ecke in die andere oder legen sie zig Kilometer in Bahnhöfen zurück, dann haben sie genug Bewegung. Die Frage, ob sie zusätzlich Sport machen sollten, ist dann ausschließlich eine Frage, ob er ihnen Spaß macht, beim Abschalten hilft, Entspannung bringt. Bei Menschen, die eigentlich gerne Sport treiben, versuche ich herauszufinden, woran es liegt, dass sie keine Zeit mehr dafür haben, und wie man das ändern kann. Jedoch nie mit dem Argument, dadurch Herzinfarkte zu vermeiden, sondern immer mit dem Ziel, mehr Ausgeglichenheit und Lebensfreude zu gewinnen. Habe ich eher Sportmuffel vor mir sitzen, mache ich diesen Patienten überhaupt keinen Stress. Wenn sie unter Druck stehen, versuche ich mit ihnen über Möglichkeiten nachzudenken, einmal pro Woche körperlich Dampf abzulassen, mit einer Bewegungsform, die ihnen gefällt. Im Urlaub dürfen sie dann ruhig am Strand liegen.

Fazit

▶ Kalorienverbrennung durch Bewegung hat nichts mit Gewichtsregulation zu tun. Ein gesunder Körper gleicht den Energieverlust umgehend durch Appetitanregung wieder aus. Ob und wie Sport positiv wirkt, hat viel mit Veranlagung zu tun. Wenn Sport als Stress empfunden wird und sich die Abnehmwiligen damit quälen, erreicht man gar nichts. Wenn sportliche Aktivitäten zu Wohlbefinden und Lebensfreude beitragen, wird Stress abgebaut, und das senkt Cortisol-, Blutzucker- und Insulinspiegel, sorgt für einen entspannten Puls und Blutdruck. Dann, aber nur dann, können Sie auch damit rechnen, dass Bauchfett (und vielleicht sogar etwas Unterhautfettgewebe) abgebaut wird.

Zwischenresümee Körperbau

Wir haben nun geklärt, dass es völlig normal ist, wenn Menschen dicker oder dünner sind als andere und dass wir ab der Pubertät alle mehr oder weniger an Gewicht zulegen. Wir wissen jetzt, dass die Ursachen dafür genetisch sind und dass die Natur eine solche Bandbreite an Möglichkeiten innerhalb einer Art ausdrücklich vorgesehen hat. Außerdem haben wir gesehen, dass die Fettpolster wenig mit den aufgenommenen Kalorien zu tun haben und viel mit der ererbten Fähigkeit, Nahrung gut zu verwerten. Da Hagere schlechtere Futterverwerter sind, essen sie sogar mehr als Mollige. Die Zahl der verzehrten Kalorien hat also mit Gewicht kaum etwas zu tun.

Eines ist ebenfalls klar: Mit Diäten kann man nicht abnehmen. Sie führen viel mehr zu kontrolliertem Essverhalten (Restraint Eating), zum Jo-Jo-Effekt und zu einem erheblichen Verlust an Lebensqualität. Diese Faktoren und die gesellschaftliche Diskriminierung bedeuten für mollige und dicke Mitmenschen eine enorme Stressbelastung, die Bauchfett und Appetit wachsen lässt. Unnötiges Gewicht aufgrund von Jo-Jo-, Stress- und Kontrolleffekten kann man aber verlieren, wenn man es schafft, sich wieder mit seinem Körper und seinem Unbewussten anzufreunden und über die ziemlich einfältigen Unterstellungen der schlankeren Umwelt zu schmunzeln. Dabei wirkt Sport bei Menschen mit Bewegungsdrang positiv und stressabbauend, bei Sportmuffeln eher als zusätzlicher Stressfaktor.

Die Frage, ob bestimmte Zusatzstoffe in der Nahrung unser Gewicht verändern können, möchte ich erst im Ernährungsteil beantworten. Hier gibt es Beobachtungen, die für Sie ebenfalls wichtig sein können.

In den nächsten Kapiteln wollen wir die Frage klären, ob Dicke tatsächlich kränker sind als Schlanke. Das ist wichtig, weil diese Behauptung das Hauptargument des gesellschaftlichen Abnehmdrucks darstellt. Wir beantworten diese Frage anhand der allgemeinen Gesundheitsentwicklung und sehen dann nach, ob Gesundheit tatsächlich etwas mit Gewichtsklassen zu tun hat.

Ein besonderes Augenmerk möchte ich anschließend auf die Konsequenzen der gegenwärtigen gesellschaftlichen Gewichtsdiskussion für unsere Kinder richten. Werden unsere Kinder wirklich alle immer dicker, brauchen wir Abspeckprogramme, und was bewirken solche Programme eigentlich wirklich? Und warum sprechen wir eigentlich so wenig über die andere Seite der Medaille, die Zunahme der Essensauffälligkeiten. Warum machen 11-Jährige heute schon Diäten?

Am Ende des Körperbauteils widmen wir uns der Frage, welche äußeren Umstände noch Einfluss auf unsere Figur nehmen, und denken darüber nach, wie wir solche Lebensumstände zu unserem Vorteil nutzen können.

Allgemeiner Gesundheitszustand
Warum wir so gesund sind, wie wir es
noch nie waren, es aber gar nicht bemerken

Beginnen wir mit dem Blick in einen Kindergarten. Glaubt man den gebetsmühlenartigen Horrormeldungen in Zeitungen und Fernsehen, müssten wir lauter Kinder sehen, die die Zivilisation krank macht. Sie werden zu dick, haben zu wenig Bewegung, bekommen Krebs durch Pommes, Herzinfarkt durch Butter, Diabetes durch Fast Food, Hautkrebs durch Ozonlöcher, Migräne durch Handystrahlen, und und und. Deswegen brauchen all diese Kinder sofort intensivste Gesundheits-, Ess-, Bewegungs-, Stress- usw. -Beratung.

Nun schicken wir den Vertreter einer Lebensversicherung in diesen Kindergarten und lassen ihn die Kinder versichern. Welche Lebenserwartung nimmt er bei ihnen an? Ich habe diese Frage einmal bei einem Führungskräfteseminar einem Teilnehmer gestellt, der Vorstand einer großen Versicherung ist. Er antwortete, dass seine Versicherung bei jungen Mädchen inzwischen von einer Lebenserwartung von 100 Jahren ausgeht. Das erscheint mir zwar sehr optimistisch, aber wenn Versicherungen eines können, dann ist es rechnen. Sind heutige Kindergartenkinder also tatsächlich so viel stärker von Krankheiten bedroht als früher? Die Antwort lautet definitiv nein!

Oft höre ich bei meinen Vorträgen Gegenargumente, wie: Früher seien alte Menschen viel fitter gewesen, während sie ihren Alltag heute nur mit Tabletten einigermaßen bewältigen könnten. Dies scheint mir eine reichlich verklärte Sicht auf den Gesundheitszustand unserer Altvorderen zu sein. Schauen wir uns doch mal alte Fotografien unserer Urgroßväter und Urgroßmütter an. Wir sehen darauf Menschen, die ziemlich gebeugt dastehen oder -sitzen und deren Alter wir auf 80 Jahre schätzen würden. In Wirklichkeit sind sie oft aber nicht älter als 65 oder 70 Jahre. Diese Menschen haben meistens ihr Leben lang hart körperlich arbeiten müssen, es gab keine Autos, keine Traktoren, keine Waschmaschinen. Ihr Bewegungsapparat war schlicht abgearbeitet, und sie haben darunter auch schwer gelitten, was sich in Gesicht und Körperhaltung widerspiegelt. In den Krankenstatistiken der wenigen Berufe, in denen auch heute noch hart körperlich gearbeitet wird, zum Beispiel Dachdecker oder Bauarbeiter, sind kaputte Knie, Rückenwirbel

oder andere Gelenkschäden ab 50 viel häufiger als bei Büro-
angestellten.

Heute sind 75 Jahre kein Alter und schon gar kein Grund,
auf Wanderungen, Fahrradfahren und Reisen zu verzichten. Heute ist die Zeit, in der ich altersbedingt keinen Beruf
mehr ausübe, ein Lebensabschnitt, den ich lange fast ohne
körperliche Einschränkung genießen kann – ziemlich ein-
malig in der bisherigen Menschheitsgeschichte. Sicher kann
die moderne Medizin schwere Erkrankungen viel besser als
früher mit Operationen und Medikamenten behandeln und
so zu dieser Lebensverlängerung beitragen. Und sicher soll
man eine ernsthafte Diskussion darüber führen, ob dies in
allen Situationen auch wirklich human ist. Aber dennoch
geht es den meisten von uns ohne schwere Erkrankung bis
weit über 70 gesundheitlich ziemlich gut – und zwar nicht
trotz, sondern wegen unserer zivilisatorischen Fortschritte!

Wirkliche Ursachen der Zivilisationserkrankungen

Gehen wir weiter ins Detail. Wir werden also immer älter.
Trotzdem heißt es, wir bekommen immer mehr Krebs und
Herzinfarkt, weil wir so ungesund leben. Der Zusammenhang ist aber ein ganz anderer. Wir bekommen immer mehr
Herzinfarkt oder Krebs, weil wir so alt werden! Dieses Argument klingt ungewohnt, trifft die Sache jedoch viel besser
als die ständige Warnung vor einem ungesunden Lebensstil.
Das offenbart sich ganz schnell bei einem Blick in die Todesursachenstatistik der Weltgesundheitsorganisation (WHO):

Im Jahr 2005 betrug die Lebenserwartung von Neugeborenen in Deutschland im Durchschnitt 79 Jahre (Frauen 82,
Männern 76,5). Auf der Rangliste der Todesursachen nahmen
die typischen Zivilisationskrankheiten 2002 die ersten zehn
Plätze ein: Herzkrankheiten, Schlaganfälle, die verschiedenen Krebsarten sowie Diabetes (Zuckerkrankheit). Die Bewohner von Entwicklungsländern haben eine wesentlich
niedrigere Lebenserwartung, in Papua-Neuguinea zum Bei-

spiel im Schnitt 60 Jahre. Unter den häufigsten zehn Todesursachen findet sich nicht eine der typischen Zivilisationskrankheiten, dafür Geburtskomplikationen, Durchfallerkrankungen und verschiedene Infektionskrankheiten wie Masern und Malaria. In Kenia werden die Menschen im Schnitt nur circa 50 Jahre alt. Auch hier tauchen die Zivilisationskrankheiten in der Todesursachenstatistik kaum auf. Führend sind hier Aids und andere Infektionskrankheiten.[41]

Warum haben die Bewohner eines Entwicklungslandes weniger Herzkrankheiten, Krebs oder Diabetes als wir? Essen sie mehr Körner, treiben sie mehr Sport, haben sie weniger Stress, kurz: Leben sie vielleicht gesünder? Nein, sie sterben, bevor sie Krebs bekommen ... Das klingt vielleicht zynisch, ist aber eine Tatsache! Krebs ist eine Alterserkrankung, zu Beginn der Erkrankung sind die allermeisten Betroffenen über 65. Leider können auch jüngere Menschen und sogar Kinder solch schwere Krankheiten bekommen, und die medizinische Wissenschaft tut alles, um noch bessere Vorsorgeuntersuchungen und Therapien zu finden, aber in der überwiegenden Mehrzahl der Fälle sind Krebs und Herzinfarkt Alterserkrankungen, die nur dann in Gesellschaften so gehäuft auftreten, wenn die meisten Menschen in diesen Gesellschaften auch ein hohes Alter erreichen. Ob jemand mit 85 an Krebs, mit 50 an Lungenentzündung, mit 25 im Kindbett oder mit 5 an Durchfall stirbt, hat nichts, aber auch gar nichts mit gesundem Lebenstil, sondern sehr viel mit dem Lebensstandard des Landes zu tun, in das er hineingeboren wurde.

Was steckt dahinter? Schuld sind Lebewesen, die wir nicht sehen können, Viren, Bakterien, Parasiten. Sie verursachen Infektionskrankheiten, wie Tuberkulose, Lungenentzündung, Durchfallerkrankungen, die in Entwicklungsländern die Todesursachenstatistik dominieren. Immer da, wo der Lebensstandard eines Landes höher ist, werden diese tödlichen Erkrankungen zurückgedrängt, und die Lebenserwartung wächst – und automatisch wächst damit auch die Zahl der an Zivilisationskrankheiten verstorbenen alten Menschen. Im Klartext: Schuld an der starken Zunahme von Herzinfarkt und Krebs sind weder Bewegungsmangel noch Sahnetorte, Softdrinks oder Fast Food, sondern der Sieg über die Infektionskrankheiten. Dieser Sieg erlaubt es uns überhaupt erst, so viele Jahre anzusammeln, dass wir die Alterserkrankungen Herzinfarkt und Krebs bekommen können. Dieser Sieg wurde mithilfe von Hygiene, Kanalisation, Kühlschränken, Impfstoffen und Antibiotika errungen, aber ganz bestimmt nicht mit den heute herrschenden Vorstellungen von einem »gesunden Leben«.

Die Menschen dazu bewegen zu wollen, mit einem »gesunden Lebensstil«, also Fett- und Genussverzicht, Vollkornbrot, Fitnesssport und Stressabbau, ein imaginäres Gesundheitskonto anzusparen, dessen Zinsen nach 60 Jahren als späteres Auftreten einer Krankheit ausbezahlt werden, scheint mir nach gründlichem Studium der Datenlage eine eher riskante Strategie zu sein, bestimmt unsicherer als das deutsche Rentensystem, wo wir trotz vollmundiger Versprechen ebenfalls bereits wissen, dass die Rente gar nicht so sicher ist.[42] Dabei möchte ich negativen Stress, wie Mobbing, Geldsorgen oder familiäre Probleme, nicht verharmlosen. Das alles wirkt sich durchaus auf unsere Gesundheit und, wie wir gesehen haben, auch auf die Figur aus. Aber den immer wieder behaupteten Zusammenhang von ungesundem Lebensstil und vermehrtem Auftreten von Zivilisationskrankheiten gibt es definitiv nicht. Ursache ist unsere erhöhte Lebenserwartung, und deshalb ist die Zunahme dieser Erkrankungen paradoxerweise sogar positiv zu werten, was selbstverständlich nicht bedeutet, dass wir sie hinnehmen sollten. Aber diese Erkrankungen noch erfolgreicher zu behandeln, ist Aufgabe der medizinischen Forschung und nicht die der Ernährungs- und Lebensberater.

Zu viel Gesundheitsaufklärung macht krank

Und was machen wir? Freuen wir uns darüber? Nein, wir machen uns stattdessen erst so richtig Sorgen um unsere Gesundheit. Und warum? Weil uns Werbung, Marketing und Aufklärungskampagnen einzureden versuchen, dass wir heute besonders krankheitsbedroht sind und zu jeder Tages- und Nachtzeit Gefahren auf uns lauern: beim Spaziergang durch den Wald (Zecken), beim Sonnenbaden im Frühling (Hautkrebs), beim Metzger (Fett), im Supermarkt (Chemie), beim Fernsehschauen (Bewegungsmangel) und so weiter und so fort. Übertriebenes Gesundheitsbewusstsein und Krankheitsängste, wie sie von vielen Gesundheitskampagnen gefördert werden, münden in das strikte Gegenteil dessen, was der Philosoph Thomas von Aquin als Gesundheit beschrieb. Weil seine 800 Jahre alte Weisheit so treffend ist, möchte ich sie noch mal zitieren:»Gesundheit ist weniger ein Zustand als eine Haltung, und sie gedeiht mit der Freude am Leben.« Ängste schaffen keine Lebensfreude.

Vielleicht wäre es sinnvoll, im Rahmen von gesundheitlichen Aufklärungskampagnen wieder etwas mehr Zurückhaltung zu üben, auch wenn sie gut gemeint sind. Wenn ich die Bevölkerung beispielsweise zur Darmkrebsprophylaxe ermuntern möchte, ist dies ehrenwert, aber dieses Problem betrifft vor allem ältere Menschen. In einer Kampagne, die zu Vorsorge-Darmspiegelung motivieren will, wurde zur besten Sendezeit ein Paar Mitte vierzig gezeigt, das sich unbeschwert auf eine Abendgesellschaft vorbereitet. Die Kamera schwenkte dabei immer wieder in Großaufnahme auf den Perlenohrring der Frau. Am Ende des Spots erfahren wir:»Die Größe eines Perlenohrsteckers symbolisiert den unentdeckten Tumor im Darm der Frau.« Durch solche Schocker erreicht man kaum Aufklärung, sondern schafft unnötige Ängste. Statt ins Fernsehen direkt vor die Nachrichten gehört so etwas in die Sprechstunde des Arztes, der dann auch mit den Ängsten angemessen umgehen kann.[43]

Wenn Sie wissen möchten, welche Vorsorgeuntersuchungen in welchen Altersgruppen sinnvoll, welche vielleicht auch übertrieben sind, dann wenden Sie sich an den Arzt Ihres Vertrauens, machen Sie sich aber im Alltag darüber keine Sorgen. Bitte verstehen Sie mich nicht falsch, als Arzt weiß ich natürlich, dass sehr wohl aufgrund neuer chemischer Substanzen Krankheiten auftreten können, die es vor 100 Jahren nicht gab, oder dass hinter zunächst harmlosen Beschwerden im Einzelfall eine ernste Erkrankung stecken kann. In diesen Fällen bin ich als Arzt froh, wenn der Patient früh in die Sprechstunde kommt. Aber insgesamt betrachtet möchte ich es hier einmal klar und deutlich sagen, allen Schreckens- und Hiobsbotschaften in den Medien zum Trotz: Wir waren noch nie so gesund und erfreuten uns noch nie eines annähernd so langen Lebens wie heute, auch wenn wir es oft nicht wahrhaben wollen.

Der Philosoph Hans-Georg Gadamer schreibt in seinem Aufsatz »Über die Verborgenheit der Gesundheit«: »Gesundheit ist verborgen, ist selbstvergessenes Weggegebensein. Trotz aller Verborgenheit kommt die Gesundheit aber in einer Art Wohlgefühl zutage und mehr noch darin, dass wir vor lauter Wohlgefühl unternehmungsfreudig, erkenntnisoffen und selbstvergessen sind und selbst Strapazen und Anstrengungen kaum spüren.«[44] Sich selbstvergessen kraftvoll um sein Leben kümmern – das klingt wirklich gesund, zu viel Gesundheitsbewusstsein stört da eher. Kurz und bündig drückt es der Heidelberger Medizinhistoriker Heinrich Schipperges aus: »Wer gesund stirbt, hat nicht gelebt.« Genau!

Fazit

▶ Entgegen der vielen Katastrophenmeldungen und Krankheitsgefahren, die die Medien beherrschen, waren wir noch nie so gesund wie heute. Die Zunahme von Herzinfarkten und Krebserkrankungen betrifft ein hohes Alter, welches vor hundert Jahren nur wenigen Menschen vergönnt war.

Freuen wir uns also, dass wir in einer modernen Zivilisation leben, das hat Vorteile, nicht nur bei Zahnschmerzen. Ein hohes Alter in Gesundheit erreichen wir dabei nicht durch asketischen, scheinbar gesunden Lebensstil, sondern wenn wir es schaffen, vor allem die Infektionskrankheiten in Schach zu halten, so wie es in den Industrienationen in den letzten hundert Jahren gelungen ist. Doch statt uns darüber zu freuen, lassen wir uns lieber Angst machen und pflegen ein übertriebenes Gesundheitsbewusstsein, welches uns oft genug daran hindert, das Leben kraftvoll anzupacken und zu genießen.

10 Gewicht und Gesundheit
Warum Mollige zu Unrecht Risikozuschläge an ihre Lebensversicherung zahlen und es unfair ist, einen molligen Lehramtsanwärter nicht zu verbeamten

»Übergewichtige Menschen sind kränker, sterben früher und sind damit eine Last für Gesundheitssysteme und die gesamte Gesellschaft.« Beinahe täglich hören wir dieses anklagende Trommelfeuer. Wer »normal«-gewichtig ist, möge sich einmal in die Rolle von »über«-gewichtigen Mitbürgern versetzen und sich vorstellen, wie solche Sätze wirken. Sie sind wie Keulen, die direkt auf das Selbstwertgefühl zielen. Trotzdem lesen und hören wir sie nicht nur im Fernsehen und in Lifestyleblättern, sogar das *Deutsche Ärzteblatt* schlägt mit in diese Kerbe, indem es in einem Artikel über dicke Kinder solche Sätze abdruckt.[20]

In den offiziellen deutschen Leitlinien zur Adipositas-Behandlung, die von ihrem Anspruch her wissenschaftlich abgesichert sein sollen, findet man die folgende Tabelle.

Kategorie	BMI	Risiko für Begleiterkrankungen des Übergewichts
Untergewicht	unter 18,5	niedrig
Normalgewicht	18,5–24,9	durchschnittlich
Übergewicht	über 25,0	
Präadipositas	25–29,9	gering erhöht
Adipositas Grad I	30–34,9	erhöht
Adipositas Grad II	35–39,9	hoch
Adipositas Grad III	über 40	sehr hoch

In der rechten Spalte wird das Risiko beschrieben, die sogenannten typischen Begleiterkrankungen bei Übergewicht, wie Herz-Kreislauf-Erkrankungen, Krebs und Zuckerkrankheit, zu bekommen. Der Fall scheint also klar zu sein: je dicker, desto gefährdeter. Wenn Dicke ein höheres Krankheitsrisiko haben, wäre es dann nicht gerechtfertigt, wie bei den Rauchern den großen Knüppel rauszuholen, um sie nachdrücklich zu warnen? Also, selbst wenn es stimmen würde, fände ich die Bezeichnung »Last für die Gesellschaft« sehr problematisch, schließlich haben wir ja schon geklärt, dass das Gewicht zu allererst vererbt wird. Rauchen dagegen ist nicht erblich. Was wäre aber, wenn Mollige gar nicht kränker sind und sie somit völlig zu Unrecht als Last für die Gesellschaft bezeichnet werden? Beantworten wir also in diesem Kapitel die Frage:

Haben Mollige eine kürzere Lebenserwartung und sind sie kränker als »Normalgewichtige«?

Als Arzt muss ich oft Anträge meiner Patienten für Lebensversicherungen ausfüllen. Ich muss dabei auch Größe und Gewicht meiner Patienten eintragen, wohl wissend, dass da-

97

raus Risikozuschläge resultieren, wenn der BMI beispielsweise 28 überschreitet. Das heißt, ein molliger Patient muss höhere Versicherungsbeiträge zahlen als ein schlanker. Auch Krankenkassen arbeiten bereits mit Strafen für »Über«-gewichtige. Das allein ist schon schlimm, aber richtig existenziell wird es, wenn der Bruder von Frau Rundlich als Lehrer nicht verbeamtet werden soll, weil er einen BMI über 30 hat. Hier geht es um das Schicksal einer ganzen Familie. Deswegen stellte sich Frau Rundlichs Bruder in meiner Sprechstunde vor. Zunächst möchte er wissen, ob er sich wegen seines BMI generell gesundheitliche Sorgen machen muss.

Weil die Beantwortung dieser Frage, ob Dicke kränker sind, so wichtig ist, müssen wir jetzt wieder über Zahlen und Statistiken sprechen. Hinter jeder dieser Zahlen stehen die Schicksale und Nöte vieler Menschen, und mir fällt es deshalb schwer, im Falle von Krankheiten wie Krebs, Herzinfarkt oder auch der Lebensdauer von soundso viel Prozentanteilen der Bevölkerung zu sprechen. Dennoch ist es sinnvoll und aufschlussreich, wenn wir die Situation einmal aus der statistischen Adlerperspektive betrachten, dann sieht vieles nämlich plötzlich ganz anders aus.

Frau Rundlich muss aufgrund ihres BMI höhere Beiträge für ihre Lebensversicherung zahlen als eine schlanke Person. Die Versicherung begründet dies heute damit, dass Medizin und die Politik behaupten, Frau Rundlich würde früher sterben und könnte somit nicht so lange ihre Beiträge bezahlen. Wir haben aber bereits darüber gesprochen, dass es eine amerikanische Lebensversicherung war, die diese Behauptung vor fünfzig Jahren in die Welt gesetzt hat. Ich bin mir sicher, dass Versicherungen schon längst wissen, dass der Zusammenhang Übergewicht = verkürzte Lebenserwartung nicht stimmt, aber solange niemand protestiert, nehmen auch sie gerne Geschenke an. Mollige sterben nämlich gar nicht früher, nein, sie leben sogar länger als Normalgewichtige oder Dünne! Frau Rundlich sollte nach dieser Logik eigentlich niedrigere Versicherungsbeiträge bezahlen müssen als ihre schlanke Nachbarin. Die Lebensdauer ist auch die wichtigste Messgröße zur Beurteilung, ob Mollige kränker sind. Wenn ernste Erkrankungen bei Dicken häufiger auftreten würden, wie in der Tabelle auf Seite 95 behauptet, oder schlimmer wären als bei anderen, dann müssten diese ernsten Erkrankungen zwangsläufig die Lebenserwartung von dicken Menschen verringern. Es geht ja schließlich nicht um Schnupfen oder Fußpilz, sondern um Herzkrankheiten, Krebs oder Zuckerkrankheit, die alle das Leben verkürzen. Folgerichtig wird in den deutschen Leitlinien auch behauptet, »dass ein steigender BMI mit einer zunehmenden Verkürzung der Lebenserwartung verbunden ist«.[1]

Die Ergebnisse von Studien, die nicht auf Schätzungen, sondern auf Fakten beruhen, zeigen aber eindeutig, dass Mollige nicht früher sterben als Schlanke. Es ist sogar meistens so, dass Menschen mit einem BMI zwischen 25 und 30, also die Übergewichtigen (»Präadipositas«), länger leben als alle anderen. Als beste Untersuchung zum Thema Gewicht und Lebensdauer gilt derzeit eine Veröffentlichung aus dem Jahr 2005, in der eine ungewöhnlich gründliche Analyse von drei repräsentativen Erhebungen in den USA durchgeführt wurde. Auch hier lebten Übergewichtige (BMI 25–30) am längsten, und zu dieser BMI-Gruppe gehören die weitaus meisten Menschen sowohl in den USA wie auch bei uns. Katherine Flegal, Wissenschaftlerin an den staatlichen Centers of Disease Control and Prevention in Atlanta widerlegte mit dieser methodisch und statistisch einzigartigen Übersichtsarbeit die Behauptung, dass in den USA jährlich 300 000 Menschen aufgrund ihres Übergewichts sterben. Diese Zahl hatte die öffentliche Diskussion beherrscht, obwohl sie nachweislich mit schlechten Daten und statistisch fehlerhaften Berechnungen zustande gekommen war.

Detailliert zeigt die Arbeit von Frau Flegal weiter, dass Untergewichtige, also diejenigen, denen in den deutschen

Leitlinien das geringste Erkrankungsrisiko für angeblich typische Erkrankungen bei Übergewicht zugeschrieben wird, ein leicht erhöhtes Sterberisiko haben, das dem von Fettleibigen (Adipositas Grad I = BMI 30–35) vergleichbar ist. Da dieser Artikel 2005 erschienen ist, dürfen wir uns über die »wissenschaftlich abgesicherten« deutschen Leitlinien aus dem Jahr 2006 schon ein bisschen wundern. Den Analysen von Katherine Flegal zufolge steigt das Sterberisiko erst bei den richtig Fettleibigen (BMI über 35) – Leuten, die tatsächlich zwei

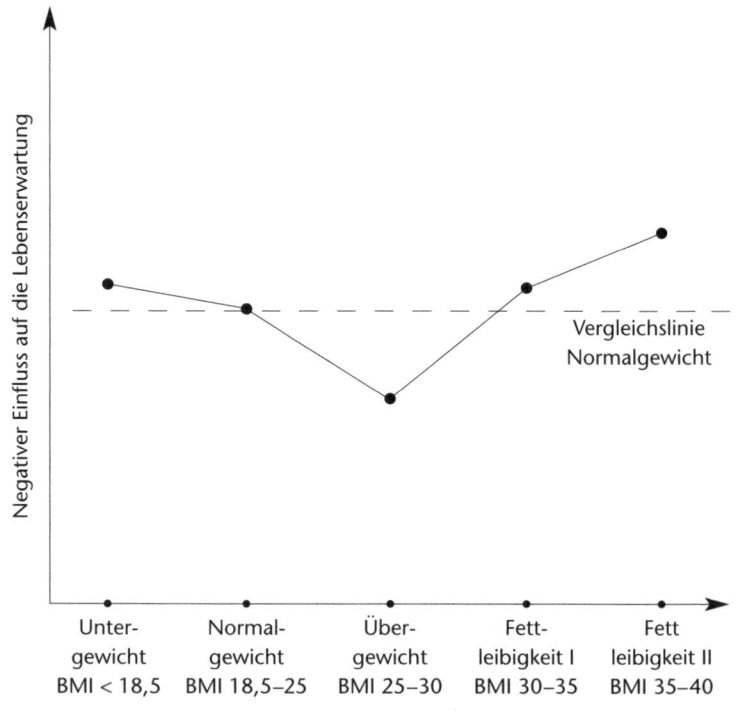

Einfluss des Körpergewichts auf die Lebenserwartung.
Der negative Einfluss des Körpergewichts auf die Lebenserwartung ist bei übergewichtigen (BMI 25 –30) deutlich geringer als bei Normalgewichtigen. Erst bei extremer Fettleibigkeit > BMI 35 steigt der negative Einfluss im Vergleich zu Normalgewichtigen relevant an. (Vereinfacht nach Flegal KM 2005)

Stühle zum Sitzen benötigen – deutlich an. Doch solche superdicken Menschen gibt es nicht viele. Und die Einzigen, die wirklich ein stark erhöhtes Sterberisiko haben, sind extrem fettleibige junge Leute. Deren Zahl ist ebenfalls sehr gering, aber sie brauchen kompetente medizinische Hilfe, denn mit Ernährung dürfte eine so ausgeprägte Fettsucht wenig zu tun haben. Auf der anderen Seite scheint sich Übergewicht im Alter sogar positiv auszuwirken, vielleicht deshalb, weil alte Menschen im Erkrankungsfall einfach mehr Reserven besitzen, oder wie der Volksmund sagt, »weil sie etwas zuzusetzen haben«.[45, 46]

Die Gesamtbilanz entscheidet

Sehr irreführend ist die gängige Praxis, nach der 95 Prozent aller Schreckensmeldungen à la »Dicke bekommen mehr Herzinfarkte« nichts über die Lebenserwartung der vermehrt Erkrankten verraten. Die muss nämlich mitangegeben werden, wenn man wissen will, ob die betreffende Erkrankung einen so großen Einfluss auf den allgemeinen Gesundheitszustand ausübt, dass das Leben des Betroffenen verkürzt wird.

Nehmen wir zum Beispiel (rein fiktiv) an, Schokoladenliebhaber hätten häufiger Diabetes. Dann klingt das sehr bedrohlich, weil die Zuckerkrankheit mit ihren Langzeitfolgen zu einer niedrigeren Lebenserwartung führt. Messe ich aber gleichzeitig, dass Schokoladenliebhaber genauso lange leben wie alle anderen, dann bedeutet dies, dass Schokolade auf eine andere schlimme Erkrankung einen positiven Einfluss haben muss, zum Beispiel weniger Herzinfarkte, sodass sich die negativen und die positiven Wirkungen aufheben. Nur wenn man feststellen würde, dass Schokoladenliebhaber vermehrt zuckerkrank sind *und* früher sterben, könnte man sagen, dass Schokolade insgesamt schlecht für die Gesundheit ist. Ich finde diesen Zusammenhang wesentlich. Er entkräftet fast alles, was uns täglich an Gesundheitsgefahren vorgehalten wird, weil wir gar nicht wissen, ob diese unsere Gesundheit insgesamt so negativ beeinflussen, dass die Lebenserwartung sinkt. Wenn also Mollige länger und Fettleibige kaum kürzer als die Normalgewichtigen leben, dann können sie zwar durchaus eine andere Krankheitsverteilung haben als Normalgewichtige, aber sie haben keine schlechtere Gesamtgesundheitsprognose.

Wenn Sie übergewichtig sind, müssen Sie sich trotzdem immer wieder anhören, Sie hätten ein erhöhtes Risiko bei Herzerkrankungen, ein erhöhtes Diabetesrisiko und öfter Gelenkprobleme. Deshalb gehe ich auf diese Erkrankungen kurz ein.

Herzerkrankungen

Übergewicht und Herzerkrankungen, fast jeder Arzt stellt hier einen Zusammenhang her. Jedem Herzpatienten, der nur etwas Fettansatz zeigt, wird geraten abzunehmen. Umso erstaunlicher das Ergebnis einer 2006 veröffentlichten Untersuchung, die die Lebenserwartung von 250 000 herzkranken Menschen mit ihrem BMI verglichen hat. Ergebnis: Wieder lebten die Molligen am längsten. Die größte Überraschung jedoch war, dass selbst fettleibige Herzkranke länger lebten als normalgewichtige Leidensgenossen! Erst extrem Fettleibige hatten eine verkürzte Lebenserwartung. Mit Abstand am schlechtesten schnitten die Untergewichtigen ab.[47]

Zuckerkrankheit

Oft wird Diabetes als »Epidemie des 21. Jahrhunderts bezeichnet«,[48] so rasant breite sich die Krankheit gerade aus. In Wirklichkeit verhält es sich wohl eher so wie mit der Tour de France 2007. Dieses Radrennen war überschattet von immer neuen Dopingenthüllungen. Fast täglich wurde ein Spitzensportler des Dopings überführt, und man konnte den Eindruck gewinnen, die Tour de France 2007 sei das am schlimmsten von Doping heimgesuchte Radrennen, das es

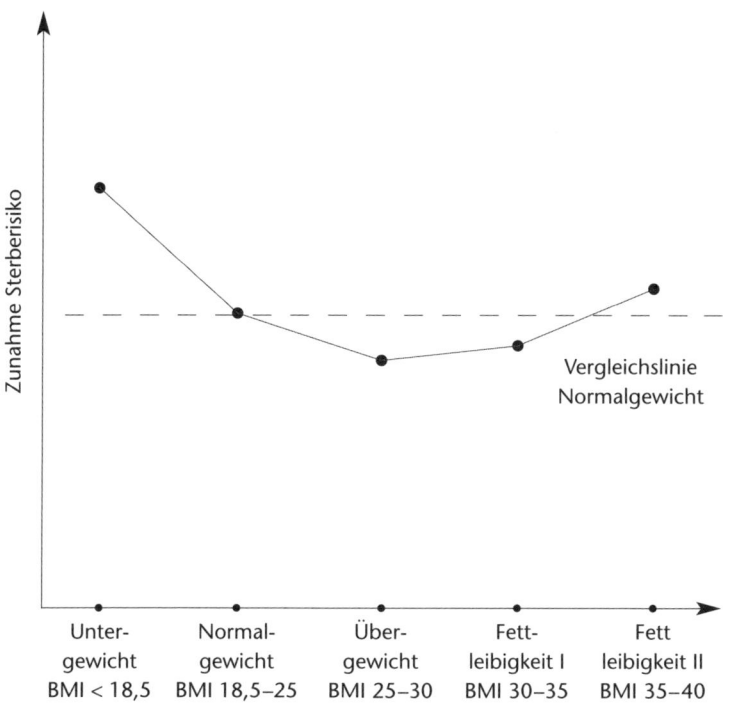

Sterberisiko von Herzkranken in Abhängigkeit von ihrem Körpergewicht. Selbst fettleibige (Grad I) Herzkranke haben im Schnitt ein geringeres Streberisiko als normalgewichtige Herzkranke! Die Übergewichtigen (BMI 25–30) leben statistisch gesehen am längsten. (Vereinfacht nach Romero-Corral A et al. 2006)

in der Geschichte je gegeben hat. In Wirklichkeit fand erstmals in der Tourgeschichte eine konsequente Dopingkontrolle statt. Die Radrennen in der Vergangenheit waren mit Sicherheit mindestens genauso »verdopt«, doch es wurde nie richtig überprüft. Erst die konsequenten Kontrollen haben das Ausmaß der »Durchseuchung« offengelegt.

Genauso verhält es sich mit der Diagnose Diabetes, die früher weniger untersucht wurde. Zudem sind heute die Normwerte niedriger. Früher galt ein Nüchternwert über

140 Milligramm pro Deziliter als auffälliger Zuckerwert, heute liegt dieser Wert bei 126 Milligramm pro Deziliter. Die Amerikanische Diabetes-Gesellschaft führte 1997 den Begriff der »abnormen« Nüchternglukose ein, deren unteren Grenzwert sie von 110 auf 100 Milligramm pro Deziliter absenkte. Kein Wunder also, wenn die Zahl der Diabetiker epidemieartig zunimmt, ohne dass es einen einzigen echten neuen Diabetesfall geben muss.

Liest man nicht nur die Pressemeldungen, sondern auch das, was die Institute und Verbände eher unbeachtet im Kleingedruckten untergebracht haben, klingt die Katastrophe dann so: »Vergleicht man die Daten des Bundesgesundheitssurveys von 1998 mit den Daten von 1990/91, scheint die Diabeteshäufigkeit nicht gestiegen zu sein«, so das Robert-Koch-Institut. Eine Erhebung im Rahmen der sogenannten MONICA-Studie konnte im Zeitraum 1984/85 bis 1999/2001 keine Zunahme an diagnostizierten Diabetesfällen in der Region Augsburg feststellen.[49] Auch die staatlichen Centers of Disease Control and Prevention in Atlanta, USA, kamen nach einer Analyse aus dem Jahr 2003 zu dem Schluss, dass »der Prozentsatz an Diabetes, ob diagnostiziert oder nicht, sowie an erhöhtem Nüchternblutzucker in den 1990-er Jahren offenbar nicht substanziell gestiegen ist«.[46] Wir dürfen also an der Zuckerfront etwas entspannen.

Die Deutsche Diabetes-Gesellschaft (DDG) warnt trotzdem gerne vor Altersdiabetes in Jugendjahren, schreibt aber in ihren Leitlinien: »Gesicherte Zahlen zur Häufigkeit des Diabetes mellitus Typ 2 im Kindes- und Jugendalter liegen für Deutschland noch nicht vor.« Altersdiabetes bei übergewichtigen Kindern kommt vor, ist aber sehr selten und wird von den Eltern vererbt.[48] Nun gibt es einen Zusammenhang zwischen extremer Fettsucht und dem Auftreten von Diabetes. Man darf aber nicht den Fehler machen, zwei zusammen auftretende Phänome automatisch auch ursächlich aufeinander zu beziehen. Sonst wäre der Rückgang der Geburtenrate ja auch mit dem Rückgang der Storchennester zu erklären. Wie oben beschrieben, gibt es Hinweise, dass die Bildung von besonders dicken Fettpolstern Menschen, die genetisch fettleibig und krankheitsbedroht sind, sogar eine Zeit lang nützen. Die Zusammenhänge sind nun einmal sehr komplex. Natürlich haben extrem Fettleibige viele Probleme, von der Schwierigkeit, sich im Alltag zu bewegen, bis hin zu sozialer Ausgrenzung und Diskriminierung. Alles, was sie in diesen Situationen unterstützt, ist sicher richtig. Aber einfach nur Abspecken zu fordern ist ebenso unrealistisch wie kontraproduktiv. (PS: Wir reden hier über BMI-Werte weit jenseits der 35, und das sind eher Einzelfälle!)

Gelenkprobleme

Ein weiteres Argument, das häufig vorgebracht wird: Mollige hätten doch mehr Probleme mit den Gelenken. Aus meiner ärztlichen Erfahrung kann ich das zum Teil bestätigen. Möglich, dass aufgrund des höheren Gewichts im Laufe des Lebens mehr Druck auf die Knie ausgeübt wird und dadurch auch Beschwerden entstehen können. Dies gilt jedoch sicher nicht für die Knochenerweichung, die Osteoporose. Hier weiß man schon lange, dass besonders Diäten einen bedeutenden Risikofaktor darstellen. Und was Gelenkprobleme angeht, gibt es eine Bevölkerungsgruppe, die alle anderen bezüglich des Risikos um Längen aussticht: Leistungssportler und ambitionierte Freizeitsportler. Im Zusammenhang mit meinen Recherchen für das »Lexikon der Fitnessirrtümer« habe ich versucht, die Kosten abzuschätzen, die dem Gesundheitswesen durch Sport entstehen: Gerade die Gelenkschäden kosten Milliarden. Die Schäden durch akute Verletzungen wie Kreuzbandriss beim Fußball sind in ihrer Dimension übrigens den Überbeanspruchungsverletzungen an Bändern und Gelenken von Joggern vergleichbar. Das ist überhaupt kein Argument gegen den Sport! Ich selbst liebe es, zu kicken oder Basketball zu spielen, und ich würde mir den Spaß am Sport auch nicht durch die Aussicht nehmen lassen, im Alter ein höheres Risiko für Knieprobleme zu haben. Ich möchte Ihnen hier lediglich die Dimensionen deutlich machen und dafür plädieren, endlich damit aufzuhören, molligen Menschen Risiken anzudichten, die in Wirklichkeit, zum Beispiel verglichen mit denen von Fußballern, eine absolut untergeordnete Rolle spielen.[50]

Fassen wir zusammen: Mollige stehen unter generellem Krankheitsverdacht. Es gibt jedoch gewichtige Argumente für einen Freispruch. Ich denke vor allem an die erwähnten Analysen zur allgemeinen Lebenserwartung sowie zur Lebenserwartung von Herzkranken: Beide beruhen auf riesigen Patientenzahlen, wurden nach allen Regeln der medizinischen Statistik ausgewertet und in führenden Fachzeitschriften publiziert. Man kann sie nicht ignorieren. Und deshalb entspricht die BMI-Tabelle mit den Erkrankungsrisiken am Anfang dieses Kapitels nicht den wissenschaftlichen Tatsachen. Das Risiko für angeblich typische Krankheiten bei Übergewicht wie Herz- oder Krebserkrankungen steigt nicht mit zunehmendem BMI. Es handelt sich vielmehr um eine u-förmige Kurve, wobei das Risiko im Bereich BMI 25 – 30 am niedrigsten ist und zu beiden Seiten immer mehr ansteigt.

Da wir aber wissen, dass es normal ist, wenn der BMI mit dem Alter ansteigt, und dass es eben verschiedene Körperbautypen gibt, sind reine Vergleiche von Lebenserwartung und BMI nicht der Weisheit letzter Schluss. Intelligentere Studien, die die Gewichtsentwicklung im Laufe des Lebens mit der Lebenserwartung in Beziehung setzen, zeigen eindeutig, dass die Menschen, die mit dem Alter das eine oder andere Kilo zulegen, am längsten leben. Gewichtsschwankungen wirken sich dagegen negativ auf die Lebenserwartung aus. Eine gesunde, kontinuierliche Gewichtszunahme im Lauf der Jahre ist viel wichtiger als der Ausgangs-BMI.

Diäten und Jo-Jo-Effekt sind auch unter diesem Aspekt alles andere als gesund.[51,52]

Wie sollte man die Ergebnisse nun für sich selbst bewerten? Soll ich als schlanker Mensch versuchen zuzunehmen, damit ich länger lebe? Das ist gerade für Schlanke gar nicht so einfach: Mästen bewirkt nämlich häufig ebenfalls einen Jo-Jo-Effekt, nur andersherum. Am besten, wir akzeptieren, dass es, wie im Kapitel 1 beschrieben, keinen allgemeingültigen Normalwert gibt, sondern jeder Mensch sein eigenes Normalgewicht hat. Statistiken beschreiben schließlich nur den Mittelwert und nicht den individuellen Menschen. Ein Leptosomer kann aufgrund einer Krankheit für seinen Körperbau selbst mit BMI 22 zu viel wiegen und ein Pykniker mit BMI 32 zu wenig. Für die gegenwärtige Diskussion ist eines aber vor allem wichtig: Die Lebenserwartung von Molligen ist nicht kürzer als die von Schlanken. Und dies bedeutet dann auch, dass die Gefahr, ernste, potenziell lebensverkürzende Krankheiten zu bekommen, für sie nicht größer ist als für andere. Selbst Dicke haben keine gravierenden Nachteile. Statistisch krankheitsgefährdeter sind nur die extrem Fettleibigen, aber auch die sehr Dünnen, doch der Anteil der »Extremen« an der Gesamtbevölkerung ist gering. Dass übergewichtige Menschen eine Last für die Gesellschaft sein sollen, stellt daher eine fahrlässige, diskriminierende Behauptung dar. Viel wichtiger wäre es, statt der BMI- die Bauchfettzunahme zu messen, da es Hinweise gibt, dass Menschen mit Apfelform eine verkürzte Lebenserwartung haben. Doch das hat nichts mit Ernährung, sondern mit Stress zu tun. Bevor nun aber irgendjemand auf die Idee kommt, die Apfelförmigen als neue Last der Gesellschaft zu bezeichnen (um noch mehr Stress zu verursachen), sollte man die genauen Zusammenhänge erst einmal in solider Forschungsarbeit klären.

Die angebliche Bedrohung unseres Gesundheitssystems durch die Molligen ist also ein Märchen. Es dient vor allem dazu, Versicherungen eine Rechtfertigung für das Kassieren von Risikozuschlägen zu geben und Gesundheitspolitikern Sündenböcke zu liefern, auf deren Rücken sie sich als Retter der Volksgesundheit darstellen können. Die Tatsache, dass unberechtigterweise Risikozuschläge erhoben oder Lehramtsanwärter nicht verbeamtet werden, weil sie angeblich einen zu hohen BMI haben, stellt eine klassische Diskriminierung dar. Nach meinem Rechtsverständnis könnte ein so abgelehnter Beamtenanwärter beim europäischen Gerichtshof wegen staatlicher Diskriminierung klagen. Nur, wer hat schon die Nerven, einen wahrscheinlich langwierigen Prozess zu führen, ganz besonders, wenn es um so wichtige Dinge geht wie die berufliche Absicherung. Der Bruder von Frau Rundlich ist schließlich verheiratet und hat zwei Kinder, da hat man andere Probleme, als gegen das Land Baden-Württemberg zu klagen. Er möchte nach erfolgreichem Staatsexamen nun endlich verbeamtet werden. Ich habe deshalb mit ihm vereinbart, dass er zwei Monate vor dem Untersuchungstermin beim Amtsarzt zu mir in die Sprechstunde kommt. Er wird dann eine medizinisch kontrollierte Fastenkur beginnen, damit er einen BMI unter 30 vorweisen kann. Dass er danach wieder zu seinem gesunden Gewicht zurückkehrt, ist unvermeidlich, scheint das Kultusministerium aber nicht zu interessieren.

Fazit

▶ In vielen aussagekräftigen Studien leben die Molligen am längsten, teilweise sogar die Fettleibigen. Die niedrigste Lebenserwartung hat die kleine Gruppe der extrem Fettleibigen und der extrem Dünnen. Dies bedeutet auch, dass Mollige nicht häufiger an ernsten Erkrankungen leiden, da sie dann zwangsläufig auch früher sterben müssten. Auf keinen Fall ist es gerechtfertigt, Mollige bis zu einem BMI von 35 als Last für die Gesellschaft zu bezeichnen. Es gilt nach wie vor die Aussage aus Kapitel 1: Es gibt keine pauschalen gesunden Gewichts- oder BMI-Einteilungen. Jeder Mensch hat sein eigenes gesundes Gewicht, der eine mehr, der andere weniger. Allerdings scheint es gesundheitsförderlich zu sein, im Laufe des Lebens etwas zuzunehmen, auch dies entspricht dem normalen Lauf der Dinge.

11 Gewichtsentwicklung
Warum die Epidemie der Dicken hauptsächlich im Fernsehen stattfindet und nicht vor unserer Haustür.

Wenn alle Welt Maßnahmen gegen Übergewicht fordert, geschieht dies auch mit dem Argument, dass unsere Gesellschaft immer dicker wird. Wir haben bereits festgestellt, dass dies rein medizinisch betrachtet gar nicht so schlimm wäre, wie immer behauptet wird. Dennoch möchte ich – der Vollständigkeit halber – auch auf diesen Teil der gesellschaftlichen Diskussion eingehen, einfach weil so viele Menschen, die Abspeckprogramme fordern, dies mit der wachsenden Zahl der Dicken begründen.

Wir hören es beinahe täglich, die zivilisierte Welt steht vor einer gigantischen Epidemie der Dicken, und wir Deutsche sind besonders betroffen. Im Frühjahr 2007 irrlichterte eine Meldung durch alle Medien von *Tagesschau* bis *Stiftung Warentest*: Drei Viertel der deutschen Männer sind zu dick! Damit wären wir Europameister in der Gewichtsklasse über BMI 25 (siehe Tab. S. 20). Von Angst gepackt habe ich mich auf die Waage gestellt und bin erschüttert: Bei einer Körpergröße von 1,78 Meter wiege ich 81 Kilogramm. Das entspricht einem BMI von 25,6, und damit gehöre ich zu der von Krankheit und Ungemach bedrohten Spezies der deutschen Dickwänste. (Wenn Sie einen typischen deutschen übergewichtigen Mann sehen möchten, schauen Sie doch mal unter www.Lizenz-zum-Essen.de)

Nun gut, drei Viertel der deutschen Männer haben einen

BMI über 25, aber ist das schlimm? Muss ich jetzt drei von vier Patienten in meiner Praxis schwer ins Gewissen reden und vor den fürchterlichen Folgen eines oder mehrerer Rettungsringe warnen (die im Englischen übrigens viel netter »love handles« heißen ... »Liebesgriffe«)? Aber schauen wir bei der Panikmeldung von oben etwas genauer hin. Was steckt da eigentlich dahinter?

Grundlage der Nachricht waren Daten der International Association for the Study of Obesity (Internationale Vereinigung zum Studium der Fettleibigkeit, abgekürzt IASO) für 25 europäische Länder. Demnach steht Deutschland mit 75,4 Prozent Übergewichtiger einsam an der Spitze der Übergewichtsverteilung in Europa. Wie sind diese Daten aber wirklich zu beurteilen? Derzeit spricht man schon ab BMI 25 von »Übergewicht«. Das ist jedoch aus verschiedenen Gründen problematisch, um nicht zu sagen fragwürdig. Wir alle nehmen nämlich mit dem Alter zu, und das ist normal und gesund. Die Gruppe mit einem BMI zwischen 25 und 30 schneidet in puncto Lebenserwartung und Krankheitsrisiko bekanntlich immer besser ab als die Schlanken mit dem angeblich gesunden Gewicht (BMI 18,5–25). So gesehen ist die Meldung, 52,9 Prozent der deutschen Männer hätten einen BMI zwischen 25 und 30, eigentlich eine gute Meldung. Selbst bei den verbliebenen 22,5 Prozent mit einem BMI über 30 ist keinerlei Panik angebracht, wenn dann theoretisch bei den richtig Fettleibigen über BMI 35, aber eben auch bei den sehr Schlanken mit einem BMI unter 18,5. So viel ist klar, in keiner Weise sind drei Viertel der deutschen Männer gesundheitlich durch »Über«-gewicht gefährdet.[53]

Joseph Kuhn vom Bayrischen Landesamt für Gesundheit und Lebensmittelsicherheit beschreibt darüber hinaus drei methodische Gründe, warum die Meldungen in der Presse irreführend waren. Erstens: Die deutschen Zahlen stammen aus einer Telefonumfrage des »Bertelsmann-Gesundheitsmonitors«, was allein schon die Vergleichbarkeit mit anderen Ländern, wo gemessen wurde, ausschließt. Zweitens wurde nur die Altersgruppe von 25 bis 69 Jahren befragt. Die jungen Erwachsenen, die einen viel niedrigeren BMI haben, sind gar nicht dabei. Um die Daten mit denen aus anderen Länderen zu vergleichen, müssten sie altersstandardisiert sein, das heißt in jeder Altersgruppe gleich viele Befragte enthalten, was nicht der Fall ist. Und drittens stammen die Daten aus ganz verschiedenen Untersuchungszeiträumen und sind damit ebenfalls nicht vergleichbar.[54]

Das bedeutet, mit diesen Daten kann man überhaupt keine verlässlichen Aussagen treffen. Sie sind weder geeignet, um Ländervergleiche aufzustellen, noch die Entwicklung im eigenen Land zu beurteilen. Das Erstaunliche dabei: Dies steht sogar schwarz auf weiß unter der offiziellen Verlautbarung der IASO. Die IASO selbst hält diese Tabelle für völlig ungeeignet, einen Ländervergleich anzustellen. Nicht so die gesamte deutsche Fachwelt, Presse und Politik, die darauf sogar mit einer Regierungserklärung (»Aktionsplan gegen Übergewicht«) reagiert. Das Ganze entpuppte sich binnen kürzester Zeit als äußerst plumpe Zeitungsente. Das Enttäuschende (und Beunruhigende) ist, dass sich kein Zeitschriftenredakteur, kein Fernsehjournalist, nicht einmal von den angeseheneren Medien, die Mühe machte, die Hintergründe zu recherchieren. Es wäre nicht schwer gewesen.

Dieses Beispiel beleuchtet leider in sehr typischer Weise, wie beim Thema Gewicht Falschmeldungen ohne seriöse Grundlagen die öffentliche Darstellung beherrschen. Sie geben keinerlei Aufschluss darüber, ob wir wirklich alle zunehmen, und wenn ja, ob dies schlimm ist.

Werden die Kinder wirklich alle dicker?

Es gilt ja schon als Allgemeinwissen, dass die Lebensumstände in einer modernen Zivilisation zu Übergewicht führen. In den letzten Jahren hat sich das öffentliche Interesse nun besonders auf die Gewichtsentwicklung der Kinder gerichtet. Sie sollen massiv von Übergewicht betroffen sein und somit durch gewichtsbedingte Krankheiten in der Zukunft unser Gemeinwesen extrem belasten. Geklärt haben wir allerdings bereits, dass dick mitnichten automatisch krank bedeutet. Die drohende Epidemie der dicken Kinder ist jedoch trotzdem seit einiger Zeit ein beliebtes Szenario in den Medien. Deswegen möchte ich mich bei der Frage, ob wir alle dicker werden, auf die Kinder konzentrieren. Wie sieht es also aus mit der Epidemie der dicken Kinder?

Wenn man diese Frage wissenschaftlich beantworten möchte, stößt man auf zwei Probleme. Zum einen messen fast alle nur den BMI, und der ist bekanntlich ungeeignet, um die Entwicklung von Fettpolstern zu beschreiben. Zum anderen gibt es keine brauchbaren Vergleichsdaten aus der Vergangenheit, da immer nur sogenannte Querschnittsstudien durchgeführt wurden. Die ermöglichen vielleicht die Bestandsaufnahme für einen Schuljahrgang, erlauben aber keinen zuverlässigen Vergleich mit anderen Messungen, da viele Einflussfaktoren gar nicht berücksichtigt werden. Beispielsweise wäre es sinnvoll, die ethnische Zusammensetzung in den Schulklassen zu kennen. Kinder mit türkischen Wurzeln haben genetisch bedingt nämlich einen höheren BMI als Kinder, deren Vorfahren Deutsche waren. Es fehlen schlicht und ergreifend repräsentative Stichproben, die eine langfristige Vergleichbarkeit, sogenannte Längsschnittstudien, überhaupt erst ermöglichen.

Messungen, die über den BMI hinausgehen, haben eigentlich nur die Forscher aus der Arbeitsgruppe von Holle Greil in Brandenburg durchgeführt. Diese anthropometrischen Daten bestätigen zunächst eine Beobachtung, die schon seit 150 Jahren bekannt ist. Das Phänomen heißt »säkulare Akzeleration«: Wachstum und körperliche Reifung von Kindern und Jugendlichen haben sich beschleunigt. Folge ist unter anderem eine größere Körperlänge. Als Ursache nimmt man vor allem verbesserte Lebensbedingungen an, zum Beispiel ein höheres Nahrungsangebot besonders im Kindesalter. Dafür spricht auch, dass Kinder, die in Kriegsjahren aufwachsen mussten, später als Erwachsene nicht dieselbe Endgröße erreichten wie andere, denen dieses Schicksal erspart blieb.

Nach den Daten von Frau Greil kam dieses Längenwachstum gegen Ende der DDR zu einem Stillstand, während es nach der Wende wieder zugenommen hat.[55] Interessant ist der Vergleich der Korpulenzmaße 1989 und 1999: Bei den schlanken und den mittleren Gewichtsklassen hat sich nicht viel verändert. Bei den vor der Pubertät dicksten Kindern haben Körpermasse und BMI zugenommen (aber eben nur bei den dicksten und nicht in den anderen Gewichtsklassen!). Bei Jugendlichen nach der Pubertät sind Körpermasse und BMI bei jungen Männern gleich geblieben, bei jungen Frauen sind sie *kleiner* geworden. Das Unterhautfettgewebe hat bei dicken Kindern zugenommen, bei Jugendlichen jedoch *abgenommen*.[56] Man kann nun spekulieren, ob die Ernährungs- und Lebenssituation nach der Wende in Brandenburg für das allgemeine Längenwachstum verantwortlich ist und dafür, dass die dicksten Kinder noch dicker geworden sind. Warum aber sind die jugendlichen Mädchen schlanker geworden? Hängt dies mit einem Abnehmdruck zusammen, den moderne Schlankheitsideale erzeugen? Das Größenwachstum hat sich übrigens in den letzten Jahren verlangsamt, vielleicht weil die allgemeinen Lebensbedingungen nun seit Jahren stabil auf hohem Niveau sind und deshalb in puncto Längenwachstum das biologische Ende der Fahnenstange erreicht ist.

Ganz neue Zahlen aus Schuluntersuchungen, die leider immer nur den BMI erfassen, zeigen eine neue Tendenz. Bis vor zehn Jahren konnte man bei der Einschulung einen wachsenden Anteil richtig dicker Kinder beobachten. Dramatisch war aber auch das nicht: Wir reden von Steigerungsraten zwischen einem und zwei Prozentpunkten bezogen auf alle Schüler. Seit einigen Jahren ist diese Zunahme der dicken Erstklässler in vielen Bundesländern nicht mehr festzustellen. Die Grundschüler werden nicht mehr dicker. Bei Jugendlichen beobachtet man aktuell, dass der Anteil der Dicken leicht wächst. Bei heutigen Erstklässlern ist jedenfalls keine weitere Zunahme der dicken Schüler zu beobachten.[54] Das Ergebnis einer weiteren großen Untersuchung, der sogenannten CrestNet-Studie, beschreibt Wieland Kiess, Leiter der Leipziger Universitätsklinik für Kinder und Jugendliche, kurz und knapp: »Die durchschnittlichen Kinder sind eigentlich auch heute nicht dicker als früher. Aber die dicken Kinder werden immer dicker.«[57]

Des Problems der fehlenden standardisierten Stichproben hat sich jetzt das Robert-Koch-Institut angenommen: im Rahmen des Kinder- und Jugendgesundheitssurveys, abgekürzt KiGGS. Für diese Studie wurden von Mai 2003 bis Mai 2006 bundesweit Kinder und Jugendliche im Alter von 0 bis 17 Jahre vermessen: 17 641 Kinder in 167 ausgewählten Städten und Gemeinden. Damit existieren erstmals im wiedervereinigten Deutschland repräsentative Daten zum Gewicht von Kindern und Jugendlichen. Demnach sind

    6,3% fettleibig
    8,7% übergewichtig
78,0% normalgewichtig
    5,1% untergewichtig und
    1,9% stark untergewichtig

Anmerkung: Diese Kategorien wurden anhand einer bei Kindern international üblichen Einteilung festgelegt, den sogenannten Perzentilen. Dies ist eine Einteilung in hundert gleiche Einheiten vom leichtesten bis zum schwersten Kind. Dabei legt man willkürlich die Grenze zu Übergewicht ab der 90-sten und für Fettleibigkeit ab der 97-sten Perzentile fest.

Auffallend war dabei ein höherer Anteil dicker Kinder vor allem in sozial benachteiligten Familien und in Familien mit Migrationshintergrund. Eines ist jedoch klar, und man kann es gar nicht oft genug sagen: 85 Prozent aller Kinder und Jugendlichen sind normal- oder sogar untergewichtig! Deshalb schreiben selbst die Autorinnen der Studie: »Allerdings können extreme Aussagen wie die, dass jeder dritte Jugendliche und jeder fünfte Schulanfänger übergewichtig sei, nicht bestätigt werden.« Das Gute an KiGGS ist vor allem, dass auch andere Daten erhoben wurden, und zwar wie in der Potsdamer Arbeitsgruppe Hautfaltendicken, Oberarmlänge, Taille-Hüfte-Verhältnis, sodass der Körperbau tatsächlich in Gesamtmasse, Fettanteil, Knochen- und Muskulaturmasse unterschieden werden kann. Insgesamt liefern die KiGGS-Daten eine ordentliche Grundlage für spätere Messungen, um die Körperbauentwicklung im Laufe der Zeit zu erforschen.[58,59]

Was nicht in Ordnung ist, ist, dass aufgrund der KiGGS-Daten wieder einmal eine völlig irreführende Meldung die Presse beherrscht, nämlich KiGGS habe gezeigt, dass der Anteil der dicken Kinder um 50 Prozent zugenommen habe. Vergleicht man die KiGGS-Zahlen mit denen einer anderen Erhebung, die zehn Jahre zuvor in Jena durchgeführt worden war, stellt man fest, dass die schwersten 15 Prozent KiGGs-Kinder in den Gewichtsbereich der dicksten 10 Prozent Jena-Kinder passen. Den Zuwachs von 10 auf 15 Prozent könnte man als Steigerung von 50 Prozent bezeichnen. Weil sich das dramatisch anhört, brachte die Presse diese Nachricht konsequenterweise sofort als Katastrophenmeldung. Doch Vorsicht: Der Befund bedeutet zunächst nur, dass – bezogen auf alle Kinder – ein Zuwachs von 5 Prozent in der Gruppe der dicksten Kinder gemessen wurde. Fünf Prozent hört sich schon weniger dramatisch an, aber wir reden über die gleichen Daten! Außerdem haben die KiGGS-Forscher festgestellt, dass übergewichtige Kinder häufig einen Migrationshintergrund haben (meist kommen ihre Eltern aus der Türkei) oder aus sozial benachteiligten Familien stammen. Nun findet man bei anderen Volksgruppen oder Ethnien oft auch andere Fettverteilungen – erinnern Sie sich bitte an das Beispiel mit den Massai und den Inuit –, und Menschen aus der Türkei haben genetisch bedingt einen höheren BMI als deutschstämmige. Das ist für sie normal und braucht deshalb weder Ernährungserziehung noch Therapie! In Jena gab es kurz nach der Wende nur wenige türkische Familien. Das alles müsste berücksichtigt werden und würde die Dramatik in den Interpretationen sicher weiter deutlich reduzieren.

Die wissenschaftliche Datenlage erlaubt also keine schlagwortartigen Aussagen. Wohl scheint es einen Trend zu geben, dass dicke Kinder dicker werden, besonders in sozial benachteiligten Bevölkerungsgruppen, aber von einer Epidemie kann keine Rede sein. Für die breite Masse der normal- und untergewichtigen Kinder (85 Prozent!) gilt das sowieso nicht, und heranwachsende Frauen scheinen sogar öfter untergewichtig zu sein.

Was sehen wir eigentlich wirklich?

Verlassen wir doch einfach mal die Wissenschaft, und urteilen wir selbst. Ich habe mich schon oft gefragt, wo sie denn sind, die vielen dicken Kinder. Soweit ich dies beurteilen kann, gibt es nach wie vor in den Grundschulen pro Klasse ein bis zwei ausgeprägte Pummelchen und ein bis zwei Bohnenstangen, genau wie früher. Vielleicht gibt es ab und zu ein Pummelchen mehr, unter den jungen Mädchen findet man aber auch mehr superdünne. Während eines Stressseminars für Schulleiter stellte ich zwischendurch die Frage, ob sie an ihren Schulen eine Zunahme an dicken Kindern feststellen könnten. Ergebnis: 15 sagten nein, einer sagte ja, und zwei sagten ja, aber es gebe auch mehr dünne. Vielleicht lag es daran, dass es Schulleiter von Gymnasien waren, Hauptschulrektoren hätten vielleicht anders geantwortet. Nach allem, was ich zu diesem Thema gesehen und gelesen habe, schließe ich mich der Meinung von Andreas Böhm vom Landesgesundheitsamt Brandenburg an (sie gilt auch über das Land Brandenburg hinaus): »… bei den untersuchten Kindern und Jugendlichen können wir zunächst festhalten, dass es einen allgemeinen und dramatischen Anstieg [von Übergewicht und Adipositas] in den letzten Jahren nicht gegeben hat.«[60]

Sie haben trotzdem das Gefühl, dass man ständig immer mehr dicke Kinder sieht? Bitte nehmen Sie nicht als Beleg, dass im Fernsehen und in den Zeitungen immer mehr dicke Kinder abgebildet werden. Das ist selektiv und verfolgt einen Zweck. Beobachten Sie lieber Ihre persönliche Umgebung, Ihre Nachbarschaft, Schulveranstaltungen, Bahnhöfe und Bushaltestellen. Und dann versuchen Sie einmal unvoreingenommen, dort massenhaft dicke Kinder zu entdecken. Bilden Sie sich Ihre eigene Meinung. Was Kinder angeht, kann ich die momentane Panik jedenfalls in keiner Weise nachvollziehen.

Gegen Ende dieses Buches werde ich mir erlauben, darüber zu philosophieren, warum so viele Menschen trotzdem behaupten, dass unsere Gesellschaft so schrecklich dick ist, und im selben Atemzug davor warnen, dass wir alle deshalb ganz fürchterlich krank werden. Wir werden über Politik, Macht, Abhängigkeiten, Scheinwissenschaft, religiöse Wünsche, Ängste, Eitelkeit, Marketing und natürlich über Geld nachdenken und auch darüber, dass das alles sehr menschlich ist.

Fazit

▶ Werden wir also dramatisch dicker? Nein, es gibt in keinster Weise Grund zur Panik. Erwachsene mit einem BMI über 25 generell als übergewichtig zu bezeichnen, ist nicht wissenschaftlich, sondern reine Willkür. Grundproblem ist, dass es kaum qualifizierte Studien gibt, die Körperbauveränderungen über die Jahre wirklich vergleichbar und sicher messen. Und wenn, dann messen sie nur den BMI, der zwar Hinweise auf den Ernährungszustand erlaubt, nicht jedoch auf die Fettverteilung. Auch Athleten haben aufgrund ihrer Muskulatur einen hohen BMI. Den wenigen soliden und aussagekräftigen Untersuchungen kann man entnehmen, dass Kinder in den letzten Jahrzehnten größer und schwerer geworden sind, aber nicht fetter. Wenn überhaupt, dann werden dicke Kinder tendenziell dicker, alle anderen betrifft dies wahrscheinlich nicht. Jugendliche Mädchen zeigen in manchen Erhebungen sogar eine Tendenz zum Dünnerwerden. Es gibt Hinweise, dass die besonders dicken Kinder oft aus sozial benachteiligten Familien stammen. Dies auf schlechte Ernährung und Bewegungsmangel zurückzuführen, ist jedoch mehr als spekulativ. Wir werden gleich über ganz andere Gründe sprechen, die dafür verantwortlich sein könnten.

12 Abspeckprogramme
Warum mollige Kinder durch Abspeckprogramme zunehmen

Deutschlands dicke Kinder können wir täglich in den Medien sehen. Obwohl die wissenschaftlichen Fakten etwas anderes sagen, fühlen sich viele berufen, die angebliche Bedrohung in jede Schulklasse und jedes Kinderzimmer hineinzutragen. Auch das *Deutsche Ärzteblatt*, das offizielle Organ der Ärzteschaft, das jedem Arzt einmal pro Woche automatisch ins Haus flattert, stimmt in dieses Klagelied mit ein. So schreiben führende Experten der Adipositas(= Fettsucht)-Behandlung: »Adipositas im Kindes- und Jugendalter ist eine erhebliche Last für die Betroffenen, die Familien und die Gesellschaft.« Und immer werden die Schuldigen gleich mitbenannt: falsche Ernährung und Bewegungsmangel. Natürlich machen sich Eltern deshalb Sorgen, ob ihre Kinder übergewichtig sind oder werden.

Herr Meyer kam mit seiner 9-jährigen Tochter Melanie in die Sprechstunde. Melanie war pummelig, aber bei weitem nicht fettleibig. Herr Meyer machte sich Sorgen um die Gesundheit seiner Tochter und fragte mich, ob er ein Angebot der AOK für seine Tochter wahrnehmen solle. Dieses Programm heißt »PowerKids« und soll übergewichtigen Kindern helfen abzunehmen. Zitat aus der Internetseite: »Power-Kids ist besonders für Kids, die ein bisschen schlanker werden möchten. Für Kids, die ein paar Pfunde mit sich herumschleppen, die sie gerne loswerden wollen. PowerKids ist für Kids, die zwischen 8 und 12 Jahre alt sind. Passt das für dich?«[61] Ich habe mir dieses Programm daraufhin genauer angeschaut.

Das Programm setzt auf die altbekannte, aber langfristig erfolglose Strategie von fettarmer Ernährung plus mehr Bewegung. Innerhalb von zwölf Wochen sollen die Kinder lernen, welche Nahrungsmittel »schlecht« sind und dick machen und was »gute« Ernährung bedeutet, nämlich Obst und Gemüse. Kinder werden zum Mitmachen motiviert, indem sie »Fettzies«, »Schlaffies«, »Winnies« und »Sporties« sammeln. Dahinter verbergen sich klassische Vermeidungsziele, die die Kinder im Endeffekt zum »Restraint Eating«, also zu gezügeltem Essverhalten nötigen, obwohl deren Folgen, wie frustrane Esskontrolle, Fressanfälle und vermindertes Selbstwertgefühl, mittlerweile bekannt sein sollten.

Wie sollte PowerKids auch funktionieren, wenn selbst Experten, die Abspeckkliniken leiten, im *Deutschen Ärzteblatt* offen zugeben: »Die bisher durchgeführten Therapie- und Präventionsmaßnahmen sind aber nicht geeignet, das Adipositasproblem zu lösen.«? Die Autoren sprechen im selben Artikel von »kompensierenden Mechanismen«, die dafür sorgen, dass Kinder nach einer Diät wieder dem Ausgangsgewicht zustreben, genauso wie zusätzliches Bewegungstraining lediglich bewirkt, dass sich die Kinder in ihrer Freizeit weniger bewegen. Wenn PowerKids wirklich zu einer langfristigen Gewichtsreduktion führen würde, hätten seine Schöpfer den Stein der Weisen gefunden und schon längst den Nobelpreis erhalten. Leider ist es wohl eher so, dass dicken Kindern wie immer Hoffnungen gemacht werden, die man mittel- und langfristig nicht halten kann. Den vorhersehbaren Jo-Jo-Effekt jedoch werden die Kinder als persönliche Niederlage erleben, denn niemals werden die Entwickler von PowerKids, alles Hochschulexperten, zugeben, dass *sie* Fehler gemacht haben.

Warum sollte Melanie eigentlich abnehmen? Wir haben ja in Kapitel 10 geklärt, dass die angeblichen Krankheitsrisiken für Mollige und selbst für Dicke wilde Spekulationen sind, die durch die allgemeine Lebenserwartungsstatistik keinesfalls gerechtfertigt werden. Melanie hat ihr ganz eigenes Normalgewicht, und dies wird bei ihr eben etwas höher liegen als beim Durchschnitt. Allerdings scheint es eine Tendenz zu geben, dass dicke Kinder (mollige und fettleibige) immer dicker werden. Auch Melanie ist vielleicht schwerer, als sie sein müsste. Und das hat Gründe.

Von der Hänselei zur handfesten Diskriminierung

Eine Wirkung haben die gebetsmühlenartigen Warnungen vor dicken Kindern sicher erzielt: Die Akzeptanz übergewichtiger Kinder ist im Sinkflug begriffen. Eine Studie mit 458 Fünft- und Sechstklässlern untersuchte die Stigmatisierung molliger Kinder. Den Schülern wurden sechs Zeichnungen vorgelegt, die gleichaltrige Kinder zeigten. Sie sollten sagen, ob sie diese Kinder mögen, und eine Sympathiereihenfolge festlegen. Die Bilder zeigten je ein normalgewichtiges, ein am Oberschenkel verletztes, ein rollstuhlfahrendes, ein handamputiertes, ein gesichtsverunstaltetes und ein dickes Kind. Das Bild, welches die Kinder mit Abstand am wenigsten mochten, war das mit dem dicken Kind. 77 Prozent der Mädchen reihten das dicke Kind als letztes oder vorletztes in ihrer Sympathieskala ein. Mollige Kinder wurden auch früher schon gehänselt, aber langsam wächst sich die Hänselei zur handfesten Diskriminierung aus.

Kinder im Alter von 6 bis 7 Jahren bewerten den Körperbau ihrer Mitschüler und haben bereits Interesse an Gewichts- und Diätfragen. Schon Dreijährige versehen Bilder mit dicken Kindern mit negativen Charaktereigenschaften und bewerten dicke Kinder als nicht wünschenswerte Spielkameraden. Werden Kindern offene Fragen zu dicken Menschen gestellt, steigern sich die negativen Antworten mit dem Alter der befragten Kinder. Übergewichtige Kinder sind oft das Ziel von Gehässigkeiten ihrer Mitschüler bis hin zu regelrechtem Mobbing. Zumindest diesen »Erfolg« kann sich die Kampagne gegen Dicke auf die Fahne schreiben.[62]

Wen wundert es da noch, dass dicke Kinder ein geringeres Selbstwertgefühl und Selbstvertrauen haben und sich schämen, auf Kindergeburtstage oder Sportveranstaltungen zu gehen. Einer internationalen Befragung zufolge, die im Auftrag der Körperpflegemarke Dove durchgeführt wurde, möchten 35 Prozent der befragten 3300 Mädchen zwischen 15 und 17 ihr Gewicht verändern. Besonders Aktivitäten wie Schwimmen oder Sport, bei denen man seinen Körper nur leicht bekleidet zeigt, meiden diese Mädchen, so gut es geht.[63]

Junge übergewichtige Erwachsene haben ebenfalls ein niedrigeres Selbstwertgefühl. Das ist nachvollziehbar, wenn man weiß, dass beispielsweise in den USA von den Bewerbern für angesehene Hochschulen bei gleicher Qualifikation schlanke gegenüber übergewichtigen bevorzugt werden. Bei uns haben Übergewichtige Schwierigkeiten, verbeamtet zu werden, und bei direkten Bewerbungsgesprächen sind Mollige klar im Nachteil. Schon 42 Prozent der Unter-30-Jährigen stimmen nach einer Erhebung des Meinungsforschungsinstituts Allensbach dem Satz zu: »Wer nicht an sich arbei-

121

tet, um eine gute Figur zu haben und leistungsfähig zu bleiben, ist selbst schuld, wenn er z. B. berufliche Nachteile hat oder nicht so leicht einen Partner findet.«[64] Ist diese Benachteiligung vielleicht ein weiterer Grund, neben sozialem Stress, warum in unterpriviligierten Schichten immer mehr Übergewichtige zu finden sind? Vielleicht sind ja nicht Fast Food, Glotze oder andere Vorurteile schuld, vielleicht beobachten wir gerade einen handfesten gesellschaftlichen Auslesemechanismus? So abwegig finde ich diesen Gedanken nicht. In Kulturen, die im Gegensatz zu uns Körperfülle als erstrebenswerten Status ansehen, sind die Unterprivilegierten eher schlank und die Oberschicht mollig, zum Beispiel in traditionellen arabischen Gesellschaften. Wie dem auch sei, eines scheint klar: Dicke Kinder haben es heutzutage ganz schön schwer – gehänselt, gemobbt und später beruflich wie privat im Nachteil.

Kampagnen gegen Übergewicht machen dick

Schaut man sich die Gewichtsentwicklung von Kindern in verschiedenen Gesellschaften an, fällt auf, dass gerade dort ein Anstieg der Zahl dicker Kinder zu sehen ist, wo die größten Abspeckanstrengungen unternommen werden, in den USA. Was ist da wohl die Henne, was das Ei? Sind die langjährigen Abnehmkampagnen womöglich der wahre Grund für die Gewichtszunahme? Auf diese Idee kommen inzwischen auch Wissenschaftler. So wurde beobachtet, dass die Angst der Mutter vor Übergewicht beim betroffenen Kind zu überproportionaler Gewichtszunahme führt.[65] Eine andere Untersuchung zeigte, dass Kinder besonders viel essen, wenn die Eltern versuchen, das Essen einzuschränken. Diese Kinder essen dann sogar, wenn sie keinen Hunger haben.[66]

Myles Faith, ein Psychologe an der medizinischen Fakultät der University of Pennsylvania, führte dazu einen bemerkenswerten Versuch durch. Ihm war ebenfalls aufgefallen, dass Studien immer öfter einen Zusammenhang zwischen dem Gewicht der Kinder und der Ernährungseinstellung der Eltern gefunden hatten. Er stellte also die Hypothese auf, dass die Einstellung der Eltern zur Ernährung das Gewicht der Kinder beeinflusst. Dieser Hypothese wollte er mit einer prospektiven Studie nachgehen.

Was ist eine prospektive Studie?
Prospektive Studien sind Versuche, in denen man die Versuchsgruppen nach bestimmten Kriterien untersucht und diese Untersuchung nach einem vorher festgelegten Zeitraum wiederholt. Gleichzeitig legt man sich vorher auf eine Hypothese fest, sagt, welche Veränderungen man erwartet und welche Faktoren mutmaßlich dafür verantwortlich sind. Diese Art von Studien sind besonders wertvoll, weil sie verhindern, dass man im Nachhinein die Ergebnisse so interpretiert, wie sie am besten zu den eigenen Hypothesen passen. Für eine prospektive Studie müssen also vor Beginn des Versuchs bereits mögliche Ursachen für die erwarteten Veränderungen benannt werden. Treffen diese Änderungen ein, habe ich ein besonders schlagkräftiges Argument, dass meine Annahmen stimmen.

Außerdem fielen Faith die widersprüchlichen Ergebnisse vieler Untersuchungen zum Thema Kinder und Übergewicht auf und dass inzwischen oft von einer genetischen Disposition (Veranlagung) für Übergewicht gesprochen wurde. Deshalb stellte er die zweite These auf, dass Studien, die Kinder nach dieser Veranlagung getrennt beobachten, zu klareren Ergebnissen führen. Das bedeutet, in Studien sollten mollige und schlanke Kinder getrennt nach Essverhalten und Gewichtsentwicklung beurteilt werden. Mit diesem Ansatz nähert sich die Wissenschaft der Erfahrungsheilkunde an, die schon immer hagere und mollige Menschen anders behandelt hat. Seit Kapitel 1 wissen Sie, dass sich pyknosome und leptosome Menschen in Essverhalten und Körperbau von der Geburt bis zum Greisenalter unterscheiden.

Wie sah die Versuchsanordnung von Herrn Faith aus? Zunächst wurden Familien mit einem 5-jährigen Kind ausgewählt, bei denen sich die Mutter entweder im oberen oder im unteren Drittel der allgemeinen Gewichtsverteilung befand. Der durchschnittliche BMI der Mütter war in der schlanken Gruppe ungefähr 20 und in der molligen Gruppe etwa 30. Entsprechend dem BMI ihrer Mütter wurden die Kinder in die Niedrig- bzw. die Hochrisikogruppe für Übergewicht eingeteilt. Dann wurden die Kinder gewogen, und die Eltern mussten einen Fragebogen ausfüllen, der ihre Einstellung zur Ernährung und ihren Ernährungsstil abfragte (Child Feeding Questionaire CFQ).

Nach zwei Jahren, als die Kinder sieben Jahre alt waren, wurden die Familien wieder einbestellt. Die Kinder wurden wieder gewogen und gemessen, und die Eltern füllten erneut den Fragebogen aus. Dann werteten die Forscher die Daten aus. Das Ergebnis dürfte viele überraschen, aber diejenigen bestätigen, die schon lange vor Gewichtshysterie warnen. Auch zeigte sich, dass sich der elterliche Ernährungsstil und die Einstellung zur Ernährung sehr unterschiedlich auf die Gewichtsentwicklung der Kinder auswirkten – je nachdem ob diese ein hohes oder ein niedriges ererbtes Risiko für Übergewicht hatten.

Das Ergebnis nach zwei Jahren:
- Wenn sich Eltern wegen Übergewicht Sorgen machten, nahmen alle Kinder überdurchschnittlich zu, ganz besonders die Kinder in der Hochrisikogruppe.
- Versuchten die Eltern, die Nahrungsaufnahme zu beschränken, nahmen alle Kinder zu, stark überproportional jedoch in der Hochrisikogruppe.

124

- Einen gewichtssteigernden Einfluss hatte auch eine erhöhte Gewichtswahrnehmung, der war allerdings in beiden Gruppen nur gering.
- Fühlten sich Eltern für die Ernährung besonders verantwortlich, nahmen die Kinder in der Niedrigrisikogruppe stark ab, während die Gewichtsentwicklung in der Hochrisikogruppe davon unbeeinflusst blieb.
- Versuchten die Eltern, den Fettverzehr zu überwachen, nahm die Niedrigrisikogruppe stark ab, die Hochrisikogruppe leicht zu.
- Versuchten die Eltern das Motto umzusetzen »Iss Kind, damit was aus dir wird«, also große Portionen austeilten, nahmen alle Kinder deutlich ab.

PS: Ernährungseinstellung und Ernährungsstil der Eltern hatten sich in den zwei Jahren nicht verändert.

Wenn man sich diese Ergebnisse ansieht, dann wird klar, was mollige Kinder nicht brauchen: Sorge der Eltern vor Übergewicht und Essensbeschränkung. Beides führt zu einem starken, überproportionalen Anstieg des Gewichts! Aber genau dieses Verhalten wird provoziert, wenn Eltern ständig hören, dass mollige Kinder eine Last sind, früher und schwerer krank werden als andere und große Nachteile haben werden. Natürlich machen sich die Eltern Sorgen, was sonst!? Und von allen Seiten werden sie mit Informationen bombardiert, wie sie das Essen der Kinder kontrollieren, Kalorien zählen, Nahrungsmittel in gut und böse einteilen und entsprechend vermeiden sollen. Der Versuch von Myles Faith erhärtet den schlimmen Verdacht: Die ganzen Abspeckkampagnen für dicke Kinder machen genetisch entsprechend veranlagte Kinder erst richtig übergewichtig.[67]

Grund ist wieder einmal Stress

Warum hat die Kontrolle des Nahrungsfettes keinen Einfluss? Ich vermute, die Kinder werden sich, wie im Kapitel 5 beschrieben, einfach anderweitig mit Fett oder Kohlenhydraten eindecken, sodass ihre Energiebilanz wieder stimmt. Sie finden einen Weg, ganz sicher. Warum nehmen die mollig veranlagten Kinder dann bei elterlicher Sorge ums Gewicht und bei allgemeiner Nahrungsbeschränkung zu? Der Grund liegt für mich auf der Hand: Wir machen diesen Kindern damit Stress. Wenn schon eine 5-Jährige ständig hört, dass sie zu dick ist und unbedingt aufpassen muss, damit sie nicht zunimmt, dann wird sie große Probleme bekommen, sich in ihrer Haut wohlzufühlen. Und da sie aufgrund ihrer genetischen Veranlagung und wegen der elterlichen Sorge immer mehr zunimmt als andere, verstärkt sich dieser Effekt zu einem Teufelskreis. Das Mädchen wird seinen Körper von Anfang an als mit Makeln versehen wahrnehmen. Zudem muss es bei jeder Mahlzeit zu Hause lernen, nicht auf seinen Appetit, sondern auf die Vorgaben der Eltern zu hören, die ihm beibringen, dass sein Appetit es krank machen möchte, also der eigene Körper sein Feind ist. Das macht richtig Stress. Und was dann passiert, haben wir im Stresskapitel gesehen: Das Bauchfett wächst, der Hunger wird angekurbelt, und am Ende vermehrt sich auch das übrige Fettgewebe. Wir sehen in den USA, wo die aufwendigsten, intensivsten und teuersten Kampagnen gegen dicke Kinder laufen, einen besonders deutlichen Anstieg der Zahl stark übergewichtiger Kinder – ein Zufall? Ich bin mir sicher, nein! Und nun schicken wir uns an, die gleichen Fehler in Deutschland zu wiederholen. Die Beobachtung, dass die dicken Kinder auch bei uns tendenziell dicker werden, ist der erste Erfolg dieser Entwicklung.

Für dicke Kinder werden immer öfter getrennte Fitnessaktivitäten angeboten. Als Renate Künast noch Verbraucherschutzministerin war, forderte sie getrennten Sportunterricht für solche Kinder. Vielleicht gut gemeint, schließlich werden dicke Kinder oft als Letzte in die Mannschaft gewählt oder trotten bei Ausdauersport und Sprungdisziplinen eher hinterher. Dennoch müssen solche Vorschläge bitte zu Ende gedacht werden. Getrennter Sportunterricht für dicke Kinder wäre eine weitere Stigmatisierung und würde Stress und Hänseleien in der Schule nur verstärken (»Na, musste wieder in den Fettiesport?«). Inzwischen gibt es bundesweit Fitnessaktionen für mollige Kinder, eine heisst »Moby Dick«. Hier zeigt schon der Name, dass die Verantwortlichen keine Rücksicht auf die Kinderseelen nehmen. Letztlich kommt es auf die Kompetenz und das Einfühlungsvermögen der Sporttrainer in Schulen und Vereinen an. Wenn sie gut sind, können sie auch Molligen Spaß an der Bewegung vermitteln, dann werden sie dumme Sprüche unterlassen, die mollige Kinder in Verlegenheit bringen, und sie werden auch mal Sportarten auswählen, wie zum Beispiel Kraftsportarten, bei denen Moppelchen nicht von vorneherein benachteiligt sind. Doch leider fehlt diese Sensibilität oft, stattdessen erlebe ich es immer wieder, dass sich Sport- und Fitnesstrainer auch noch als Ernährungsexperten aufspielen und den ganzen längst widerlegten Unsinn, über den wir hier sprechen, kritiklos nachplappern.

Sie können sich nun sicher vorstellen, was ich dem besorgten Vater mit seiner molligen Tochter geraten habe: unbedingt die Ernährungsberatung à la PowerKids meiden, die auch noch für sich in Anspruch nimmt, das Selbstbewusstsein der molligen Kinder zu stärken.

Manche Ernährungsberaterinnen sind so ehrlich, die fehlenden Erfolge in der Praxis nicht auf die Klienten zu schieben, sondern auf die Fehler des eigenen Fachs zurückzuführen. Im Rahmen einer Radiodiskussion erzählte mir eine junge Beraterin: »Ich habe auch schon gemerkt, dass mollige Kinder durch meine Empfehlungen nicht abnehmen. Deswegen versuche ich, das Selbstbewusstsein der Kin-

der mit einer entsprechenden Lebensberatung zu stärken.« Das ist aber in etwa so, wie wenn der Automechani-
ker feststellt, dass das Auto gar keinen Motorschaden hat,
und stattdessen eine psychologische Beratung für den Fah-
rer anbietet. Wenn die Ausbildung zum Ernährungsberater
nachweislich und offensichtlich zu falschen Empfehlungen führt, muss diese Berufsgruppe erst einmal ihre Lehrmeinungen auf den Prüfstand stellen, bevor sie ihre Zustän-
digkeiten aufgrund von Erfolglosigkeit auf andere Bereiche
ausweiten darf. Lebensberatung ist die Domäne anderer
Berufe! Also bitte zunächst einmal eine nüchterne Bestandsaufnahme und das Eingeständnis, dass man an vielen Stellen über das Ziel hinausgeschossen ist und sogar Schaden
angerichtet hat. Und vor allem müssen Eltern und Kinder
von den unnötigen und unberechtigten Ängsten befreit
werden, die solche Ernährungsprogramme auslösen. Dann
wären wir in puncto verbessertes Selbstwertgefühl von
dicken Kindern schon einen großen Schritt weiter. Die Förderung des Selbstbewusstseins und die Förderung der Talente von Kindern ist jedoch nicht Sache einer Ernährungsberatung, sondern die von Eltern, Lehrern, Freunden und
Jugendleitern.

Und sind sie nicht willig, dann brauch ich Gewalt

Aber bis dahin ist noch ein weiter Weg. Die Zeichen stehen
derzeit auf Abnehmsturm, und alle machen sie mit: Fachver-
bände, Ministerien, Krankenkassen, Kinderkanäle im Fernsehen usw. Die Abnehmexperten, die im *Ärzteblatt* ihre fehlenden Erfolge so offenherzig zugeben, fordern nicht etwa
ein Innehalten und Überdenken ihrer Konzepte, sondern
ein breites Einführen von »Verhältnisprävention«: »Es ist
jedoch wahrscheinlich, dass Maßnahmen der Verhältnisprävention, die gemeinsam mit Ärzten, Public-Health-Exper-
ten, Ökonomen, der Lebensmittelindustrie, den Medien
und der Politik entwickelt werden, erfolgreicher sind.« In

diesem breiten Bündnis fehlt nur noch der Papst. Und was heißt eigentlich Verhältnisprävention? »Verhältnisprävention berücksichtigt, dass die Verantwortung für die Gesundheit nicht nur beim Individuum, sondern auch bei der Gesellschaft liegt.« Riechen Sie den Braten? Die Autoren werden etwas konkreter: »Für die Prävention von Übergewicht ist Verhältnisprävention, beispielsweise durch lebensmittelrechtliche Vorschriften, denkbar. Auch könnten der spätere Beginn von Sendezeiten im Fernsehen, Werbeverbot für Lebensmittel in Kindersendungen, das Verbot von Getränkeautomaten in Schulen, Sonderabgaben für Fast Food oder die Einschränkung der Mobilität (begrenzte Nutzung privater PKW) wirkungsvoll sein.«

Nicht, dass ich es nicht auch gut fände, wenn in Kindersendungen nicht geworben werden dürfte, aber wohin soll das eigentlich führen? Eltern dicker Kinder dürften ihr Auto dann nur noch eingeschränkt benutzen? Und wer soll das kontrollieren? Ganz zu schweigen von Belegen dafür, dass diese Maßnahmen auch wirklich den gewünschten Effekt erzielen und nicht das Gegenteil erreichen, nämlich Gewichtszunahme! Die Autoren bezeichnen die Notwendigkeit solcher Nachweise in seltener Offenheit als unnötigen Ballast, wenn sie schreiben: »Keine der genannten Maßnahmen hat eine ausreichende wissenschaftliche Evidenz [Nutzennachweis, Anm. G. F.]. Aber die bisherigen Präventionsstrategien zur Bekämpfung des Rauchens deuten darauf hin, dass nicht immer gewartet werden muss, bis sich eine spezifische Maßnahme als nachweislich wirksam herausgestellt hat.«[20] Das ist nun neu, man begreift sich selbst als Wissenschaftler, bezeichnet jedoch die wissenschaftlichen Spielregeln als unnötig. Der Vergleich mit dem Rauchen hinkt dabei beträchtlich, denn es war augenfällig, dass Patienten mit Lungenkrebs meistens Raucher waren. Für dicke Menschen lässt sich aber kein vermehrter Fast-Food-Verzehr nachweisen, oder sind vielleicht nur Übergewichtige Gäste in Fast-Food-Restaurants? Meiner Beobachtung nach finden sich dort auch Schlanke als Dauergäste.

Was kommt dabei heraus, wenn die Wissenschaft, in Ermangelung nachweislicher Erfolge, die Durchführung bisher erfolgloser Maßnahmen in die Verantwortung des Staates legt? Wird dann gesetzlich angeordnet, was man essen darf, und wer berät den Staat dabei? Dieselben Leute, die die Wirksamkeit ihrer Methoden nicht nachweisen können? Ich möchte meinen Kollegen keinen Gesundheitsfundamentalismus unterstellen, sie wollen wahrscheinlich wirklich nur das Beste für ihre Patienten, aber dazu gehören überzeugende Nachweise, sowohl was die tatsächliche Bedrohung als auch was die Therapieerfolge betrifft. So wie sie hier jedoch agieren, bereiten sie vielmehr eine zukünftige Spielwiese für übermotivierte Gesundheitspolitiker vor. Vielleicht glaubt irgendwann wirklich jemand, mit einem Gesetz Wählerstimmen gewinnen zu können, das vorschreibt, mollige Kinder in ein Abspeckcamp zu schicken, auch wenn die Eltern dies gar nicht möchten. Ich hoffe, ich übertreibe, aber wenn nicht bald Vernunft in die Diskussion kommt, werden solche abstrusen Dinge passieren.

Stellen Sie die Moralapostel zur Rede

Was können Sie tun? Wenn jemand in Ihrer Schule, in Ihrer Umgebung, im Sportverein oder im Gesundheitsamt der Meinung ist, Sie sollten Ihre Kinder abnehmen lassen, indem Sie ihnen Nahrungsverzicht und Esskontrolle beibringen – oder schlimmer noch, indem Sie sie zur Ernährungsberatung schicken –, dann wehren Sie sich dagegen. Dies sind vermeidbare Gefahren für die körperliche und seelische Gesundheit Ihrer Kinder, die darauf mit erhöhtem Stresshormonspiegel, Esskontrolle (Restraint Eating), verschlechtertem Selbstbewusstsein und schließlich – mit Gewichtszunahme reagieren werden. Schützen Sie Ihre Kinder davor. Fordern Sie echte Wirksamkeitsnachweise (inklusive

Langzeitwirkung) für die vorgeschlagenen Abspeckmethoden. Fragen Sie vor allem danach, wer die Verantwortung für die gesundheitsschädigenden Nebenwirkungen von Fettreduktion und Esskontrolle übernimmt, und tun Sie das schriftlich. (Eine Vorlage für ein solches Schreiben mit Auflistung der wichtigsten Argumente und Quellen können Sie sich gerne von der Internetseite www.Lizenz-zum-Essen.de herunterladen.) Bestärken Sie Ihre Kinder von Anfang an darin, dass sie einen ebenso wertvollen Körper haben wie alle anderen, dass ihr Appetit nicht ihr Feind ist, sondern dass er es gut mit ihnen meint. Zeigen Sie Ihren Kindern, dass Sie hinter ihnen stehen und sie genauso liebhaben, auch wenn sie von Mitschülern gehänselt, von Lehrern kritisiert oder von Ärzten geschimpft werden. Und stellen Sie diese Moralapostel zur Rede, mündlich und schriftlich. Sprechen Sie die Diskriminierung beim Elternabend an. Vielleicht schaffen wir eine Bewusstseinswende.

Bis dahin werden wir es aber noch hinnehmen müssen, dass junge und schlanke Moderatorinnen und Moderatoren in ihren Sendungen mit Überheblichkeit auf mollige Kinder herabsehen, und damit meine ich keineswegs nur die Privatsender. Wir werden es noch eine Weile ertragen müssen, dass Journalisten und Redakteure für ihre Berichte und Meldungen immer nur Bilder heraussuchen, in denen dicke Kinder ungünstig dargestellt werden, in unsympathischer Pose, am besten noch mit Limo, Pommes oder Hamburger. In meiner Heimatzeitung habe ich schon Bilder gesehen, in denen man mollige Kinder (und nur die!) im Schwimmbad mit einem schwarzen Balken über den Augen dargestellt hat, wie Verbrecher. Was denken sich diese Journalisten eigentlich dabei? Würden sie nur einmal einen Tag in eine ordentliche Recherche investieren, dann müssten allen kompetenten Journalisten Zweifel kommen ob der angeblichen Last für die Gesellschaft, die dicke Kinder sein sollen. Aber selbst ohne Recherche sollten verantwortungsbewusste Zeitgenossen erkennen, dass hier kollektiv Menschen diskriminiert werden – Menschen, die nichts für das können, was man ihnen vorwirft, die daran auch nichts zu ändern vermögen und die nicht in der Lage sind, sich dagegen zu wehren, an denen aber alle verdienen wollen, mit Medienberichten, Therapien, Diätartikeln und Wählerstimmen. Sie alle sind das Problem, nicht die dicken Kinder.

Fazit

▶ Alle Experten geben in wissenschaftlichen Informationsmedien wie Zeitschriften oder Leitlinien zu, dass Abspeckprogramme, Ernährungs- und Fitnessberatungen bei molligen Kindern erfolglos sind. Trotzdem wird dies in populären Medien ganz anders dargestellt. Eindeutige Folgen solcher Programme sind wachsende Diskriminierung und sinkendes Selbstwertgefühl bei den betroffenen Kindern sowie wachsende Ängste bei den Eltern, und das macht vor allem eines – Stress. Als Folge davon nehmen mollige Kinder überproportional zu, während Kinder, die diesen Unsinn nicht mitmachen müssen, in ihrer gesunden Gewichtsentwicklung nicht gestört werden. Abspeckprogramme und Ernährungsberatung für Kinder sind vermeidbare Gefahren für deren körperliche und seelische Gesundheit.

13 Essstörungen

Warum viele Mädchen glauben, sie seien zu dick und müssten Diät machen, obwohl sie kurz vor der Magersucht stehen, und warum Eltern deswegen sauer auf manche Politiker sind

Während alle Welt die Zunahme der molligen Kinder übertrieben dramatisiert, haben wir am anderen Ende der Gewichtsskala ein echtes Problem: einen Anstieg auffälligen

Essverhaltens und damit verbunden auffallend magere junge Frauen. Die immer häufiger zu beobachtenden Auffälligkeiten im Essverhalten sind Vorstufen zu lebensbedrohlichen Krankheiten wie Bulimie (Ess-Brech-Sucht), und vor allem Magersucht oder Anorexie, der psychischen Störung, die am häufigsten tödlich endet; dicker werdende Dicke und eine wachsende Zahl von Essgestörten – wir sprechen von zwei Seiten derselben Medaille, davon bin ich überzeugt.

Junge Menschen werden täglich in den Medien mit hyperschlanken Vorbildern konfrontiert, ständig hören sie, dass schlank und sportlich gleichbedeutend ist mit gesund und attraktiv. So eifern sie ihren Vorbildern in Jugend-Kultserien, Superstar-Shows, Musikkanälen und Mädchenzeitschriften nach und antworten auf die Einwände ihrer besorgten Eltern, dass sie schließlich nur etwas für ihre Gesundheit täten, während ihre Erzeuger eindeutig zu fett und noch dazu faul seien.

Aufgrund der ständigen Präsenz von Abnehmaufforderungen seitens der Medizin (»schlank ist gesund«) und der Modeindustrie (»schlank ist schön«) wollen nicht nur mollige Patienten abnehmen, sondern auch ganz schlanke und sogar dünne Menschen. Oft kommen in meine Sprechstunde Patientinnen, die eine schlanke Figur haben, um die sie 90 Prozent der anderen Frauen beneiden würden, und die sich trotzdem als zu fett betrachten. In einer Fernsehsendung, in der ich an einer Diskussion teilnahm, sprach mich die bekannte und superschlanke Moderatorin in der Pause an, ob ich nicht wüsste, wie sie weiter abnehmen könne, sie habe auch schon an Fettabsaugung gedacht.

Die Hauptfolge der langjährigen Kampagne gegen »Über«-gewicht und »falsche« Ernährung, die wir als »Restraint Eating«, also gezügeltes Essverhalten, Esskontrolle und Gewichtsfixierung beschreiben können, macht vor schlanken Menschen nicht Halt. Der »Ironic Monitoring«-Effekt (siehe Kapitel 5) gilt für alle, oder denken Sie einmal nicht an einen

Eisbären! So sind Auffälligkeiten im Essverhalten bei Kindern und Jugendlichen in allen Gewichtsklassen auf dem Vormarsch.

Die Medizinerin Katja Aschenbrenner vom Institut für Medizinische Psychologie an der Friedrich-Schiller-Universität Jena untersuchte das Auftreten von auffälligem Essverhalten an 736 weiblichen und männlichen Gymnasiasten und Studenten. Dabei zeigten 28,5 Prozent der Frauen und 12,6 Prozent der Männer deutliche Auffälligkeiten in ihrem Essverhalten. Gefragt wurde zum Beispiel nach Appetitunterdrücken bei Hunger, Angst vor Kalorien, Erbrechen nach dem Essen, Schuldgefühlen nach dem Essen, aber auch danach, ob Sport zum Spaß oder wegen der Kalorienverbrennung betrieben wird oder ob das Denken ans Essen den Alltag beherrscht. Die meisten Auffälligkeiten gab es mit 35,3 Prozent (!) unter den Gymnasiastinnen. Je auffälliger das Essverhalten, desto häufiger wurden gewichtsregulierende Maßnahmen wie häufiges Wiegen, Diäten, Fastentage, Fitnesssport oder Medikamente zum Abnehmen angewendet. (Nicht ganz klar ist mir als Arzt dabei, von wem diese jungen Frauen eigentlich all die Abnehm- und Entwässerungstabletten bekommen.) Gleichzeitig lag eine verzerrte Körperwahrnehmung vor. So schätzten Essensauffällige ihren BMI deutlich höher ein, als er tatsächlich war, und fühlten sich somit zu dick, obwohl sie nach der Logik der BMI-Tabelle normalgewichtig waren. Menschen mit Essensauffälligkeiten äußern entsprechend starke Unzufriedenheit mit ihrem Körper und Minderwertigkeitsgefühle.[68]

Ein ähnlicher Befund des Kinder- und Jugendsurveys des Robert-Koch-Instituts (die bereits erwähnte KiGGS-Studie) geht aufgrund des Rummels um die angeblich dramatischen Zuwächse bei den dicken Kindern ziemlich unter. 21,9 Prozent der untersuchten Kinder zeigen dieser Untersuchung zufolge Auffälligkeiten im Essverhalten (Mädchen 28,9 Prozent und Jungen 15,2 Prozent).[69] Das heißt jedes fünfte Kind!

Deswegen ist Herr Hager, der Rat suchend meine Praxis aufsucht, kein Einzelfall. Seine 18-jährigen Zwillingstöchter sind im Diäten- und Fitnessfieber. Obwohl gertenschlank, halten sie streng Diät, vermeiden Fettes und essen fast nur noch Salate und Gemüse. Außerdem trainieren sie für einen Halbmarathon. Herr Hager meint, seine Töchter sähen zunehmend ausgezehrt aus, und er macht sich Sorgen. In diesem Fall zu Recht.

Bei Molligen haben wir gesehen, dass kontrolliertes Essen und Nahrungsbeschränkung letztlich zur Gewichtszunahme führen. Hagere Menschen reagieren anders, denn sie haben andere Gene als Mollige. Sie haben eine schlechtere Energiebilanz, brauchen deshalb öfter eine Kleinigkeit zu essen, sie verspüren oft eine körperliche Unruhe[70] und frieren schneller. Bei anhaltender Belastung haben hagere Menschen wenig Reserven. Sie zehren im Gegensatz zu Molligen schneller aus und nehmen dann ab. Allerdings können manche Hagere auch eine erstaunliche Zähigkeit und Energie entwickeln; sie scheinen Extrembelastungen direkt zu suchen. Meiner Erfahrung nach manövrieren sich schlanke Menschen leichter in eine Art Stresssucht, die vor allem aus drei Quellen gespeist wird:

- Stress durch Nahrungsbeschränkung
- Stress durch Fitnesssport
- Stress durch Arbeit (Workaholic)

Bulimiker und Magersüchtige praktizieren ständig Verhaltensweisen, die ein gesunder Mensch als sehr unangenehm empfindet und deshalb meidet. Essgestörte Mädchen suchen den Stress, den sie mit ihrem Essverhalten auslösen. Die Kombination aus Diät und übertriebenem Fitnesssport führt besonders rasch in die Stressfalle.[73] Diese Art Stress kann durch die Ausschüttung von körpereigenen Stimmungsaufhellern, den Endorphinen, auf Dauer abhängig machen. Wie die Betroffenen die gesunden Kompensationsmechanismen ihres Körpers austricksen, ist bisher nicht bekannt. In dem in Kapitel 12 beschriebenen Versuch, in dem der elterliche Ernährungsstil mit der Gewichtsentwicklung der Kinder verglichen wurde, konnten nur die mollig veranlagten Kinder den verordneten Fettverzicht kompensieren. Bei den schlank veranlagten Kindern kam es nach zwei Jahren fettarmer Ernährung zu einem auffälligen Gewichtsverlust. Natürlich entwickelt bei Weitem nicht jeder, der Diäten macht oder sehr viel trainiert, ein Suchtverhalten, die Erklärung dürfte wieder im genetischen Bereich liegen. Wahrscheinlich können nur bestimmte Menschen ein solches Suchtverhalten entwickeln, während andere von ihrem Körper immer wieder auf den gesunden Boden der Tatsachen zurückgeführt werden, mithilfe von inneren Schweine- beziehungsweise Wachhunden und Jo-Jo-Effekt. Aber ich bin der Überzeugung, dass besonders die schlanken Menschen diese Veranlagung zur Ausbildung einer Stresssucht besitzen.

Mager, fit und – krank

Dramatische Folgen hat dieser Zusammenhang in den ästhetischen Sportarten, in denen man nur mit grazilen, elfengleichen Mädchenkörpern Medaillen gewinnt. Es ist keine Seltenheit, dass sich Sportlerinnen bei einer Körpergröße von 1,70 Meter und 50 Kilogramm Gewicht (BMI 19) in Sportarten wie rhythmischer Sportgymnastik oder Turnen als »fette Hennen« bezeichnen lassen müssen.[72] Diät- und Wiegerituale gehören zum ganz normalen Training. Und das hat Folgen. Ich habe meinen Augen nicht getraut, als ich in einem der renommiertesten sportmedizinischen Lehrbücher, dem »Oxford Textbook of Sports Medicine«, die Tabelle 1 auf Seite 383 angeschaut habe. Es handelt sich um eine Aufstellung zur Häufigkeit von Menstruationsstörungen bei den Athletinnen verschiedener Sportarten. In der Spalte »normale Menstruation« steht bei Gymnastinnen »0%« in Worten: NULL Prozent! 71 Prozent haben gar keine und 29 Prozent nur eine schwache Regelblutung. Die Hälfte aller Tänzerinnen, aber auch zwei Drittel aller Langläuferinnen, Radlerinnen und Ruderinnen der leichten Gewichtsklasse gaben nach dieser Erhebung Menstruationsprobleme an. Die Hormonstörungen, die sich aufgrund des Leistungstrainings einstellen, führen später außerdem häufig zur Knochenerweichung (Osteoporose). Die Kombination von Essstörung, Regelstörung und Osteoporose hat in der Sportmedizin sogar einen eigenen Namen, man spricht von der »athletischen Triade«. Nachdem krankhafte Essstörungen auch bei den Skispringern bekannt wurden, hat man in dieser Disziplin Mindestgewichte eingeführt. Dies ist der richtige Weg, um Sportler und Sportlerinnen vor sich selbst und vor übermotivierten Trainern und Eltern zu schützen.[73]

Eine andere Folge von intensivem Training ist die Schwächung des Immunsystems. In der Sportmedizin ist das Phänomen des Übertrainings wohlbekannt. Jeder Trainer im Leistungssport weiß, wenn der Schützling Schnupfen hat, gilt striktes Leistungsverbot, bis der Infekt auskuriert ist. Ansonsten verschwindet die Infektion über Monate nicht und bedroht die Leistungsfähigkeit während der gesamten Saison. Im ambitionierten Amateursport hingegen nimmt man auf diese Zusammenhänge wenig Rücksicht. Dort kann man in entsprechenden Untersuchungen die Infekthäufigkeit bei Langstreckenläufern quasi an den gelaufenen Trainingskilometern ablesen.[74]

Wenn in Heidelberg für den Halbmarathon trainiert wird, kommen immer einige Patientinnen zu mir in die Praxis, die Probleme mit nicht enden wollenden Infekten der Atemwege oder des Verdauungstraktes haben. Diese Patientinnen sind immer schlank und esskontrolliert. Eine hat es wahrlich auf die Spitze getrieben. Frau Müller, Modefotografin, hat mit 40 Jahren eine Topfigur und fühlt sich zu dick. Dauernd kommt sie wegen nicht heilender Darminfekte in die

Sprechstunde. Neben ihrer ständigen Esskontrolle betreibt sie nun auch Ausdauersport und nimmt an mehreren Marathonwettkämpfen jährlich teil. Leider konnte ich ihr die Zusammenhänge bisher nicht erfolgreich vermitteln und ihr klarmachen, dass ein Profi maximal drei Wettkämpfe pro Jahr absolviert. Zuletzt kam sie in die Praxis, weil sie ein Mittel gegen Durchfall wollte. Danach startete sie bei brütender Sommerhitze eine vierstündige Autofahrt direkt zu einem Nachtmarathon. Erklären kann man sich so ein Verhalten nur, wenn man ein Suchtverhalten zugrunde legt, die Sucht nach Stress. Als Arzt läuten bei mir jedenfalls alle Alarmglocken, wenn schlanke Patientinnen oder Patienten versuchen abzunehmen und dann noch anfangen, für einen Triathlon oder Ähnliches zu trainieren. Eine Frage, die ein Arzt dann immer stellen sollte, ist die Frage nach Regelstörungen und Infektauffälligkeit. Wenn eine solche vorliegt, handelt es sich höchst wahrscheinlich um die Folge eines gestörten Stresshormon-Stoffwechsels und eines krankhaften Suchtverhaltens.

Als es in den vorhergehenden Kapiteln um die Krankheitsbedrohung durch Übergewicht ging, habe ich diese Bedrohung als undramatisch beschrieben. Als Hauptargument konnte ich Ihnen zeigen, dass Mollige in den Studien meist am längsten leben und selbst Fettleibige keinen dramatischen Verlust an Lebenszeit aufweisen. Bei den Hyperschlanken sieht es aber anders aus: Mit BMI-Werten unter 19 sinkt die Lebenserwartung, ab BMI 17 verstärkt sich dieser Negativtrend (siehe Kapitel 10). Ich glaube jedoch nicht, dass sich schlanke Menschen jetzt grundsätzlich Sorgen machen müssen. Genetisch schlank veranlagte Menschen sind genauso gesund oder ungesund wie Mollige. Nur glaube ich, dass schlanke Menschen im Besonderen der Gefahr ausgesetzt sind, in die beschriebene Stressfalle zu geraten. Wenn Sie selbst oder Ihre Kinder sehr schlank sind, Sie dabei gerne essen und die Speisen genießen, wenn Sie aus Spaß an der Freude Sport machen, dann haben Sie überhaupt kein Problem. Anders sieht es bei denen aus, die auf ihr Gewicht fixiert sind, die ständig kontrollieren, was und wie viel sie essen, und die krampfhaft an Fitnesszielen festhalten. Deswegen macht sich Herr Hager zu Recht Sorgen wegen seiner Zwillinge.

Politiker als mageres Vorbild

Aber kann man den Töchtern von Herrn Hager ihr Verhalten verdenken? Schließlich setzen sie nur um, was Kindern und Jugendlichen andauernd als gesunder Lebensstil gepredigt wird: fünfmal am Tag Obst und Gemüse, fettarme Nahrungsmittel und viel Sport. Wenn sich beliebte Politiker, statt zu ihrer Molligkeit zu stehen, öffentlichkeitswirksam mit Ausdauertraining zum hageren Marathonmann herunterhungern, hat das Vorbildfunktion. Wenn sie dann noch Askese und zehrenden Ausdauersport in einem Buch als Weg zur Selbstfindung zelebrieren, dann wirkt dies besonders attraktiv. Aber wenn sie der Jo-Jo-Effekt später vor weiterem Schaden bewahrt und sie zu ihrem »normalen« Übergewicht zurückgekehrt sind, wird darüber kaum ein Wort verloren. Man müsste nicht darauf herumreiten, wenn es sich bei solchen Aktionen um ein reines Privatvergnügen handeln würde. Doch leider wirkt Sendungsbewusstsein mitunter auch in die Entscheidungsprozesse der Gesundheitspolitik hinein. Eine ehemalige Verbraucherministerin hat dabei den Vogel abgeschossen. In ihrer Regierungserklärung beschwor sie die schlimmen Folgen des wachsenden Übergewichts bei Kindern. Als warnendes Beispiel erzählte sie von einem Mädchen, das mit drei Jahren bereits 38 Kilo wog und an einem Herzinfarkt verstarb. Laut Recherchen der *Frankfurter Allgemeinen Sonntagszeitung* hatte dieses Kind jedoch einen schweren genetischen Defekt, aber das verschwieg die Ministerin.[78] Auf diesem Niveau der politischen

Auseinandersetzung können wir keine vernünftige Gesundheitspolitik erwarten. Vater Hager hat also schlechte Karten gegen die versammelte Phalanx von Gesundheitsexperten und -politikern, mit deren Hilfe seine Töchter auf ihr Recht auf Diäten und Fitnesssport als Gesundheitsmaßnahmen erster Güte pochen.

Eine andere gesellschaftliche Entwicklung beeinflusst das Verhalten von Jugendlichen allerdings noch viel stärker als die herrschende Ernährungsideologie: das Schlankheitsideal, oder sagen wir besser das Magerideal der Modebranche. Für Katja Aschenbrenner, die Autorin der oben erwähnten Essstörungsstudie, stellt »das herrschende Schlankheitsideal ein großes Risiko für die Entwicklung von Essstörungen dar«. Auf den Laufstegen der Haute Couture sehen wir meist abgemagerte Wesen, bei denen die Blickdiagnose genügt, um eine ausgeprägte Essstörung festzustellen. In Jugendzeitschriften sind Models noch hyperschlank, auf den Fernsehzeitschriften ist das Covergirl immer noch gertenschlank. Dabei wird heute bekanntermaßen kräftig mit moderner Computertechnik nachgeholfen, kaum ein Körper auf den Titelseiten der Magazine ist noch echt. Selbst für den Eigengebrauch gibt es schon digitale Fotoprogramme, die damit werben, dass man die Figur auf den Urlaubsfotos nachträglich spielend leicht verschlanken kann.

Hungern für die Mode

Ich habe mich oft gefragt, was der wirkliche Grund dafür ist, warum auf den Laufstegen dieser Welt nur abgemagerte junge Frauen die neuesten Modelle der Haute Couture vorstellen. Junge Frauen, die mit Kleidergröße 36 zu dick sind und deren Berufskrankheit die Magersucht ist, an der jedes Jahr einige jämmerlich sterben müssen. Attraktivität und erotische Ausstrahlung können es nicht sein. Attraktivitätsstudien zeigen weltweit, dass Frauen mit einem betonten

Becken und sogar Fettpolstern auf Männer sehr attraktiv wirken, solange die Taille deutlich erkennbar ist. Für die weibliche Attraktivität spielt das Verhältnis von Taillen- zu Hüftumfang eine zentrale Rolle. Lange hatten Models eine Wespentaille, bei heutigen Magermodels sucht man diese jedoch vergebens. Kaum Busen, keine Hüftpolster, die allermeisten Männer würden sich nach einer Twiggy im Bikini nicht umdrehen. Der einzige Trieb, der sich da vielleicht regt, ist der Fütterungstrieb.

Sehen wir es mal aus der Situation der Modemacher. In der Modebranche herrscht ein harter Wettbewerb. Es gehört viel Talent, Durchhaltevermögen, Zähigkeit und Leidenschaft dazu, an die Spitze zu kommen. Mode ist eine schnelllebige Kunst, in der es kein Innehalten gibt, die ständige Kreativität und Flexibilität fordert und bei der man Verbindungen zu mächtigen Gönnern aufbauen muss, was mit Sicherheit nicht immer das reinste Vergnügen ist. Nun hat man es nach Jahren des Aushaltens und des Hochdienens geschafft, man darf mitmischen auf den Laufstegen dieser Welt. Und dann sollen junge Mädchen, nur weil sie von Natur aus einen schönen Körper haben, völlig ohne Anstrengung an den Ergebnissen dieser entbehrungsreichen Karriere teilhaben? Ahnungslose junge Dinger sollen Kunstwerke zeigen, ja Teil davon werden, ohne sich durch eigenes Leiden dafür qualifiziert zu haben? Nein, das darf nicht sein! In den Augen vieler Modemacher legitimieren sich junge Frauen erst durch Leiden am eigenen Körper dafür, die Kunstwerke der Haute Couture öffentlich zu präsentieren.

Klingt Ihnen das zu abgehoben? Vielleicht, aber es ist für mich die einzige Erklärung für diesen Wahnsinn. Eine Patientin, die mit ihrer Tochter bei einem Model-Casting in Mailand war, erzählte mir ihre Erlebnisse. Gertenschlanke Mädchen, meist zwischen 14 und 16 Jahre alt und aus Osteuropa, mussten erst mal auf die Waage. So gut wie jede wurde aufgefordert, zunächst einige Kilos abzu»specken«

und sich dann wieder vorzustellen. Junge Frauen mit Kleidergröße 32 und weniger (!) könnten dann mit Aufträgen rechnen. Nun werden auch Models älter, und Holle Greil aus Potsdam hat in ihren Körperbauforschungen nachgewiesen, dass bei allen Körperbautypen ein altersbedingter Anstieg des Körpergewichts normal ist. Das gilt auch für Models, wenn sie 18, 20 oder 25 Jahre alt werden. Doch ab Kleidergröße 36 verlieren sie die großen Aufträge. Deshalb die Dauerdiäten mit fettfreiem Joghurt, Salaten und Wasser. Normalerweise schützen sich gesunde Körper durch den Jo-Jo-Effekt und Appetitanhebung vor Auszehrung. Wie schaffen es die Models, so dünn zu bleiben? Es gibt nur zwei Möglichkeiten, diese gesunde Kompensation zu blockieren. Der eiserne Wille ist es nicht, er hätte auf Dauer keine Chance. Entweder die jungen Frauen entwickeln eine krankhafte Essstörung, also Bulimie oder Magersucht, oder sie müssen Drogen nehmen, um ihren Appetit zu unterdrücken. Das ist der Grund für den massiven Missbrauch von Kokain und Designerdrogen in der Modeszene, nicht das Verlangen nach rauschhaften Parties. Es ist der schlichte Kampf um den Job, der diese jungen Menschen ins Elend treibt. Oft finanzieren sie mit ihren Honoraren ganze Familien in der Heimat. Davon steht nicht viel in den Frauenzeitschriften. Meine Patientin hat dies geahnt und ist mit ihrer Tochter ohne Abnehmtortur wieder nach Hause gefahren. Ihre Tochter studiert inzwischen und verdient nebenbei als sportliches Fotomodell erstaunliche Gagen. Es geht auch ohne Leidensweg.

Liebe Meinungsmacher in der Modebranche: Mode ist Kunst, und ich kann die Faszination verstehen, die von künstlerischem Talent, Schönheit, Ästhetik, Grazie, und leidenschaftlicher Hingabe ausgeht. Nichts rechtfertigt aber die Erniedrigung anderer Menschen zu diesem Zweck. Was im Umfeld der Laufstege geschieht, ist vielfacher Missbrauch mit Todesfolge. Und das ist nicht schön, sondern pervers.

Verschließen Sie die Augen nicht vor dem Elend hinter den Kulissen. Boykottieren Sie Modelcastings, die blutjunge Frauen zum Abnehmen nötigen und so den Einstieg in eine Karriere bilden, die für viele im Elend endet. Und ihr, liebe Redakteure und Redakteurinnen von Fitness- und Frauenzeitschriften, traut Euch, uns wieder normale und gesunde Frauen und Männer auf den Titelseiten zu zeigen. Es stimmt nicht, dass wir auf Eure nachretuschierten Superbodys stehen. Der Erfolg von Werbekampagnen wie der von Dove, eines Herstellers von Körperpflegeprodukten, der es wagte, mit »echten« Frauen zu werben, hat doch gezeigt, dass es anders viel besser geht![76]

Fazit

► Auch schlanke Menschen folgen den Empfehlungen, sich »gesund« und fettarm zu ernähren und auf das Gewicht zu achten. Besonders anfällig sind junge Mädchen, von ihnen entwickeln bereits 20–30 Prozent auffälliges Essverhalten, welches gleichzeitig zu einer falschen Körperwahrnehmung und zu vermindertem Selbstvertrauen führt. Schlanke Menschen reagieren jedoch anders auf Diäten. Sie können wahrscheinlich eher als mollige Menschen in eine Stressfalle geraten, die besonders in der Kombination von Diät und übertriebenem Fitnesssport den Einstieg in lebensbedrohende Krankheiten wie Bulimie und Magersucht bildet. Fatal ist, dass sich die Betroffenen – dank der ständigen Warnungen vor Übergewicht und falscher Ernährung – dabei auf die offiziellen Empfehlungen von Ernährungswissenschaft und Politik berufen können und darüber hinaus durch Vorbilder in Medien und Modemagazinen zu ihrem Verhalten motiviert werden.

14 Licht

Warum man im Schlaf abnehmen kann und zu viel Fernsehen dick macht

Wenn Patienten mich um Tipps bitten, wie sie ein paar Kilo abnehmen können, unterhalte ich mich auch über ihre Schlafgewohnheiten und ihren Fernsehkonsum mit ihnen. Es ist nämlich in der Tat auffällig, dass Menschen mit Schlafstörungen – vor allem solche mit einer verkürzten Schlafdauer – oft zunehmen. Mittlerweile gibt es eine ganze Reihe von wissenschaftlichen Studien, die diesen Zusammenhang bestätigen. Beispielsweise wurden die Eltern von 7000 deutschen Kindern zwischen fünf und sechs Jahren befragt, wie lange ihre Sprösslinge schlafen. Die Kurzschläfer, die auf weniger als 10 Stunden pro Tag kamen, wiesen besonders häufig Zeichen von Übergewicht bis hin zur Fettleibigkeit auf.[77] Dieser Effekt ist auch bei Erwachsenen feststellbar. So hat man in den USA 500 Personen im Alter von 27 Jahren nach Gewicht, Größe und Schlafdauer befragt. Nach zwei, sieben und 13 Jahren wurde die Befragung wiederholt. Ergebnis: Diejenigen, die über die Jahre stark zugenommen hatten, hatten besonders häufig kurze Schlafzeiten angegeben.[78]

Warum verbringen wir eigentlich ein Drittel unseres Lebens in einem passiven, unproduktiven und schutzlosen Zustand?[79] Die Frage nach dem Sinn des Schlafs beschäftigt die Menschheit schon seit Jahrtausenden. Wir wissen heute, dass vor allem das Nervensystem diese Regenerationszeit braucht, um unsere Konzentrations- und Reaktionsfähigkeit tagsüber zu unterstützen. Auch unser Immunsystem kann in der Zeit der Ruhe krankhafte Zellen erkennen, aussondern und durch gesunde ersetzen. Man könnte sagen, wir brauchen unseren Schlaf, damit sich unser Gehirn erholt, die Organe verjüngen und unsere Abwehr schlagkräftig bleibt.

Unser gesamter Tagesablauf wird über Hormone geregelt, und dabei gilt das Melatonin als das Schlafhormon schlechthin. Gebildet wird es im Gehirn, genauer in der Zirbeldrüse in der Nähe des Hypothalamus. Morgens sinkt der Melatoninspiegel im Blut ab und regt dadurch Blutdruck und Puls an, die Körpertemperatur steigt. Dadurch werden wir für den Tag vorbereitet und beginnen aufzuwachen. Etwas später kommen aktivierende Sexualhormone dazu. Außerdem steigt der Blutzuckerspiegel, und Cortisol wird für die tägliche Leistungsanforderung bereitgestellt. Mittags ist der Körper aufgrund der hohen Konzentration an roten Blutkörperchen dann optimal mit Sauerstoff versorgt. Nachmittags haben wir die höchste Atemfrequenz und zeigen die schnellsten Reflexe. Abends beginnt die Zirbeldrüse erneut, Melatonin auszuschütten, und etwa zwei Stunden später schlafen wir wieder ein. Über die im Blut vorhandene Melatoninmenge erfährt unser Körper also, wann Tag und wann Nacht ist.[80] Bei zu niedrigen Melatoninspiegeln reagiert der Körper mit Schlafstörungen oder auch mit depressiven Gefühlen.[81]

Drei Voraussetzungen sind für einen erholsamen Schlaf wesentlich:
- die Schlaflänge
- der Einschlafzeitpunkt
- und das Einstellen unserer inneren Uhr

Von Eulen, Lerchen und Mimosen

Der Schlaf ist eine höchst individuelle Angelegenheit. Schon die Schlafmenge, die ein Mensch jeden Tag braucht, ist individuell verschieden. Viele kommen mit acht Stunden Schlaf gut aus, einige wenige erholen sich bereits mit fünf Stunden Schlaf, während andere erst nach zehn Stunden wirklich regeneriert sind. Dabei spielt auch das Alter eine Rolle, Kinder brauchen mehr Schlaf, Senioren weniger.

Nicht nur im Schlafbedarf, auch im bevorzugten Einschlafzeitpunkt unterscheiden sich die Menschen. Es gibt »Lerchen«, die gerne früh schlafen gehen, während sich »Eulen« nicht vor Mitternacht zu Bett begeben. Auch hier spielt das Alter eine Rolle. Kinder sind generell Lerchetypen, Heranwachsende jedoch Euletypen. Der Höhepunkt des Spätschlafens wird um das zwanzigste Lebensjahr erreicht. Deshalb ist die Kritik am frühen Schulbeginn berechtigt: Wenn Jugendliche um sechs Uhr aufstehen müssen, um rechtzeitig mit dem Schulbus in die Schule zu kommen, leben sie gegen ihre innere Uhr. Sie bekommen nicht genügend Schlaf, weil sie aufgrund ihrer hormonellen Steuerung einfach nicht früher einschlafen können, aber aufstehen müssen, bevor sie ausgeschlafen haben. Dabei bräuchten sie den Schlaf dringend, um das tagsüber Gelernte im Gedächtnis zu festigen. Versuche haben gezeigt, dass ein späterer Schulbeginn die Konzentrationsfähigkeit steigert und die Krankheitsanfälligkeit verringert. Schlaflänge und Einschlafzeitpunkt sind wahrscheinlich zwei verschiedene, genetisch definierte Schlafmerkmale, die bei jedem Menschen individuell festgelegt sind.

Die dritte individuell variierende Besonderheit im Zusammenhang mit dem Schlaf-Wach-Rhythmus ist die innere Uhr. Sie regelt diesen sogenannten circadianen Rhythmus selbstständig, ohne äußere Beeinflussung. Erstmalig beschrieben wurde die innere Uhr vom französischen Astronomen De Mairan. Er beobachtete in seinem abgedunkelten Arbeitszimmer eine Mimose. Obwohl man die Tageshelligkeit in diesem Zimmer kaum wahrnahm, öffnete die Topfpflanze pünktlich am Morgen ihre Blätter, um sie bei Dämmerung wieder zu schließen. Die innere Uhr gibt sozusagen den Takt an, allerdings beträgt die »innere Tageslänge« nicht genau 24 Stunden. Das kann man messen, wenn man Menschen über eine längere Zeit in fensterlosen Räumen beobachtet. Bei diesen (freiwilligen!) Versuchspersonen entwickelte sich ein konstanter Tag-Nacht-Rhythmus, der allerdings fast nie exakt 24 Stunden dauerte. Bei den meisten Menschen ist der Takt länger als 24 Stunden, das heißt, ihre innere Uhr geht – verglichen mit der »Echtzeit« der äußeren Uhr – nach. Es gibt aber auch Menschen mit einem kürzeren Schlaf-Wach-Rhythmus, ihre innere Uhr geht vor. Die individuelle »innere Tageslänge« wird ebenfalls von unseren Genen vorgegeben, und zwar so, dass jede Körperzelle weiß, was die innere Uhr geschlagen hat.

Probleme treten auf, wenn sich Menschen, deren innere Uhr zum Beispiel eine Stunde nachgeht, nicht an den exakten 24-Stunden-Rhythmus anpassen; denn dann werden sie täglich eine Stunde später müde. Umgekehrt werden Menschen, deren innere Uhr eine Stunde vorgeht, täglich eine Stunde früher müde, wenn sie ihre Uhr nicht nachjustieren. Um solche Probleme zu vermeiden, müssen wir uns auf die tatsächliche Tageszeit einstellen, und dies geschieht durch Licht. Dabei kann Licht die innere Uhr je nach Situation bremsen oder beschleunigen. Stellen Sie sich ein schaukelndes Kind vor, das Sie anschubsen wollen. Wenn die Schaukel auf Sie zukommt und Sie ihr einen Schubs geben, wird die Schaukel abgebremst. Geben Sie ihr den Schubs aber dann, wenn sich die Schaukel von ihnen wegbewegt, dann beschleunigt sie. So ähnlich ist es auch mit dem Licht: Morgenlicht beschleunigt, Abendlicht bremst. Menschen, deren innere Uhr nachgeht und die deshalb jeden Tag etwas später müde werden, benötigen Morgenlicht. Menschen, deren Uhr vorgeht und die deshalb immer früher müde werden, brauchen besonders Abendlicht. Hellere Lichtsignale verstellen dabei die Uhr mehr als schwächere.[82]

Der Wächter über Tag und Nacht

Lange war unklar, wie unser Körper dieses Feineinstellung hinbekommt. Erst vor wenigen Jahren hat man in der Netzhaut der Augen einen bislang unbekannten Typ lichtempfindlicher Zellen entdeckt. Diese stehen in direkter Verbindung mit einer reiskorngroßen Zellansammlung, die hinter der Sehnervenkreuzung, dem sogenannten Chiasma, etwa auf Höhe der Nasenwurzel tief im Kopfinneren liegt. Dieses Gebilde heißt suprachiasmatischer Nukleus (kurz SCN) und zählt zu den Hypothalamuskernen. Der Hypothalamus ist ein wichtiger Hirnbereich, über den wir schon mehrfach gesprochen haben. In ihm werden alle wesentlichen Körperfunktionen auf engstem Raum organisiert und koordiniert: Hunger, Sättigung, Appetit, Schlaf, Körpertemperatur, Sexualtrieb und Angstreaktion. Von der Netzhaut ziehen also besondere Nervenfasern zum SCN und geben dort die Information über die Lichtverhältnisse draußen ab. Der SCN leitet die Lichtinformation an die Zirbeldrüse weiter und taktet somit den Melatoninspiegel und den Tag-Nacht-Rhythmus des Organismus. Auch andere Organe werden via Nervenverbindung über den aktuellen Stand der Sonne auf dem Laufenden gehalten. Für unseren Körper ist der SCN so etwas wie die Atomuhr der physikalisch-technischen Bundesanstalt in Braunschweig, nach der sich alle offiziellen Uhren in Deutschland richten. Der winzige Hypothalamuskern ist damit der Wächter über unseren Biorhythmus und auch über den Schlaf-Wach-Rhythmus.

Um seine Aufgabe erfüllen zu können, braucht der SCN Licht, und zwar am besten Sonnenlicht. Und das ist das Problem. Die meisten Menschen halten sich heute in geschlossenen Räumen auf, wo die Lichtmenge stark reduziert ist. Im Freien messen wir bei bedecktem Himmel eine Helligkeit von 8000 Lux und bei blauem Himmel 100 000 Lux. Normale Innenbeleuchtung kommt aber nur auf 50 bis 500 Lux. Zum Abgleichen unserer inneren Uhr mit dem Tageslicht benötigen wir aber mindestens 1000 Lux. Fehlen die täglichen Außenlichtquellen, fallen wir in unseren Rhythmus zurück, so als ob wir in fensterlosen Räumen eingesperrt wären. Je nach Veranlagung geht unsere innere Uhr dann wieder vor oder nach. Wir werden zur falschen Tageszeit müde, Schlafstörungen, Energielosigkeit, Verstimmungen, bis hin zu Depressionen können langfristige Folgen sein. Außerdem hat der SCN Einfluss auf das Sättigungs- und Hungerzentrum im Hypothalamus und die Stresshormone, das heißt, bei Störungen kann man mit denselben Folgen rechnen, wie sie im Kapitel 6 beschrieben wurden: Bauchfettbildung, hoher Bluthochdruck und Cortisolspiegel. Damit hätten wir eine plausible Erklärung für die Vergrößerung des Taillenumfanges bei Schlafstörungen.[83]

Warum kann Fernsehen dick machen?

Der SCN braucht also Sonnenlicht, um die innere Uhr zu eichen und um den richtigen Einschlafzeitpunkt zu finden. Dazu muss er aber auch wissen, wann es Nacht ist. Schließlich soll unser erholsamer Schlaf nicht durch Magenknurren und Speichelfluss gestört werden. Die enge Verbindung von SCN und dem Hungerzentrum erklärt vielleicht das Phänomen, dass wir nachts keinen Appetit bekommen. Es kommt zwar gelegentlich vor, dass jemand vor Hunger aufwacht, aber das gilt nur für Extremsituationen. Zum Beispiel berichteten Patienten manchmal von starken Essensträumen während einer Diät: Eine Patientin lag im Traum in einem Planwagen voller Würste, vor Appetit lief ihr das Wasser im Mund zusammen, und sie wachte auf.

Oft machen wir es unserem SCN ziemlich schwer, den Beginn der Nacht zu erkennen. Sind Sie schon einmal nach Einbruch der Dunkelheit durch ein Wohngebiet spaziert? Dann ist Ihnen sicher aufgefallen, dass überall dort, wo ein Fernseher eingeschaltet ist, das Licht wild und grell durchs Fenster flackert, fast so wie Stroboskopstrahler in Diskotheken. Wenn Tageslicht für den richtigen Tag-Nacht-Rhythmus so wichtig ist, dann kann man sich gut vorstellen, dass nächtliche Dauerbefeuerung unseren Taktgeber irritiert und dadurch sowohl die Hunger- und Sättigungszentren im Gehirn als auch diverse Hormonspiegel gestört werden.

Und tatsächlich scheint Fernsehen etwas mit Übergewicht zu tun zu haben – wenn auch nicht über Bewegungsmangel, Limo oder Chips, wie immer gerne behauptet wird. Im kalifornischen St. José zum Beispiel hatte man bei den Kindern von zwei Schulklassen jeweils den BMI, den Taillenumfang, Ernährungsgewohnheiten und den durchschnittlichen Fernsehkonsum ermittelt. Danach wurde eine Klasse darin geschult, die Zeit für Fernsehen, Videos und Videospiele zu reduzieren. Sechs Monate später konnte man feststellen, dass eine durchschnittliche Verkürzung der Fernsehzeit von 15 auf neun Wochenstunden – verglichen mit den Schülern, die weiter 15 Wochenstunden fernsahen – zu einer messbaren Abnahme des BMI und des Taillenumfanges geführt hatte. Der Verzehr fetthaltiger Nahrungsmittel und Snacks war dabei übrigens fast gleich geblieben.[84]

Der Effekt ist nicht auf Kinder beschränkt: Im Rahmen einer der größten westlichen Gesundheitsstudien, der Nurses-Health-Studie, wurden 50 000 Frauen mit einem BMI unter 30 sechs Jahre lang beobachtet. Den stärksten Zusammenhang mit einer Gewichtszunahme innerhalb dieser sechs Jahre fand man in der Fernsehzeit, die insgesamt zwischen 0 und 40 Stunden pro Woche betrug. Die Teilnehmerinnen, die am meisten fernsahen, nahmen im Schnitt auch am meisten zu. Der Zusammenhang zwischen Fernsehkonsum und Bewegung oder Fernsehkonsum und Kalorien war deutlich geringer.[85]

Es ist ein Märchen, dass sich Menschen, die viel fernsehen, automatisch besonders wenig bewegen oder mehr Kalorien zu sich nehmen. Wie im Kapitel Bewegung erläutert, gleichen wir fehlende Bewegung aufgrund sitzender Tätigkeiten durch Freizeitaktivitäten aus, während wir nach Fitnesskursen vermehrt die Ruhe im Sessel suchen. Fernsehen führt auch nicht deshalb zu Übergewicht, weil wir besonders viel Chips essen und Cola trinken. Mittlerweile gibt es eine ganze Reihe von Studien, die im Gegenteil bestätigen, dass zwischen der Menge an Snacks und der Gefahr, übergewichtig zu werden, kein Zusammenhang besteht.[86] Gewichtszunahme durch langes Fernsehen wird vielmehr durch die Irritierung des SCN ausgelöst. Einen Stresshormonanstieg können auch andere künstliche Lichtquellen hervorrufen, sogar während des Tages, wenn sie hell genug sind und flackern, wie etwa Neonlicht.[87] Flackerndes Licht stört den SCN aber besonders dann, wenn er versucht, den Körper auf Nachtruhe einzustellen. Dies stört den Biorhythmus und hat sehr wahrscheinlich Einfluss auf die Regulation von Hormonen wie Cortisol und Leptin, die beide in enger Beziehung zum Fettstoffwechsel stehen.[88]

Nun kann Fernsehen ganz bestimmt auch positive Aspekte besitzen. Während der WM ein Fußballspiel mit Freunden anzuschauen, bei einer Fernsehkomödie zu entspannen oder sich mit Reportagen zu informieren, das alles ist Teil unseres Lebens geworden, und das wollen wir auch nicht missen. Nach Lage der Dinge geht es schlicht um die Dauer, und hier gilt, wie so oft im Leben, es kommt auf das Maß an. Und wie immer, wenn wir über Stoffwechselmodelle und Statistik sprechen, kann man gar nicht genug betonen, dass letztendlich Ihre eigene Erfahrung mit diesen Dingen der entscheidende Wegweiser ist. Wenn Sie stundenlang nachts fernsehen, sich dabei wohlfühlen und nicht zunehmen, dann scheinen Ihre Gene damit keine Probleme zu haben. Wenn Sie aber eine Zunahme beobachten, dann wissen Sie jetzt, woran das liegen könnte.

Helfen wir unserem SCN, die Nacht zu erkennen. Schalten Sie die Flimmerkiste ab, wenn nicht gerade etwas Tolles kommt. »Lagerfeuerfernsehen« – abends so lange in die Glotze starren, bis die Augen müde sind und man sich endlich ins Bett hievt – führt sicher zu einer negativen Beeinflussung des SCN und damit des Biorhythmus und auch der Figur. Fernseher als Einschlafhilfe im Schlafzimmer sind besonders problematisch. Viel Tageslicht und wenig künstliches Flackerlicht während der Dunkelheit, das müsste sich auch auf den Schlaf positiv auswirken. Probieren Sie es aus, und wenn Sie dabei sogar ein paar Pfunde verlieren, umso besser für Sie.

Wie können wir den Wächter unseres Biorhythmus dabei unterstützen, uns optimal auf den natürlichen Tag-Nacht-Rhythmus einzustellen? Indem wir während des Tages Außenlicht suchen, besonders wenn wir uns viel in geschlossenen Räumen aufhalten. Ich schätze, jeder Mensch sollte mindestens 30 Minuten pro Tag im Freien verbringen. Allerdings erlebe ich es immer wieder, dass Menschen von der Wohnung über die Tiefgarage ins Büro und abends zurück nach Hause keinen einzigen ungefilterten Lichtstrahl mehr auf die Haut lassen. Und achten Sie einmal darauf, ob es Sie mehr ins Morgenlicht oder eher am Abend ins Freie zieht, je nachdem, ob Sie Ihre Uhr vor- oder nachstellen müssen.

Keine Angst vor Sonnenlicht

Und bitte lassen Sie sich nicht von den ständigen Warnungen vor der schädlichen Wirkung der Sonnenstrahlen verrückt machen. Man kann zwar feststellen, dass Menschen, die viele Sonnenbrände hinter sich haben, ein höheres Risiko für schwarzen Hautkrebs (Melanom) aufweisen, die Empfehlung, sich deshalb besonders gründlich mit Sonnenschutzmitteln einzucremen, ist jedoch problematisch. Häufiges Einschmieren mit Sonnencreme führt nämlich überproportional häufig zu Hautkrebs. Warum? Wahrscheinlich deswegen, weil der Sonnenbrand kein Risikofaktor ist, sondern ein Risikoindikator. Er warnt uns, dass wir zu lange in der Sonne sind. Schalten wir dieses Warnsignal ab, merken wir nicht mehr, wenn der Körper uns warnen will. Das wäre in etwa so, als wenn wir das Warnlicht der Tankanzeige ausschalten, indem wir es überkleben, statt an die Tankstelle zu fahren. Um uns dann zu wundern, warum das Auto stehen bleibt.[89]

Übrigens, wenn Sie des Öfteren zehn Tassen Kaffee trinken, obwohl Ihnen Magen und Darm durch Unwohlsein signalisieren, dass es fünf auch getan hätten, kann dies an Lichtmangel liegen. Skandinavier trinken viel mehr Kaffee als Italiener. Licht beeinflusst über den Serotoninspiegel nämlich auch unsere Stimmung. Fehlendes Licht versuchen wir auszugleichen, am einfachsten über stimmungsaufhellende Stoffe in der Nahrung, wie Zucker, Schokolade oder Kaffee. Ab und zu kein Problem, auf Dauer können so aber Verdauungsbeschwerden entstehen. Die richtige Strategie dagegen sind keine Genussmittelverbote, sondern die Erhöhung der Tageslichtzufuhr. Für Büromenschen ein weiteres gutes Argument für den Mittagsspaziergang.

Fazit

▶ Unser Schlaf-Wach-Rhythmus wird von drei individuellen Voraussetzungen beeinflusst: der Schlafdauer, dem Einschlafzeitpunkt und der inneren Uhr. Schlafstörungen entstehen dann, wenn wir nicht ausreichend schlafen, zum falschen Zeitpunkt einschlafen sollen und wenn sich unsere innere Uhr nicht auf den tatsächlichen 24-Stunden-Rhythmus einstellen kann. Unsere inneren Uhren gehen nämlich entweder ein bisschen vor oder nach, und dies ist genetisch in jeder einzelnen Körperzelle festgelegt. Deswegen brauchen wir Licht, um unsere innere Uhr zu stellen. Und zwar vor allem echtes Tageslicht und möglichst wenig störendes Licht während der Nacht. Zu wenig Tageslicht und zu viel flackerndes Kunstlicht, wie Fernseher, Computer oder Neonlicht, irritieren unsere innere Uhr, verursachen Stress und lösen Schlafstörungen aus. Dieser physikalische Stress beeinflusst unser hormonelles System genauso wie emotionaler Stress und führt ebenfalls zu einem Anwachsen des Bauchfetts sowie einer Störung des Sättigungszentrums im Gehirn. Abhilfe schaffen regelmäßiger Aufenthalt im Freien, auch bei bedecktem Himmel, die Suche nach dem besten Einschlafzeitpunkt, eine ausreichende Schlafdauer sowie ein vernünftiger Umgang mit Fernsehzeiten.

15 Sexualhormone
Warum Männer zunehmen, wenn Nachwuchs unterwegs ist

Frau Rundlich erzählt von ihrer ältesten Tochter. Die ist ebenfalls etwas mollig, und auch den Mann, den sie vor kurzem geheiratet hat, würden die meisten wohl als »über«-gewichtig bezeichnen. Die beiden sind vor etwa zwei Jahren zusammengezogen. Seit dieser Zeit haben beide zugenommen, sodass sie vor der Hochzeit eigentlich erst ein bisschen abspecken wollten. Doch dann kam diesen Diätplänen eine Schwangerschaft in die Quere, über die sich aber alle freuten und wegen der schließlich auch die Hochzeit vorgezogen wurde. Aus dem gemeinsamen Abnehmen wurde also nichts. Der Schwiegersohn hat während der Schwangerschaft sogar weiter zugenommen, obwohl er sehr auf fettarme Ernährung achtet. Darauf können sich die Rundlichs keinen Reim machen. Doch für dieses Phänomen gibt es eine ganz einfache Erklärung.

Als unsere Ururahnin Lucy (*Australopithecus afarensis*) vor drei Millionen Jahren die Steppe durchstreifte, war sie etwa 1,30 Meter groß, wog zwei Drittel eines heutigen *Homo sapiens*, brauchte allerdings auch nur zwei Drittel der Energie für ihre Lebenserhaltung. Ihr Nachwuchs musste nach der Geburt weniger lange gestillt und betreut werden als heutige Babys. Der Mensch der Neuzeit hat im Vergleich zu Lucy deutlich an Größe und Gewicht zugelegt, vor allem das Gehirn ist enorm gewachsen und mit ihm der Energieverbrauch. Da Frau *Homo sapiens* nun auch länger stillte und die Säuglinge nach der Geburt viel länger versorgen musste, bekam sie ein Energieproblem. Denn weil sie sich länger und intensiver um den Nachwuchs kümmern musste, fehlte ihr die Zeit für die Nahrungsbeschaffung. Und weil die Lebenserwartung seinerzeit noch nicht sehr hoch war, fielen die Großmütter als Babysitter aus. Deshalb wurde es für die Gattung *Homo sapiens* überlebensnotwendig, feste Partnerschaften zu bilden mit der Arbeitsteilung Frau – Kinderbetreuung, Mann – Energiebeschaffung.[90]

Keine Sorge, dies ist kein Beitrag zur Eva-Diskussion! Wir reden hier von grauer Vorzeit und nicht von den Fünfzigerjahren. Vor hunderttausend Jahren – ohne Supermarkt und Kühlschrank – war diese Rollenverteilung notwendig, um den Nachwuchs durchzubringen. Das setzte allerdings voraus, dass der Mann nach der Jagd auch zu seiner Frau zurückkehrte und sich nicht in anderen Höhlen herumtrieb. Treue wurde ein Evolutionsvorteil. Es geht also wieder einmal um Hormone, diesmal um die Sexualhormone, speziell um das männliche Geschlechtshormon Testosteron. Viel Testosteron steht für Fortpflanzungstrieb, Aggression, Gewichtsverlust und – kürzere Lebenserwartung. Eunuchen leben tatsächlich im Schnitt bis zu 15 Jahre länger als nichtkastrierte Männer.[91] (Die geringeren Testosteronmengen von Frauen sind im Übrigen vermutlich auch der Grund für deren längere Lebenserwartung.) Sinkende Testosteronspiegel schwächen männliche Triebe ab und lassen Vaterverantwortung und Treue wachsen, allerdings fördern sie auch den Fettansatz. Die Messung des Testosteronspiegels bildet diese verschiedenen Phasen im Männerleben verblüffend direkt ab: Bei einem Single-Mann ist er erhöht, verliebt er sich, steigt er weiter. In den ersten sechs Monaten einer neuen Beziehung, der Honeymoon-Phase, erreicht die Testosteronmenge ihren Höchststand, um danach drastisch abzufallen. Bei Ehemännern werden erniedrigte Spiegel gemessen, besonders wenn das erste Baby unterwegs ist. Es genügt sogar, ein Baby auf den Arm zu nehmen, und schon werden Vaterinstinkte geweckt und die Hormonproduktion gedrosselt. Gleichzeitig bilden sich Fettpölsterchen und signalisieren in Form von »Bierbauch« und Hüftpolster den anderen Steinzeitfrauen: »Sorry, schon belegt, bin nicht auf Suche.« Nach einer Scheidung steigt der Testosteronspiegel wieder an, und das Ganze kann von vorne beginnen.[92]

Werden Frauen schwanger, brauchen sie vor allem Fettpolster, um Schwangerschaft und Stillzeit zu überstehen. Diese Reserven bilden sich typischerweise an Hüften, Beinen und Armen, also da, wo keine gesundheitlichen Nachteile zu erwarten sind, und verleihen ihren Trägerinnen die frauentypische »Birnenform«. Auch manche Frauen, die die Antibabypille einnehmen, beobachten diese Veränderung. Ihr Körper glaubt aufgrund der Hormongaben ja, er sei schwanger, und bereitet sich mit der Einlagerung von Reserven darauf vor. Sehen wir es positiv: Reife Liebe mit Nachwuchs macht zufrieden, ruhiger und halt auch einen Tick rundlicher.

Fazit

▶ Sexualhormone haben ebenfalls einen Einfluss auf das Gewicht. Männer nehmen über Änderungen des Testosteronspiegels nach der Heirat zu, ganz besonders dann, wenn die Ehefrau schwanger ist und wenn kleine Kinder im Haus sind. Biologisch soll dadurch die Zweierbeziehung gefestigt werden, die in Urzeiten überlebensnotwendig war. Bei Noch- oder Wieder-Singles ist der Testosteronspiegel höher und das Gewicht niedriger. Schwangerschaftshormone – egal ob echt oder künstlich – sorgen bei Frauen an ungefährlichen Stellen für Fettreserven.

16 Medikamente, Krankheiten und Abnehmpillen
Warum Pillen keine Lösung sind

Nach all den Ausführungen zum Einfluss genetischer Veranlagung und körperlicher Stressreaktionen auf das Gewicht, darf man natürlich nicht verschweigen, dass auch Medikamente und Krankheiten zu Gewichtszu- oder -abnahmen führen können.

Gewichtszunahme durch Medikamente

Die Einnahme folgender Medikamente kann unter Umständen mit einer Gewichtszunahme einhergehen:

- Cortison: wird vor allem bei Asthma bronchiale, rheumatischen Erkrankungen, Allergien und Autoimmunerkrankungen wie Morbus Crohn verordnet
- Hormonpräparate: betrifft besonders die Antibabypille
- Psychopharmaka: dazu gehören Neuroleptika, Antidepressiva, Antiepileptika, sie werden bei Depression, Neurosen, Psychosen bzw. Epilepsie verordnet
- Migränemittel mit dem Wirkstoff Flunarizin
- Antihistaminika: Mittel gegen Allergien

Diese Liste beinhaltet nur die gängigsten Medikamente, die zu einer Gewichtszunahme führen können. Falls Ihr Gewicht mit der Dauer einer Medikamenteneinnahme ansteigt, sollten Sie auf jeden Fall Ihren Arzt informieren und zusammen mit ihm beraten, ob die Einnahme des Medikaments dringend notwendig ist oder vielleicht abgesetzt werden kann.

Gewichtszunahme durch Krankheiten

Besonders bei einer plötzlichen Gewichtszunahme sollte Ihr Arzt an folgende Krankheiten denken und diese gegebenenfalls ausschließen:

157

- Unterfunktion der Schilddrüse (Hypothyreose): Begleitsymptome sind Müdigkeit, depressive Stimmungen, langsamer Puls. Diese Erkrankung ist nicht selten. Schilddrüsenhormone sollten bei jedem molligen Menschen (besonders wenn er einen Kropf hat) untersucht werden.
- Polyzystisches Ovarialsyndrom (PCO), auch Stein-Leventhal-Syndrom: An diese Diagnose muss man denken bei vielen Zysten in den Eierstöcken zusammen mit Regelstörungen und Vermännlichungserscheinungen (Hirsutismus). Symptome können sein: Zyklusverlängerungen bis zum Ausbleiben der Regel (unerfüllter Kinderwunsch), Haarausfall, Akne, Diabetes Typ 2 u. a. Man schätzt, dass europaweit zwischen vier und zwölf Prozent aller Frauen im gebärfähigen Alter betroffen sind. In Deutschland haben wahrscheinlich eine Million Frauen ein PCO!
- Morbus Cushing: Überproduktion von Cortisol durch die Nebennierenrinde, Symptome sind ein aufgedunsenes Gesicht (»Mondgesicht«), Stammfettsucht (= Bauchfett) und Wassereinlagerungen
- Fröhlich-Syndrom: Erbkrankheit aufgrund eines Chromosomdefekts, geht einher mit Übergewicht, Unterentwicklung männlicher Geschlechtsorgane (selten)
- Andere Chromosomenveränderungen (selten)
- Tumore des zentralen Nervensystems, besonders der Hirnanhangdrüse (sehr selten)

Falls Sie plötzlich viel Gewicht verlieren, sollten Sie ebenfalls einen Arzt konsultieren. Es kann sich eine ernsthafte Erkrankung, zum Beispiel eine Schilddrüsenüberfunktion, dahinter verbergen.

Abnehmpillen

In meiner Sprechstunde konfrontieren mich Patienten immer wieder mit dem Wunsch, ihnen Abnehmpillen zu verschreiben. Nicht bei Schlanken und Molligen, aber bei schwer Fettleibigen würde ich solche Pillen sogar verordnen, wenn sie auf gesunde Weise zu einem Gewichtsverlust führen würden. Aber bei den zu diesem Zweck angebotenen Medikamenten bin ich äußerst skeptisch. Immer wieder kommen Abnehmpillen auf den Markt und erzielen in kurzer Zeit Riesenumsätze, weil sie mit entsprechenden Versprechungen die Sehnsucht vieler molliger Menschen ansprechen. Leider wollen auch vollkommen schlanke Frauen solche Pillen, und oft finden sie Wege, sich diese zu beschaffen. Das *arznei-telegramm*, ein unabhängiger Informationsdienst für Ärzte und Apotheker, bewertet den Abnahmeeffekt, besonders langfristig, stets als sehr fragwürdig. Ich kenne auch keine Patienten, die mit solchen Mitteln relevant abgenommen haben. Laut *arznei-telegramm* stellen sich jedoch mit schöner Regelmäßigkeit schwerwiegende Nebenwirkungen heraus, die meist dazu führen, dass die Mittel vom Markt genommen werden müssen.[93] Die meisten Hersteller wehren sich mit allen juristischen Mitteln gegen Zulassungsverbote, und so kommt es vor, dass manche Medikamente nach einiger Zeit wieder auf dem Markt auftauchen – so lange, bis wieder Menschen krank werden.

Operationen

Im Jahr 2000 haben in den USA 36 700 dicke Menschen eine Magenbandoperation durchführen lassen. Durch diesen Eingriff wird der Magen auf chirurgischem Weg verkleinert, indem man Teile des Magens mit einem Band abschnürt, sodass nur noch geringe Speisemengen aufgenommen werden können. 2004 gab es bereits 140 000 dieser Operationen![46] Langzeitergebnisse stehen noch aus. Es mag ja sein, dass Menschen nach einer solchen Operation abnehmen, aber gesünder werden sie sicher nicht. Genau genommen handelt es sich um eine Form der Selbstverstümmelung mit dem Ziel, dem Körper ein krankhaftes Ernährungsverhalten aufzuzwingen. Das Magenband ist nur eine von diversen chirurgischen Eingriffsmöglichkeiten, die fettleibigen Menschen inzwischen angeboten werden. Hier eine Auswahl:

- Schlauchmagen: Der Magen wird zu einem langen Schlauch verkleinert.
- Magenbypass: Diese Umleitung verringert die Aufnahmekapazität des Magen-Darm-Traktes.
- Magenballon (BIB-System): Das BIB-System besteht aus einem weichen, dehnbaren Ballon, einem Einsatzschlauch und einem Füllsystem, mit denen ein Arzt das Hilfsmittel zur Gewichtsreduktion von außen einführen und wieder entfernen kann. Wenn sich der leere Ballon im Magen befindet, wird er mit einer sterilen Kochsalzlösung gefüllt. Damit wird der Magen von innen verkleinert.
- Magenverkleinerung: Das Volumen des Magens wird mit einem Klammernahtgerät irreversibel (endgültig) verkleinert.

Fettleibige Menschen, die sich aufgrund des sozialen Drucks, den unsere Gesellschaft auf sie ausübt, zu einer solchen Operation entschließen, kann ich gut verstehen. Aus meiner Sprechstunde weiß ich, es ist ihr sehnlichster Wunsch, abzunehmen, dafür sind sie gerne bereit, ein unkalkulierbares Risiko für ihre Gesundheit auf sich zu nehmen. Fettleibige Menschen, die so unter Druck stehen, würden sofort fünf Jahre ihres Lebens opfern, wenn sie dafür 30 Prozent ihres Körpergewichts verlieren könnten. Wenn sie nach einer solchen Prozedur tatsächlich abnehmen sollten, fühlen sie sich möglicherweise nicht mehr so ausgegrenzt und entwickeln ein besseres Selbstbewusstsein. Aber was sind wir eigentlich für eine Gesellschaft, die Menschen, die nichts für ihr spezielles Aussehen können, zu solchen Selbstverstümmelungen drängen?

Ernährung und Verdauung

»Mit dem Geist ist es wie mit dem Magen:
Man sollte ihm nur Dinge zumuten,
die er auch verdauen kann.«

Winston Churchill

 ## Verdauungstypen
Warum jeder etwas anderes zu essen braucht,
und warum das normal ist

Die Menschen, die jeden Tag in meine Sprechstunde kommen, unterscheiden sich nicht nur in ihrem Körperbau, sondern auch in ihren Verdauungsmöglichkeiten. Genauso wie es große, kleine, dicke und dünne Menschen gibt, genauso gibt es Menschen mit robustem oder empfindlichem Magen, mit starker oder schwacher Verdauung. Und genauso wie der grundsätzliche Bauplan einer Figur genetisch festgelegt ist, genauso sind auch die Grundlagen der Verdauung vererbt. Manche Menschen vertragen große Mahlzeiten, andere nur kleine, manche kommen mit Obst gut klar, anderen bekommt Fleisch besser. Einige Menschen vertragen keine Milch, während andere sie zu ihrem Hauptnahrungsmittel machen. Die Palette an Eigenheiten ist riesig und das Wissen darum alles andere als neu. Warum muss man so nachdrücklich darauf hinweisen?

Es klingt ziemlich banal, dass jeder Mensch die für sein Verdauungssystem geeignetste Ernährung braucht, um sich wohlzufühlen. Eine für alle geltende Ernährungsempfehlung ist demzufolge so sinnvoll wie eine einzige ideale Schuhgröße für die ganze Bevölkerung. Trotzdem wird eine für alle gleiche Ernährungsweise als die einzig gesunde propagiert; in Deutschland macht dies die Deutsche Gesellschaft für Ernährung (DGE). Dieser gemeinnützige Verein, der größtenteils von Bund und Ländern finanziert wird, gilt als die wichtigste Institution in Sachen Ernährungsempfehlungen für die Bevölkerung. Die DGE empfiehlt die »vollwertige Ernährung«, die quasi den Status der offiziellen Ernährungsempfehlungen innehat.

Den Schwerpunkt der vollwertigen Ernährung bilden Getreideprodukte, Kartoffeln, Hülsenfrüchte, Gemüse und Obst (möglichst fünfmal am Tag), wobei Vollkornprodukte bevorzugt werden sollen. Rohkost gilt als besonders wertvoll. Diese Auswahl sichere die tägliche Zufuhr an Vitaminen, Ballaststoffen und sekundären Pflanzenstoffen, sagt die DGE. Fleisch und Fisch sollen nicht täglich und insgesamt pro Woche nicht mehr als 600 Gramm gegessen werden. Wurst und Eier sollen nur selten auf den Tisch kommen. Empfohlen werden 1,5 Liter Flüssigkeitszufuhr pro Tag, wobei Kaffee, schwarzer Tee und Alkoholika als ungeeignete Getränke angesehen werden. Die Speisenzubereitung soll mit niedriger Temperatur und möglichst kurzen Garzeiten erfolgen, um Nährstoffe zu schonen. Die vollwertige Ernährung wird heute in allen offiziellen Ernährungsberatungsstellen und Verbraucherzentralen empfohlen.[94]

Wer anders isst, ernährt sich falsch und muss mit ernährungsbedingten Krankheiten rechnen, sagen die Protagonisten der vollwertigen Ernährung. Da sich in Deutschland aber nur schätzungsweise drei bis fünf Prozent der Bevölkerung an die DGE-Empfehlungen halten, werden wieder Katastrophenszenarien beschworen, und die Meldungen über die Folgekosten falscher Ernährung überschlagen sich. Höchstes Gebot aktuell: 70 Milliarden Euro.[95] Dies wiederum wird als Legitimation benutzt, um breite Aufklärungskampagnen für eine vollwertige Ernährung durchzuführen. Das scheint anstrengend zu sein. Gegen die »allseits herrschende Essenslust zu kämpfen, verlangt enorme Kraft«, beklagte sich im Jahre 2004 Helmut Erbersdobler, damals Präsident der DGE. Vereinzelt wird sogar schon mit Zwangsmaßnahmen gedroht, falls sich die Bevölkerung weiter so uneinsichtig zeigen sollte und immer noch Weißmehlbrötchen bevorzugt.[96]

Herr Hager kam nicht wegen Gewichtssorgen in meine Sprechstunde, sondern weil er unter Verdauungsbeschwerden leidet. Er schildert seine Ernährungsweise, und bald wird klar, er gehört zu den drei bis fünf Prozent, die sich an die Empfehlungen für eine vollwertige Ernährung halten. Warum hat er trotz »gesunder« Ernährung Probleme mit der Verdauung? Herr Hager weist einen typisch leptosomen Körperbau auf: Er ist groß, langgliedrig, hat wenig Fettgewebe und friert leicht. In allen Erfahrungsheilkunden der Welt gilt ein hagerer Mensch, der nie zunimmt und kälteempfindlich ist, als derjenige mit einer schwachen Verdauung. In der indischen Medizin spricht man vom »schwachen Verdauungsfeuer«, die alten Griechen nannten es eine »schwache Pepsis«. Der mollige (pyknische) Mensch, der leicht schwitzt und im Alter immer ein bisschen zulegt, hat dagegen meist ein starkes Verdauungsfeuer. Offenbar gibt es einen Zusammenhang zwischen dem Körperbaumerkmal »Fähigkeit, Fettpolster zu bilden« und der Fähigkeit, gut zu verdauen.

Wer darauf achtet, wird schnell feststellen, dass hagere Menschen Schwierigkeiten haben, schwer verdauliche Nahrung ohne Beschwerden zu verarbeiten, während korpulente Menschen auch »Kieselsteine vertragen«. Aus demselben Grund brauchen Hagere eher viele kleine Mahlzeiten, während Mollige oft ohne Probleme Riesenportionen essen können, dann aber auch länger ohne Essen auskommen. Wir haben bereits über die für manche sicher überraschende

Beobachtung gesprochen, dass Schlanke über den Tag verteilt häufig mehr Kalorien zu sich nehmen als Mollige. Da es hier wieder einmal um komplexe genetische Zusammenhänge geht, wird es sicher auch Ausnahmen von der Regel geben. Aber seit ich auf diese Dinge achte, berichten mir Patienten immer wieder von genau diesen Erfahrungen. Herr Hager ist ein Paradebeispiel.

Die Eigenschaften Verdauungskraft und Temperaturempfindlichkeit hängen offensichtlich eng mit dem Körperbaumerkmal Fettpolsterbildung zusammen. Kombiniert eignen sie sich sehr gut für eine ärztliche Gewichts- und Ernährungsberatung. Mithilfe des Workshops ab Seite 291 können Sie selbst einschätzen, ob Sie eher einen pyknischen oder einen leptosomen Körperbau haben.

Was heißt »schwer verdaulich«?

Es scheint mit der Verdauung ähnlich zu sein wie mit der Reaktion auf Stress: Mollige können ihren Körper länger belasten, bevor es kritisch wird. Aber auch sie bekommen irgendwann Probleme durch schwer verdauliche Nahrung, nur eben später als Hagere. Unabhängig von der Veranlagung mindern Alter, Krankheit, Erschöpfung und Dauerstress die Verdauungskraft. Was muss man sich nun aber unter »schwer verdaulicher Nahrung« vorstellen? »Schwer verdaulich« ist das Gegenteil von »gut bekömmlich« und macht immer dann Probleme, wenn unser Verdauungsapparat überfordert ist. Leider sind besonders solche Nahrungsmittel häufig schwer verdaulich, die heute als gesund gelten. Und darauf reagieren vor allem Hagere mit Blähungen, Völlefühl, Bauchschmerzen, Stuhlveränderungen und vermutlich noch weiteren, über den Verdauungsapparat hinausgehenden Problemen.

Sie haben vielleicht selbst schon festgestellt, dass Sie nach einem morgendlichen Frischkornbrei Blähungen bekommen und nach einem Rohkostsalat am Abend schlecht schlafen.

Vielleicht haben Sie daraus Konsequenzen gezogen. Viele Betroffene bemerken diese Probleme zwar, behalten die vollwertige Ernährungsweise aber bei, weil sie ja schließlich »gesund« ist. So auch Herr Hager. Seine Schwiegermutter, Frau Schrothkorn, achtet sehr darauf, dass in der Familie ihrer Tochter »gesund« gegessen wird, und da Herr Hager ein pflichtbewusster Mensch ist und seine Frau es nicht anders kennt, wird bei Hagers eine vollwertige, biologisch korrekte Ernährungsweise gepflegt. Blähungen hin, Sodbrennen her.

Damit Herr Hager seine Beschwerden loswerden kann, muss ich ihm schon genauer erklären, was eine *für ihn* gesunde Ernährung wäre und warum seine Schwiegermutter gleich mehreren Irrtümern unterliegt. Selbstverständlich lade ich auch seine Frau zu dem Aufklärungsgespräch ein, denn es soll ja keine Ehekrise daraus entstehen. Ich fange damit an, dem Ehepaar Hager zu erklären, warum ein Weizenkorn gar nicht von uns gefressen werden möchte.

Grundlagen unserer Ernährung
Unsere Nahrung besteht zum größten Teil aus Eiweißen (Proteinen), die wir zum Aufbau und zur Reparatur unserer Körperzellen benötigen, sowie aus Fetten und Kohlenhydraten, die vor allem der Energiegewinnung dienen. Neben diesen drei Grundstoffen nehmen wir zur Unterstützung vieler Stoffwechselreaktionen noch Vitamine, Mineralstoffe und Spurenelemente auf. Jedoch benötigen wir davon nur geringe Mengen.

Was geschieht bei der Verdauung?
Alles, was wir essen, muss zunächst von unserer Verdauung verarbeitet werden. Neben den nützlichen Dingen, die wir dringend für die Erhaltung unseres Lebens brauchen, nehmen wir natürlicherweise immer auch

Stoffe oder Organismen mit auf, die wir nicht brauchen oder die uns vielleicht sogar schaden können. Es ist die Aufgabe unseres Verdauungsapparates, die nützlichen Dinge aus der Nahrung zu gewinnen und in den Körper zu überführen (Resorption) und die für uns schädlichen Dinge abzuwehren, zu entgiften und auszuscheiden. Der menschliche Verdauungsapparat ist vom Mund bis zum Enddarm neun bis zwölf Meter lang, wovon allein der Dünndarm vier bis sieben Meter ausmacht. Wenn Sie alle Darmfalten ausbügeln würden, hätten Sie eine Fläche von 300 Quadratmetern vor sich. Extrem wichtig für eine funktionierende Verdauung ist die sogenannte Darmflora. Sie enthält etwa zehnmal mehr Zellen als unser Körper selbst Zellen besitzt. Diese Bakterienflora wiegt circa 1,5 Kilogramm und befindet sich vorwiegend im Dickdarm.

Die Verdauung beginnt schon in der Mundhöhle beim Durchmischen der Speisen mit den Verdauungsenzymen im Speichel. Durch die Speiseröhre wird die grob zerkleinerte Nahrung in den Magen mit der Magensäure befördert. Nachdem er von der Säure aufgelöst wurde, gelangt der Speisebrei in den Zwölffingerdarm, wo die Verdauungssäfte aus Galle und Bauchspeicheldrüse (circa 1,5 Liter täglich) hinzukommen. Die sorgen dafür, dass die verflüssigte Nahrung hier und auch im anschließenden Dünndarm chemisch in ihre Bestandteile zerlegt und durch die Darmwand aufgenommen wird. Das, was übrig bleibt, wird in den Dickdarm weitertransportiert, wo vor allem Wasser und viele Mineralien zurückgewonnen werden. Der Stuhl, den wir ausscheiden, enthält nur noch die nicht gewünschten Stoffe sowie Reste von alten Darmzellen und Darmbakterien. (Modifiziert nach Karl Pirlet)

18 Pflanzenabwehrstoffe

Warum ein Weizenkorn gar nicht gefressen werden will

Wieso soll Vollkorn gesund sein? Na klar, nur im vollen Korn sind alle Vitamine und Nährstoffe enthalten, und deshalb ist Vollkornmehl gesünder als Weißmehl. Klingt logisch. Aber wieso glauben wir eigentlich, dass die Pflanze ihre gesamten Nährstoffe nur für uns wachsen lässt und sie uns dann freiwillig zur Verfügung stellt? Wieso glauben wir, dass ein Weizenkorn von uns gefressen werden will?

Alle Pflanzen und Tiere dieser Erde möchten gar nicht gefressen werden, sondern speichern Energie und Nährstoffe vor allem, um der eigenen Nachkommenschaft bessere Überlebenschancen mitzugeben. Aus der Sicht des Weizens sind wir Fraßfeinde, die das eigene Bestehen und das der Nachkommenschaft bedrohen. Nun haben Pflanzen aber ein grundsätzliches Problem: Sie können nicht wegrennen oder beißen. Um Fraßfeinden nicht wehrlos ausgeliefert zu sein, war es überlebensnotwendig, andere Strategien zu entwickeln. Das ist der Grund, warum Pflanzen Meister in der Bildung von »biologischen Kampfstoffen« wurden, mit denen sie sehr erfolgreich Pflanzenfresser abwehren. Und selbstverständlich konzentriert die Pflanze ihre Abwehrstoffe genau da, wo sie am dringendsten gebraucht werden, nämlich in den Außenstrukturen wie Schalen, Hülsen, Randschichten und im Getreidespelz.

Sekundäre Pflanzenstoffe sind Abwehrstoffe

Der Heidelberger Giftforscher Michael Wink erklärte mir bei einem Besuch im Institut für Pharmazie und molekulare Biotechnologie an der Universität Heidelberg, welche Abwehrstrategien Pflanzen anwenden und wie die Pflanzenfresser versuchen, sie zu überwinden. Ganz allgemein kann man davon ausgehen, dass es nur durch evolutionäre Anpassung möglich wurde, Pflanzenfresser zu werden. Die Pflanzen wiederum reagierten auf jede Anpassung mit noch besseren Abwehrstrategien. Dieses Wechselspiel geht nun schon seit Millionen Jahren hin und her, sodass die Abwehrerfindungen der Pflanzen und die Entgiftungsstrategien der Pflanzenfresser äußerst vielfältig und raffiniert geworden sind. Nur ein Beispiel: Es gibt Getreidearten, die wehren sich gegen Raupen, die sie fressen möchten, indem sie den Sexuallockstoff von Schlupfwespen nachahmen. Die so angelockte Schlupfwespe dürfte zwar ziemlich enttäuscht sein, keine andere Schlupfwespe vorzufinden, dafür tötet sie die Raupe und legt ihre Eier in den Kadaver. Damit hat die Schlupfwespe das Problem für die Getreidepflanze gelöst.[97]

Die meisten Pflanzen sind aufgrund ihrer Inhaltsstoffe für uns Menschen ungenießbar, jedoch haben wir gelernt, manche dieser Gifte zu extrahieren und als Medikamente zu nutzen. Beispiele sind das Medikament Atropin, welches aus der Tollkirsche gewonnen wird und in der Notfallmedizin bei Herzstillstand eingesetzt wird, oder das Colchizin aus der Herbstzeitlose, das bei einem Gichtanfall hilft.

In der Biologie zählt man diese natürlichen Abwehrstoffe zu den sekundären Pflanzenstoffen.[98, 99] Das irritiert Herrn Hager, denn er hat gelernt, dass vollwertige Ernährung gerade deshalb so gut ist, weil die mitverzehrten Randschichten besonders viele sekundäre Pflanzenstoffe enthalten. Sagen die Ernährungswissenschaftler nicht immer, dass sekundäre Pflanzenstoffe wie Carotinoide, Phytosterine oder Phytoöstrogene unsere Gesundheit fördern, indem sie Oxidationen verhindern, Cholesterin senken, die Blutgerinnung hemmen oder das Krebsrisiko verringern?[100] Doch, aber leider sind diese Annahmen zum größten Teil hypothetisch, das heißt unbewiesen, und aus dem Laborblick entstanden. Sie übersehen den eigentlichen, »natürlichen« Zweck, dem diese Stoffe dienen: Sie sollen uns und anderen Fraßfeinden den Appetit auf die jeweilige Pflanze verderben. Deshalb ist es für uns kein Vorteil, sondern ein Nachteil, wenn wir die Pflanzen mitsamt ihren Abwehrstoffen essen. Diese Substanzen können manchmal für die Medikamentenherstellung interessant sein, aber eben nicht für eine gesunde Ernährung.

Beispiele für Abwehrstoffe (sekundäre Pflanzenstoffe) in Getreide[101]

Lektine sind stark toxische und schwer abbaubare Eiweiße. Sie gelangen durch die Darmwand in den Blutkreislauf bzw. in das Lymphsystem und erleichtern das Eindringen von Antigenen bzw. Bakterien. Lektine können vermutlich entzündliche Darmerkrankungen (Morbus Crohn, Zöliakie) und Allergien auslösen. Daneben werden sie als Ursache von Autoimmunerkrankungen wie rheumatoide Arthritis und Diabetes diskutiert.[102, 103, 104, 105, 106]

Gliadin löst bei genetischer Disposition Zöliakie aus. Diskutiert wird seine Rolle bei der Entstehung von Autoimmunerkrankungen wie Neurodermitis, Diabetes oder rheumatoider Arthritis sowie neurologischer Krankheiten wie Epilepsie, Demenz oder Schizophrenie.[104, 107, 108, 109, 110]

Daneben gibt es unzählige weitere giftige Abwehrstoffe, die allesamt unsere Verdauung behindern und zu Krankheiten führen können, wie z. B. **Enzyminhibitoren,**[104, 111] **Phytinsäure,**[112, 113] **Nicht-Stärke-Polysaccharide (NSP),**[114, 115] **Alkylresorcine.**[104, 116, 117]

Beim Verzehr von Vollkorngetreide besteht außerdem immer die Gefahr, zusätzlich noch Schimmelpilzgifte aufzunehmen, die giftig auf Leber, Immunsystem oder auch das Nervensystem wirken, wie z. B. **Mykotoxine, Ochratoxin A, Deoxynivalenol, T-2 Toxin.** [118,119,120,121,122]

Vom Pflanzen- zum Allesfresser

Klingt alles ziemlich giftig – und ist es auch! Wie konnte sich der Mensch trotzdem mit pflanzlicher Nahrung arrangieren? Er wählte eine andere Strategie als die Kuh. Die Kuh hat sich im Laufe der Evolution extrem gut an schwer verdauliche Pflanzenkost angepasst. Sie besitzt vier Mägen (Pansen, Netzmagen, Blättermagen, Labmagen) mit insgesamt 110–230 Litern Fassungsvermögen. Daran schließen sich Dünndarm und Dickdarm mit einer Länge von 35 bis 60 Metern an. Im Inneren dieses riesigen Verdauungsapparats leben Milliarden und Abermilliarden von Mikroorganismen, die die Pflanzenmasse aufbereiten und die Pflanzenabwehrstoffe unschädlich machen. Nach dem ersten Durchgang wird der Pflanzenbrei noch einmal hochgewürgt und mit viel Speichel ein weiteres Mal durchgekaut. Zu diesem Zweck produziert eine Kuh 200 Liter Speichel am Tag. Außerdem hat sie auf der Weide Zeit genug, alle Energie in die Verdauung zu stecken. So kann eine Kuh sogar Stroh in Milch verwandeln.

Wir können das nicht, denn unsere Verdauungsorgane sind völlig anders gebaut als die eines Wiederkäuers (Rind, Schaf, Ziege, Reh). Unsere Urururahnen waren zwar reine Pflanzenfresser, aber unser Magen-Darm-Trakt hat sich verändert. Einige Forscher entwickelten dazu eine interessante Theorie, die sogenannte *Expensive Tissue Hypothesis* (ETH). Dieser Theorie zufolge gibt es eine umgekehrte Beziehung zwischen Größe und Energiebedarf des Gehirns und der Größe des Verdauungstraktes: Je größer das Hirn, desto kleiner der Verdauungstrakt. Demnach hatten unsere Vorfahren im Laufe der Evolution irgendwann Schwierigkeiten, den enorm gestiegenen Energieverbrauch des Gehirns zu decken. Sie brauchten einfach zu viel Energie für die Entgiftung der Pflanzenkost, die darüber hinaus keinen hohen Energiegehalt besitzt und mühevoll gesammelt werden musste. Deshalb entwickelten sie sich in Richtung Fleischfresser. Tierische Nahrung hat weniger Abwehrstoffe, weil die Tiere die Pflanzenabwehrstoffe ja bereits durch ihre eigene Verdauungsleistung entgiftet haben. Fleisch hat außerdem eine höhere Energiedichte, das heißt mehr Energie in einem kleineren Volumen, allerdings muss der Fleischfresser die Beutetiere erst einmal fangen oder erlegen. Aber es rechnete sich trotzdem: Mit einem weniger aufwendigen Verdauungsapparat konnten die Urmenschen mehr Nahrungsenergie aufnehmen und trotzdem schneller verdauen.[123] Aus Knochenfunden haben auch Archäologen den Schluss gezogen, dass die Zunahme des Verzehrs von tierischer Nahrung und die Größenzunahme des Gehirns bei Primaten zeitlich zusammenhängt.

Während sich unser Gehirn im Laufe der Entwicklung zum *Homo sapiens* vergrößert hat, ist der Verdauuungstrakt also ein wenig »umgebaut« worden. Verglichen mit Menschenaffen haben wir heute einen längeren Dünndarm, der vor allem entgiftete Nahrung gut und schnell resorbieren kann, und einen deutlich kürzeren Dickdarm, der sich nicht mehr mit Schalen, Blättern und anderen Ballaststoffen auseinandersetzen muss. Gerade die Verdauung im Dickdarm kostet Pflanzenfresser Zeit und Energie, deshalb liegen sie fast den ganzen Tag gemütlich auf oder unter Bäumen. *Homo sapiens* jedoch steckte seine Energie ins Gehirn, entdeckte, dass man in der verdauungsfreien Zeit auch andere schöne Dinge machen kann, und entwickelte die Zivilisation.

Ballaststoffe – ein gefundenes Fressen

Mit wachsendem Hirnvolumen war rohe Pflanzenkost deshalb bei unseren Urahnen zunehmend unbeliebt. Heute jedoch gilt vollwertige Ernährung nicht nur wegen der sekundären Pflanzenstoffe als gesund, sondern auch, weil Pflanzen in unverarbeitetem Zustand besonders viele Ballaststoffe enthalten, die gut für die Verdauung sein und sogar schlimme Erkrankungen verhindern sollen. Und so kehrten Ballaststoffe in Form von Weizenkleie, Leinsamen, Schalen und Hülsen im Rahmen der vollwertigen Ernährung wieder auf unseren Teller zurück. Ballaststoffe bestehen meist aus schwer verdaulichen Kohlenhydraten (Polysaccharide), die unsere Verdauungsenzyme nicht aufspalten können und die den Darm daher angeblich unverdaut wieder verlassen. Sie sollen den Darm sozusagen als zusätzliches Volumen in Schwung halten. So weit die Vollwerttheorie.

Allerdings ist schon die Bezeichnung »Ballaststoffe« irreführend, da diese Stoffe den Darm keineswegs wie Ballast durchlaufen, um unverändert wieder ausgeschieden zu werden. Normalerweise verdauen wir Stärke (leicht abbaubare Kohlenhydrate) im Dünndarm, der anschließende Dickdarm sieht wenig davon. Die schwer verdaulichen Kohlenhydrate der Ballaststoffe werden vom Dünndarm kaum abgebaut und landen deshalb im Dickdarm. Außerdem beinhaltet zum Beispiel die Kleie auch viele Pflanzenabwehrstoffe, wie die Amylaseinhibitoren, die ganz gezielt die Verdauungsenzyme und damit die Stärkeaufnahme im Dünndarm behindern, sodass der Anteil unverdauter Stärke im Dickdarm weiter erhöht wird. Die Bakterien im Dickdarm erhalten normalerweise nicht so viel Verwertbares. Sie fallen nun über diese unverhofften Kohlenhydratgaben her und verarbeiten sie, genauer gesagt: Sie vergären sie. Dabei entstehen Gärgase und Alkohol. Bei dem Alkohol handelt es sich allerdings nicht um Ethanol wie etwa im Wein, sondern um verschiedene sogenannte Fuselalkohole, die neben den mitverzehrten sekundären Abwehrstoffen nun ebenfalls Darm und Leber belasten. Nach einer Vollwertmahlzeit steigt die Konzentration solcher Fuselalkohole deutlich messbar an.

Karl Pirlet, ehemals Professor für Physikalische und Diätetische Therapie an der Universität Frankfurt, hat dies in den Siebzigerjahren in eindrucksvollen Versuchen nachgewiesen. Er griff einen alten Begriff für diese hausgemachte Giftküche wieder auf, die »intestinale Autointoxikation«, zu Deutsch: die Selbstvergiftung im Darm, und forderte schon damals, Vollkorn und Rohkost nicht mehr zu empfehen.[124] Für den riesigen Verdauungsapparat der Kuh stellen Ballaststoffe kein Problem dar. Für den verkürzten Dickdarm des *Homo sapiens* aber schon, es entstehen Blähungen, Darmkrämpfe bis hin zu Schäden der Darmschleimhaut. Das wurde auch in weiteren wissenschaftlichen Studien belegt, die die angeblich gesundheitsförderlichen Wirkungen von Ballaststoffen umgekehrt übrigens nicht bestätigen konnten.[125, 126] Aufgrund der Darmreizung kommt es zu durchfallartigem Stuhlgang, der von Menschen, die zuvor unter Verstopfung gelitten haben, zunächst als entlastend empfunden werden kann. Auf Dauer nimmt der Darm jedoch Schaden, die Verstopfung kehrt zurück und verschlimmert sich.

Vollwertfusel und Leberwerte
Eine Patientin kam wegen ihrer leicht erhöhten Leberwerte in die Sprechstunde. Sie hatte wohl in der Jugend eine Gelbsucht im Sinne einer Hepatitis A (akute Leberentzündung) gehabt, dies könnte eine Vorschädigung der Leber erklären. Sie erzählte, sie ernähre sich bewusst vollwertig und esse viel Obst. Besonders achte sie darauf, abends drei Äpfel zu verzehren, weil sie gelesen habe, dass dies besonders gesund sei. Sie sei wegen der Leberwerte schon bei verschiedenen Ärzten gewesen, aber

die hätten ihr mehr oder weniger Alkoholmissbrauch unterstellt, weil sie sich die Werte nicht anders erklären konnten. Meine Untersuchung ergab die bereits bekannten leicht erhöhten Leberwerte sowie klopfschmerzhafte Bauchdecken und einen deutlichen Blähbauch. Ich habe der Patientin empfohlen, Rohkost und Vollkorn wegzulassen und auf die Äpfel am Abend zu verzichten. Nach einigen Monaten waren die Blähungen deutlich geringer geworden, die Bauchdecken waren nicht mehr klopfschmerzhaft und die Leberwerte hatten sich normalisiert.

Wählerisches Obst

Die Veränderungen im menschlichen Verdauungsapparat gingen jedoch nicht so weit, dass wir ganz auf rohe pflanzliche Nahrung verzichten mussten. Zum Beispiel konnten wir auch weiterhin bestimmte Pflanzenteile essen, die uns nicht schadeten. Obst etwa will sogar gefressen werden. Einige Pflanzen verpacken ihre Samen in Obst, um gezielt Fresser anzulocken. Diese sollen die Samen mit einer Portion Dung an einem anderen Ort ausscheiden und so für die Verbreitung der Pflanze sorgen. Damit die Tiere das Obst nicht vor der Samenreifung essen, versieht die Pflanze die unreifen Früchte mit Abwehrstoffen, die meistens bitter schmecken. Ist der Samen ausgereift, verschwinden diese Gifte und das Obst schmeckt süß.

Unser Verdauungsapparat hat seit Urzeiten gelernt, dass Süßes ungefährlich ist, während bitterer Geschmack auf Gifte hinweist. Dennoch können wir lernen, Bitterstoffe so zu verarbeiten, dass sie ungefährlich werden. Und wenn wir erst gelernt haben, dass sie uns nicht schaden, schmecken sie uns mit der Zeit sogar. Deshalb mögen wir als Kinder vor allem süße Getränke, während wir im reiferen Alter durchaus auch Bitter Lemon oder ein herbes Pils schätzen. Die Samen bleiben jedoch giftig, beispielsweise durch Blausäureglykoside im Apfelkern, und so ist es besser, die Kerne nicht zu zerkauen, damit diese Stoffe nicht in den Körper gelangen, sondern komplett wieder ausgeschieden werden, wie es das Verbreitungskonzept der Pflanzen vorsieht.

Die Pflanzen suchen sich ihre Samenspediteure genau aus. Möchten sie Vögel anlocken, um die Samen möglichst weit weg von der Mutterpflanze anzusiedeln, dann hängen die Früchte hoch im Baum an Stielen, haben eine Signalfarbe – zum Beispiel Rot – und sind den Verdauungsmöglichkeiten von Vögeln angepasst. Möchten sie Säugetiere einspannen, damit die neue Pflanze in der näheren Umgebung groß wird, dann wächst das Obst in Bodennähe oder fällt herunter, wenn es reif ist, es riecht sehr stark und ist den Verdauungsmöglichkeiten der Säuger angepasst. Das ist der Grund, warum die meisten Menschen Bananen gut vertragen, viele jedoch Probleme mit Kirschen haben, weshalb sie häufig im Kuchen mitgebacken werden. Und Schlehen sind für unseresgleichen nur noch als Schnaps genießbar.

Fazit

▶ Pflanzen haben nicht nur Nähr-, sondern auch Abwehrstoffe, mit denen sie sich die Fraßfeinde vom Stängel halten wollen. Dies gilt auch für den Allesfresser Mensch. Die Abwehrstoffe, die man in der ökologischen Biochemie als sekundäre Pflanzenstoffe bezeichnet, befinden sich vor allem in den Randschichten der Pflanze. Diese Überlebensstrategien der Pflanzen sind Natur pur, und die Art und Weise, wie sich die Pflanzenfresser daran angepasst haben, ist ein schönes Beispiel für die Evolution und die unglaubliche Vielfalt, die durch sie entsteht. Wir Menschen haben uns in unserer Entwicklung zum *Homo sapiens* vom reinen Pflanzenfresser wegentwickelt und damit auch die Möglichkeiten reduziert, diese Abwehrstoffe adäquat zu entgiften.

Deshalb ist es höchst problematisch, wenn die modernen Ernährungsempfehlungen behaupten, es sei gesund, sich vollwertig zu ernähren. Denn vollwertig bedeutet, die Randschichten mit den Abwehrstoffen (sekundären Pflanzenstoffen) mitzuessen.

Traditionelle Lebensmittelverarbeitung

19 Warum *Homo sapiens* den Kochtopf erfand

Nur für Säuger bestimmtes Obst allein reichte nicht aus, um den enorm gestiegenen Energiebedarf der frühen Menschheit zu decken. Aber Fleisch stand auch nicht jeden Tag auf dem Speisezettel. Deshalb wollten und mussten wir weiterhin andere Pflanzenteile für die Ernährung nutzen. Mit dem verkürzten Dickdarm und den schlechteren Entgiftungsmöglichkeiten bekamen wir auf rohe Pflanzennahrung allerdings schnell Durchfall und Bauchschmerzen. Was also tun? Wir hatten zwar den Verdauungsapparat verkleinert, aber dafür das Gehirn vergrößert. Mithilfe der neuen grauen Zellen mussten jetzt Lösungen für eine Pflanzenentgiftung außerhalb des Körpers gefunden werden. Das ist der Grund, weshalb *Homo sapiens* (»der weise Mensch«) begann, pflanzliche Nahrung zu schälen, einzuweichen und mit Feuer zu erhitzen. Zum Glück sind unseren Vorfahren alle möglichen Verarbeitungs- und Küchentechniken von Entspelzen, Mahlen, Einlegen, Vergären bis Backen, Garen, Kochen eingefallen. Das alles dient nur dem einen Zweck, die Speisen zu entgiften und damit für uns Menschen genießbar zu machen.

Alle Naturvölker der Erde verarbeiten ihre Nahrung, seit Jahrtausenden wird auf Holzkohle geröstet, in Asche gebacken oder in Erdöfen gegart. Aborigines in Australien kochen die Yamswurzeln, um sie anschließend zu rösten, zu schälen, zu zerreiben und zu zerstoßen. Doch damit nicht genug, dann wird das Ergebnis noch mindestens einen Tag lang in fließendem Wasser eingeweicht. Amazonasindianer graben an sandigen Ufern ein Loch. Wenn es sich mit Wasser gefüllt hat, kleiden sie es mit Bananenblättern aus und geben die zu garenden Speisen dazu. Anschließend legen sie vorher erhitzte Kochsteine in diesen ursprünglichen »Kochtopf«.[127] Von wegen Naturvölker essen naturbelassen! Auf der ganzen Welt wird seit Jahrtausenden geköchelt. Und auch bei uns kam früher niemand auf die Idee, die Speisen roh und ungeschält zu verzehren, weil vom Amazonasindianer bis zum Aborigine alle wussten, dass sie sonst von Durchfall und Bauchschmerzen geplagt würden.

Der Denkfehler moderner Ernährungswissenschaft

Aber haben wir nicht gelernt, dass auf diese Weise die lebenswichtigen Vitamine totgekocht werden? Ja, und hier stoßen wir an den grundsätzlichen Denkfehler der modernen Ernährungswissenschaft. Sie beurteilt Lebensmittel im Rohzustand nach ihren in chemischen Analysen ermittelten Nährstoffmengen. Die daraus erstellten Tabellen sind dann der Maßstab für gute oder schlechte Lebensmittel, so als spielten unsere Verdauung und der Millionen Jahre lange Anpassungsprozess an die Pflanzenabwehrstoffe keine Rolle. In Wirklichkeit interessiert doch zunächst, ob wir das Nahrungsmittel überleben und somit vertragen, und darüber entscheiden die Abwehrstoffe und nicht die Nährstoffe. Erst wenn wir die Speise entgiftet haben, können uns die Vitamine interessieren. Viele Pflanzenabwehrstoffe blockieren sogar die Nährstoffaufnahme im Darm. Das bedeutet, ich nehme auf dem Papier vielleicht viele Nährstoffe und Vitamine zu mir, in Wirklichkeit verhindern jedoch die Abwehrstoffe die Aufnahme dieser Nährstoffe und Vitamine und machen zusätzlich Bauchweh. Eine Möhre, die weich gekocht ist, hat zwar ein paar Vitamine weniger, aber die kann mein Darm dann auch wirklich aufnehmen. Über gekochte Nahrung erhalten wir somit wahrscheinlich sogar mehr Nährstoffe als über Rohkost.

Haben aber geschälte und durchgekochte Speisen dann nicht weniger Energie? Natürlich steckt in den Schalen und Keimlingen ebenfalls Energie; rein rechnerisch hat ungeschälte Nahrung daher mehr Energie als geschälte. Aber das nützt uns nichts, weil die mitgegessenen Abwehrstoffe mit hohem Energieaufwand in der Verdauung entgiftet werden müssen. Und wenn diese Entgiftung nicht möglich ist, schaden uns die Gifte. Sogenannte vollwertige Nahrung liefert im Endeffekt weniger Energie als geschälte, was sich auch auf die Leistungsfähigkeit auswirkt.

Unsere Vorfahren litten bestimmt nicht an Nahrungsüberfluss, trotzdem trennte man Spreu von Weizen und verfütterte die Kleie an Schweine. Weder in China, in Indien noch in Thailand kam je Vollkornreis auf den Tisch. Alle wussten, warum: Nach dem Essen ungeschälten Getreides wurde man schnell müde und musste mit Darmkrämpfen und Blähungen rechnen. Der Gedanke, naturbelassene, rohe Nahrung sei die wertvollere Ernährungsform, ist ziemlich neu und rein weltanschaulich begründet. Die Ernährungserfahrung der Menschen war immer eine völlig andere.

Traditionell verarbeitete Nahrung ist wertvoller als Vollwert

Es ist schon ein wenig komisch, wenn immer wieder behauptet wird, die Weißmehlproduktion sei eine Erfindung der industriellen Großmühlen. Seit der Steinzeit versuchen die Menschen, Getreide auszumahlen, also Keimling und Schalen, die sogenannte Schälkleie, vom Mehlkörper zu trennen. Zuerst durch Stampfen im Mörser, später durch Dreschen. Später wurde das Mehl gemahlen und gesiebt, je weißer das Mehl, desto wertvoller war es. Das so produzierte feinste, weiße Mehl war das wertvollste, arme Menschen mussten sich mit dunklerem Mehl begnügen und die Kleie, die sehr viele Faserstoffe enthält, bekamen die Schweine und eben nicht die Menschen zu essen.

Beim Ausmahlen von Getreide zu weißem Mehl gehen 25 Prozent des eingesetzten Gewichts verloren.[128] Wenn früher Kleieanteile nicht fachgerecht ausgesiebt wurden, dann nicht, weil es gesund war, sondern um die Menge zu strecken. Deswegen gab es in Kriegs- und Mangelzeiten Vollkorn- statt Weißmehl. Bäcker, die Vollkornbrote anboten, galten damals als Geizkragen.[129] In der Schweiz wurden betrügerische Bäcker, die minderwertiges Mehl mit Kalkpulver oder Knochenmehl mischten, um teures Weißmehl vorzutäuschen, in einen Käfig über einer Jauchegrube gesperrt. Daraus konnten sie sich – unter den Augen vieler Schaulustiger – nur durch einen Sprung in die Grube befreien.[130]

Sauerteig – der Aufwand lohnt

Neben Schälen und Sieben haben die Menschen noch raffiniertere Methoden entwickelt, um schwer verdauliches Getreide genießbar zu machen. Zum Beispiel – vor etwa 5000 Jahren – den Sauerteig, der besonders für die Entgiftung von Roggenmehl notwendig ist, das man nicht weiß ausmahlen kann. Bei der heutigen Form der Sauerteigführung setzt man dem Mehl-Wasser-Gemisch Hefe und Laktobazillen zu, die in milder Wärme über längere Zeit mit dem Teig reagieren. Die klassische Sauerteigführung ist aufwendig, sie dauert mehr als 24 Stunden und erfordert viel Geschick vom Bäcker. Aber das Produkt lohnt den Aufwand. Echtes Sauerteigbrot ist weitgehend entgiftet und sehr bekömmlich. Ausmahlen des Korns und Sauerteigführung im Brotteig sind Entgiftungsverfahren, die die Menschheit entwickelt hat, obwohl sie mühsam sind und viel Ausschuss in Form von Kleie produzieren. Analysiert man diese Verarbeitungstechniken mit biochemischen Mitteln, wird ihr Sinn schnell deutlich. Im vorigen Kapitel waren Beispiele für pflanzliche Abwehrstoffe und Schimmelpilzgifte im Getreide (Seite 169) aufgeführt. Diese Schadstoffe können mit traditionellen Verarbeitungsmethoden weitgehend unschädlich gemacht werden.

Beispiele für Entgiftungsmechanismen für Getreidegifte[101]

Lektine Das Weizenkeimlektin WGA wird beim Ausmahlen zu weißem Mehl weitgehend mit dem Keimling abgetrennt. Weil es in Vollkornmehl erhalten bleibt und zudem hitzestabil ist, kann es in Vollkornprodukten auch nach dem Backvorgang noch wirken.

Gliadin Ein vollständiger Abbau des Gliadins ist nur mit einer traditionellen Sauerteigführung möglich. Dies gilt auch für weizenhaltige Mischbrote. Bei Zusatz von Vollkornschrot oder ganzen Körnern ist die Wirksamkeit des Sauerteigs vermindert bzw. aufgehoben.

Genauso werden auch **Enzyminhibitoren, Phytinsäure, Alkylresorcine, Ochratoxin, T-2-Toxin** durch Schälen, Sieben, Sauerteig und Backen weitgehend entgiftet.

Großhersteller, die Nahrung industriell produzieren, stellen zunehmend auf Vollkorn um, weil der Verbraucher leider immer noch glaubt, Vollkorn sei gesünder. Doch die Chemiker der Nahrungsmittelindustrie kennen die Vollkornproblematik. Deshalb mischen sie ihren Vollkornprodukten unter anderem Phytase bei, ein Enzym, das die Phytinsäure unschädlich macht. Sie schützen überzeugte Vollwertköstler, die wie die Hagers oft auffallend blass aussehen, zumindest vor den negativen Folgen der Phytinsäure, zum Beispiel Blutarmut. Der engagierte Vollwertbäcker aus der kleinen

Biobäckerei, der fest davon überzeugt ist, das hochwertigste Brot zu backen, macht dies aus Unkenntnis nicht – und schadet womöglich seiner Kundschaft.

Besonders problematisch ist Vollwertkost für Menschen, die bereits unter Verdauungsstörungen leiden oder eine chronische Erkrankung haben und im vorgerückten Alter sind. Nach meiner Ausbildung im Akutkrankenhaus habe ich für ein Jahr in einer Klinik für Naturheilverfahren gearbeitet. Damals glaubte ich, dass Vollwerternährung automatisch die Ernährung der Naturheilkunde sei. Wie viele andere verwechselte auch ich »naturbelassen« mit »naturgemäß« und dachte, roh sei gesünder als gekocht. Wie Herr Hager aß ich morgens brav meinen Frischkornbrei und mittags die Vollkornnudeln. In dieser Klinik gab es eine Abteilung, in der frisch operierte alte Menschen wieder auf die Beine gebracht werden sollten (geriatrische Rehabilitation). Mein damaliger Chef kam auf die Idee, diesen geschwächten Patienten ebenfalls Körnerkost aufzutischen, und pries dies gegenüber dem bayrischen Sozialministerium als Schnittstelle zwischen Geriatrie und Naturheilverfahren. Na, die alten Leutchen haben uns vielleicht etwas erzählt! Wären sie gut zu Fuße gewesen, sie hätten fluchtartig die Klinik verlassen. In kürzester Zeit mussten wieder Schinken mit Graubrot ohne Körner und weiße Nudeln auf den Tisch, sonst wäre die Stimmung massiv gekippt. Für mich ein Aha-Effekt und der Auslöser zum Umdenken.

Der Bauch ist Zeuge

Seitdem frage ich Patienten mit Verdauungsbeschwerden immer, ob sie sich vollwertig ernähren oder sich früher länger vollwertig ernährt haben. Manche berichten, dass sie von selbst damit aufgehört haben, als sie merkten, dass sie beispielsweise nach Frischkornbrei regelmäßig Bauchschmerzen bekamen. Viele behalten diese Ernährungsform jedoch trotz Blähungen bei, »weil es doch gesund ist«. Für mich als

Arzt gibt es einen Kronzeugen, der verrät, wie es um die Verdauung wirklich bestellt ist: der Tastbefund des Bauches. So gut wie immer taste ich bei Vollwertköstlern mit Verdauungsbeschwerden schmerzhafte Bauchdecken mit typischen Druckstellen. Damit ist die Diagnose eines gärungsgeschädigten Darmes sehr wahrscheinlich und die Therapie klar (diese möchte ich Ihnen vorstellen, nachdem wir die Problematik der Resorptionsstörungen in Kapitel 22 besprochen haben).

Oft landen Patienten bei mir, die bereits eine Odyssee mit mehreren Magen- und Darmspiegelungen, nicht selten auch Computertomografien (CTs), hinter sich haben und immer wieder mit der Diagnose »Reizdarm« vertröstet wurden. Wie viele Unannehmlichkeiten könnte man Patienten ersparen und wie viele Kosten dem Gesundheitsystem, wenn der konsultierte Arzt zunächst den Bauch abtasten und dann nach »gesunder« Ernährung fragen würde! Der Wechsel von vollwertiger zu einer bekömmlichen Ernährung führt in kürzester Zeit zur Linderung der Beschwerden, sodass meist keine weiteren Untersuchungen mehr notwendig sind. Statt es im ersten Schritt mit dieser einfachen Maßnahme zu probieren, wird leider oft unnötig schnell in der »Röhre« untersucht oder eine Darmspiegelung durchgeführt. Erhält ein Patient nach einer solchen Untersuchungsprozedur die Diagnose »Reizdarm«, sagt mir das, dass die untersuchenden Ärzte keine exakte Diagnose stellen konnten. Sie bedeutet so viel wie: Es ist zwar etwas nicht in Ordnung, wir wissen aber nicht was. Nach der Verlegenheitsdiagnose Reizdarm empfehlen ratlose Kollegen dann leider oft, die Menge an Ballaststoffen zu steigern oder fünfmal am Tag Obst und Gemüse zu essen, und machen das Ganze so noch schlimmer.

Erst wenn die Beschwerden nach einem Wechsel zu einer bekömmlichen Ernährung anhalten oder wenn von vornherein auch blutige oder schleimige Stuhlauflagerungen auffallen, sollten Krankheitsbilder wie Morbus Crohn, Colitis ulcerosa oder Zöliakie (Sprue) anhand einer Darmspiegelung abgeklärt werden. Solche Krankheiten sind gekennzeichnet durch klare krankhafte Veränderung der Darmschleimhaut und lassen sich auch durch Laborwerte oder Gewebsuntersuchungen feststellen. Diese Erkrankungen benötigen eine fachärztliche Therapie, die sich allerdings ebenfalls an einer bekömmlichen Ernährung orientieren sollte. Sie kommen jedoch ungleich seltener vor als die Diagnose Reizdarm.

Eine Krankenschwester denkt um

Eine typische Situation: Eine Krankenschwester, 28 Jahre, kam wegen eines grippalen Infekts in die Sprechstunde. Nach Untersuchung und Beratung sagt sie zu mir: »Ach ja, übrigens noch vielen Dank für Ihre Ernährungshinweise vor einem halben Jahr, es geht meinem Bauch seitdem viel besser.« Was war geschehen?

Vor sechs Monaten war diese Patientin zum ersten Mal bei mir gewesen. Die medizinische Vorgeschichte ergab, dass sie seit ihrer Pubertät unter zunehmenden, zum Teil massiven Darmbeschwerden litt. Durchfallperioden wechselten mit Phasen, in denen der Darm eher verstopft war. Dazu fühlte sie sich oft gebläht, zum Teil mit krampfartigen Bauchschmerzen. Begleitsymptome wie Müdigkeit und Antriebsschwäche machten ihr außerdem zu schaffen. Die junge Frau berichtete über eine Odyssee bei verschiedenen Ärzten und Darmspezialisten. Sie hatte schon zwei Darm- und drei Magenspiegelungen hinter sich. Die Diagnose, die am häufigsten genannt wurde, war Reizdarm.

Auf die Frage, wie sie sich denn ernähre, antwortete die Krankenschwester, sie bemühe sich, gesund zu essen: morgens Frischkornbrei, viel Obst und Gemüse und möglichst oft Vollkornprodukte. Allerdings habe sie gemerkt, dass sie den Frischkornbrei nicht vertrage, und sei auf Joghurt mit Früchten umgestiegen. Bei der Frage, ob ihr das besser bekommen sei, antwortete die Patientin, eigentlich nicht, die Beschwerden hätten über die Jahre eher zugenommen, trotzdem sei sie dabei geblieben, da diese Ernährungsweise doch gesund sei. Bei der Untersuchung fand ich die typischen klopfschmerzhaften Bauchdecken mit einem tiefen Druckschmerz im linken und besonders auch im rechten Unterbauch sowie eine druckschmerzhafte Vorwölbung in der Magengegend.

Ich empfahl der Patientin, sich in den nächsten Monaten so gut wie möglich an die Ernährungsratschläge auf Seite 219 zu halten. Die Patientin tat dies auch, obwohl sie sich zunächst schon wunderte, weil diese Empfehlungen so gar nicht den heutigen Vorstellungen von gesunder Ernährung entsprachen. Doch schon nach einer Woche hatten sich die Beschwerden deutlich gebessert und nach einigen Wochen war der Stuhlgang wieder normal. Die Krämpfe seien anfangs noch vereinzelt, aber jetzt schon seit Monaten nicht mehr aufgetreten. Sie fühle sich wacher und auch fitter. Diese Erfahrungen geben der Kinderkrankenschwester aber auch bezüglich ihres Berufes zu denken, da es in ihrer Abteilung durchaus üblich ist, den Eltern von Kindern ballaststoffreiche Ernährung im Sinne von viel Obst und Vollkorn zu empfehlen.

Naturbelassen ist nicht naturgemäß

Es ist für mich immer wieder erstaunlich, dass auch die Gastronomie häufig gesunde Ernährung mit Vollwert verwechselt. Vitalkostbuffets haben viel mit Blähungen zu tun und wenig mit gutem Kochhandwerk. Auf die Spitze trieb es ein bekanntes Gesundheitshotel, in dem seit Jahren häufig Gesundheitsseminare veranstaltet werden und wo ich als Referent eingeladen war. Abends gab es »gesunde« Pasta al dente, in der die Vitamine nicht totgekocht seien, wie man mir stolz erklärte. In dieser Soße fand ich halbgare Bohnen, die meine Nachtruhe empfindlich störten. Da half auch keine Feng-Shui-Möblierung und kein esoterisches Sandpendel auf dem Nachttisch.

Weißmehl und klassische Verarbeitungstechniken sorgen also dafür, dass wir mit den Pflanzenabwehrstoffen gut klarkommen. Natürlich reagiert nicht jeder auf eine Schnitte Vollkornbrot sofort mit Bauchgrimmen. Auch die üblichen Müslis aus der Tüte, mit harmlosen Haferflocken als Getreideanteil, gehören nicht zu den problematischen Vollwertprodukten. Aber nach einem Abendessen aus grobem Vollkornbrot, rohen Selleriestreifen und einem Rohkostsalat gehen die meisten von uns als lebendes Maischefass zu Bett. Um es auf den Punkt zu bringen: Geschälte und gekochte Nahrung ist die natürliche Ernährungform des Menschen, naturbelassene Vollwertkost ist eine schwer verdauliche, neuzeitliche Weltanschauung und für uns Menschen nicht naturgemäß.

Herr Hager wundert sich nach diesen Ausführungen nicht mehr über sein Völlegefühl am Vormittag und seinen unregelmäßigen Stuhlgang – schließlich beginnt er den Tag seit vielen Jahren mit Vollkornbrot, und Gemüse wie Paprika oder Tomaten hat er meistens roh genossen. Hagers wollen daher als Erstes den Anteil von Gekochtem auf ihrem Speiseplan erhöhen. Statt Tomatensalat wird es Tomatensuppe oder Sauce Bolognaise geben, und Obst kommt nun öfter als Kompott auf den Tisch.

Fazit

▶ Das Maß für gesunde Nahrungsmittel ist ihre Bekömmlichkeit und nicht ihre Platzierung in Nährwerttabellen. Die Behauptung, es sei natürlicher, Pflanzen roh zu essen, ignoriert die Evolutionsprozesse, die Menschen und Pflanzen in den letzten Jahrmillionen durchlaufen haben. Vollwertkost bedeutet unterm Strich eine schlechtere Verfügbarkeit der Nährstoffe und viel mehr pflanzliche Abwehrgifte in unserem Darm. Naturvölker wissen, dass Rohkost Durchfall und Bauchweh bedeutet. Deshalb haben unsere Vorfahren gelernt, Pflanzen zu entgiften und dadurch genießbar zu machen. Wie unsere heutigen Küchentechniken zeigen, waren sie dabei ziemlich kreativ. Ihnen verdanken wir nicht nur eine beträchtliche Erweiterung des Speisezettels, sondern auch kurze Verdauungszeiten. So mussten wir nach dem Essen nicht mehr stundenlang unter Bäumen liegen und konnten unsere Energie für die Entwicklung von Zivilisation und Kultur nutzen. Ohne Kochtopf würden wir heute noch in Höhlen hausen.

20 Bio und Vollwert
Die Geschichte einer unglücklichen Verbindung

Frau Hager leuchten diese Argumente ein. Sie tut sich dennoch schwer damit. Seit ihrer Kindheit hat sie von ihren Eltern und Großeltern, die in Naturheilbewegungen engagiert waren und nur in Reformhäusern einkauften, gelernt, dass vollwertige Produkte die besseren Nahrungsmittel seien. Und zwar auch, weil sie biologisch und damit umweltschonender produziert würden, weil zum Beispiel keine Pestizide verwendet würden. Deshalb sei biologisches Vollkornmehl oder Obst in jedem Fall gesünder als Weißmehl und Konserven. Außerdem bedeute Bio doch einen artgerechteren Umgang mit Tieren. In der Tat kann »Bio« als Synonym unserer Sehnsucht nach Ehrlichkeit und Verantwortung in der Nahrungsproduktion angesehen werden. Aber Frau Hager verbindet in ihrer Argumentation Dinge, die man getrennt betrachten muss. Um zu verstehen, warum viele Menschen heute glauben, dass vollwertige Ernährung und biologische Produktion zusammengehören, müssen wir diesmal nicht Millionen Jahre zurückblicken, es reichen 150.

Zurück zur Natur

Ab Mitte des 19. Jahrhunderts änderte sich durch die rasant fortschreitende Industrialisierung das Bild der Landschaft und der Städte. Massenproduktion, moderne Fortbewegungsmittel, die Enge in den Städten und Umweltverschmutzungen im großen Stil wirkten sich auf die Lebensweise der Menschen aus. Viele Menschen sehnten sich nach einem Gegenentwurf zur »nervösen, modernen Welt« und stellten ihre Vorstellung von Natürlichkeit in den Mittelpunkt dieser Wünsche. Daraus wurde die Bewegung der Lebensreform, die vor allem bei Menschen mit Bildungsmöglichkeiten und der notwendigen finanziellen Freiheit großen Anklang fand, dem Bildungsbürgertum. Das Motto dieser Bewegung ist bis in die heutige Zeit zu hören, es lautet: »Zurück zur Natur!« Die natürliche Lebensweise, wie sie sich das Bürgertum in den Städten vorstellte, hatte jedoch wenig mit der rauen Lebenssituation von Bauern oder Naturvölkern zu tun. Ihr lag vielmehr ein idealisiertes Bild der Natur zugrunde, die nach den bürgerlichen Moralvorstellungen ausschließlich gut handelte und in der nicht der Überlebenskampf tobte.

Es begannen Siedlungsexperimente, wie zum Beispiel auf dem Monte Verità bei Ascona, wo man die Vorstellungen einer gesunden, naturnahen Lebensweise in die Tat umzusetzen versuchte. Dazu gehörten auch die Körperkultur mit viel Luft und Sonne und die Beschäftigung mit neuen religiösen und spirituellen Anschauungen. Es bildeten sich zahlreiche Vereine und Gruppierungen, wie zum Beispiel Naturismus, FKK-Bewegung, Naturheilbewegungen. Da die Natur an sich nicht böse war, passte das Töten von Tieren nicht in diese Gedankenwelt, und somit fand der Vegetarismus immer mehr Anhänger. Gesundheit und Ernährung wurden zentrale Anliegen der Lebensreform, wobei frische Luft, Sonne, Bewegung und eine »naturbelassene« Ernährung die Gesundheit stärken sollten. Wer einmal in die heute bisweilen skurril anmutende Atmosphäre der Naturheiler dieser Zeit eintauchen möchte und dabei herzlich lachen will, dem sei die Lektüre des Buchs »Willkommen in Wellville« von T. C. Boyle oder der gleichnamige Film empfohlen. Beides beschreibt das Treiben im Riesensanatorium des berühmten Naturheilarztes John Harvey Kellogg (dem Erfinder der Cornflakes) vor 100 Jahren.

Wer zuerst auf die Idee kam, dass Naturvölker angeblich ihre Nahrung roh essen, kann man aus heutiger Sicht schwer sagen. Die Vorstellung lag aber nahe, dass eine Natur, die moralisch gut ist, Nahrungsmittel wachsen lässt, die wir nicht weiter verarbeiten müssen. Seit dieser Zeit jedenfalls glaubten viele Menschen, dass die Verarbeitung von Lebensmitteln unnötig, ja sogar schädlich sei und das Entstehen vieler »Zivilisations«-Krankheiten begünstige. In dieser Zeit entwickelten sich die Refomhäuser, die die Ideen der Lebensreform verbreiteten und Produkte anboten, die in diese Ideenwelt passten, von pflanzlichem Ersatz für tierisches Eiweiß, wie Pflanzenmargarine, über Produkte aus »organischem« Anbau bis hin zu bequemer Kleidung und Körperpflegeartikeln.

Aus heutiger Sicht hat die Lebensreform durchaus einige positive Veränderungen in unserem Alltag bewirkt. Frauen wurden von ihren Korsetts befreit und konnten auch in der Öffentlichkeit bequeme Kleidung tragen. Bewegung in der Natur und die Bedeutung von klimatischen Reizen leben heute noch in der Balneologie, der Kurwissenschaft, fort und haben viele gute Heilimpulse setzen können, zum Beispiel durch die Kneipptherapie. Manches mutet aber auch sehr befremdlich an – wenn etwa Vollwertkost gegen die schlimmste Erkrankung der damaligen Zeit empfohlen wurde, gegen die Onanie. In Gesundheitsratgebern, die um das Jahr 1900 Millionenauflagen hatten, kann man nachlesen, dass Vollwertkost durch die damit verbundenen Bauchkrämpfe (ja, Bauchkrämpfe!), die Neigung zur »Selbstbefleckung« senken soll.[131]

Am Anfang stand das Birchermüsli

Zunehmend interessierten sich auch Ärzte für die Inhalte der Lebensreform, und so gilt der Schweizer Arzt Maximilian Oskar Bircher-Benner (1867–1939) als Pionier der Vollwertkost. 1903 erschien sein Buch »Grundzüge der Ernährungstherapie aufgrund der Energetik«. Er propagierte, dass rohe Nahrungsmittel wertvoller seien als gekochte und vegetarische Nahrung wertvoller als Fleisch. Konserven, Weißmehl und weißer Zucker wurden dagegen abgelehnt. Er erfand das nach ihm benannte Birchermüsli. Von »Vollwert« sprach Bircher-Benner jedoch noch nicht.

Der Begriff »Vollwertkost« wurde von einem anderen Arzt eingeführt, dem Deutschen Werner Kollath (1892–1970). Kollath war, was die Vollwertkost betrifft, durchaus noch zurückhaltend; seine Forderung lautete: »Lasst unsere Nahrung so natürlich wie möglich.« Die Betonung liegt dabei auf »wie möglich«, und so vermied es Kollath auch in seinen Empfehlungen, eine überwiegend aus Vollkorn und Rohkost bestehende Ernährung zu fordern. Die Idee einer natürlichen und einfachen Kost, die regional hergestellt wird und durch Verwendung der Randschichten auch zu einer größeren Produktionsmenge führte, passte in die Kriegspläne der Nationalsozialisten. Kollath konnte als Ernährungswissenschaftler im Dritten Reich Karriere machen, und seine Empfehlungen fanden weite Verbreitung. Es gab sogar eine »Reichsvollkornkammer«.[132] Empfehlungen für eine gesunde Ernährung an die Hitlerjugend lesen sich wie die aktuellen Ernährungsempfehlungen. Kollath teilte die Lebensmittel in Wertstufen ein, wobei er im Prinzip die Bircher-Benner'schen Thesen übernahm. Nach dem Krieg gab es allerdings verständlicherweise wenig Interesse an Vollwertkost. Die Menschen waren froh, überhaupt etwas zu essen zu haben, und erinnerten sich mit Magengrimmen an die von den Nationalsozialisten propagierten harten Vollkornschrippen.

Vollwerternährung

Ende der Siebzigerjahre bauten Ernährungswissenschaftler um Klaus Leitzmann an der Universität Gießen an einer Ernährungslehre, die sie auf der Grundlage von Kollaths Konzept »Vollwerternährung« nannten. Publiziert wurde das Konzept der Vollwerternährung erstmals 1981. Bekannt ist die Gießener Formel, die die Vollwerternährung auch mit ökologischen, umweltschützenden und sozialen Aspekten verbindet. »Mit Vollwert-Ernährung sollen hohe Lebensqualität – besonders Gesundheit –, Schonung der Umwelt, faire Wirtschaftsbeziehungen und soziale Gerechtigkeit weltweit gefördert werden.«[133] Seit dieser Zeit gilt es quasi als unmoralisch und unverantwortlich gegenüber der Natur und der Dritten Welt, sich nicht vollwertig zu ernähren. Bei der Bewertung einzelner Nahrungsmittel waren die Gießener weniger zurückhaltend als Kollath: »Die hauptsächlich verwendeten Lebensmittel sind Gemüse und Obst, Vollkornprodukte, Kartoffeln, Hülsenfrüchte sowie Milch und Milchprodukte, daneben können auch geringe Mengen an Fleisch, Fisch und Eiern enthalten sein. Etwa die Hälfte der Nahrung besteht aus unerhitzter Frischkost«, so lauten die Empfehlungen.[133]

Mit der Gießener Formel, die eine moralisch höherstehende Ernährung versprach, wuchs das Interesse am Studienfach Haushalts- und Ernährungswissenschaften, welches in Kombination mit soziologischen und betriebswirtschaftlichen Inhalten auch »Ökotrophologie« genannt wird. Der Vollwertgedanke ist seitdem zentraler Bestandteil der wissenschaftlichen Ernährungslehre. Entwickelt hat sich das Studienfach übrigens aus der guten alten landwirtschaftlichen Hauswirtschaftsschule, in der junge Frauen, meist aus landwirtschaftlichen Familien, lernten, einen großen Haushalt zu führen und richtig zu kochen. Aufgrund der zunehmenden Dominanz der Vollwerternährung in diesem Studienfach kam es nun zu der Situation, dass junge Ökotrophologinnen, die eher aus dem bürgerlichen Bildungsmilieu stammten und der Gedankenwelt von Bio, Öko und Vollwert anhingen, gestandenen Landfrauen erzählten, dass sie bisher alles falsch gemacht und so ihre Familien vergiftet hätten. Und das, obwohl die meisten Ernährungswissenschaftlerinnen selbst nie richtig kochen gelernt hatten. Eine Patientin von mir, die damals noch Lehrerin an einer solchen hauswirtschaftlichen Schule war, berichtete mir von dem Entsetzen der damaligen Landfrauen über diese unsinnige Besserwisserei. Da es jedoch Professoren waren und studierte Leute, nahmen sie es stillschweigend hin und protestierten nicht dagegen.

Neben der akademischen Renaissance der Vollwertkost gab es auch Einzelkämpfer, die Vollwertkost sehr erfolgreich propagierten und regelrechte Jüngerschaften bilden konnten, insbesondere der Arzt Dr. Max Otto Bruker (1909–2001) und der Zahnarzt Johann Georg Schnitzer (geb. 1930), der eine besondere Getreidemühle entwickelte, mit der besonders viel Ballaststoffe und Kleie im Mehl erhalten bleiben.

Vollwertige Ernährung

Aufgrund des Einflusses der Gießener Ernährungswissenschaftler übernahm auch die Deutsche Gesellschaft für Ernährung (DGE) deren Empfehlungen und nannte sie nun »vollwertige Ernährung«. Allerdings verzichtet man vernünftigerweise auf die Verknüpfung mit Umweltschutz und Entwicklungshilfe. Die vollwertige Ernährung ist heute die offizielle Ernährungsempfehlung von staatlich legitimierten

Ernährungsberatungen, Verbraucherzentralen und dominiert fast alle Medienberichte über gesunde Ernährung. Das ist umso erstaunlicher, als alle ernst zunehmenden Studien zeigen, dass vollwertige Ernährung weder vor Krebs noch vor Herzinfarkt schützt, sondern stattdessen für Verdauungsprobleme aller Art sorgt.[125, 126, 165]

Die neue Biobewegung

In den Achtzigerjahren erlebte der bislang eher als esoterisch angesehene biologisch-dynamische Landbau durch die aufkommende politisch motivierte Umweltbewegung einen enormen Aufschwung. Während die frühere Lebensreform aus romantischen Vorstellungen heraus entstanden war, verstehen sich die heutigen Anhänger von Bio und Öko als soziale Bewegung. Nach allem, was über industrielle Nahrungsproduktion seit den Sechzigerjahren bekannt geworden war, dem hemmungslosen Einsatz von chemischen Giften in der Landwirtschaft, der grausamen Haltung von Nutztieren, sehnten sich viele nach einer Produktionsmethode, die eine ökologisch und ethisch vertretbare Herstellung von Nahrungsmitteln ermöglichte. Die biologische Produktionsweise scheint diese Wünsche zu erfüllen: keine Giftstoffe in der Landwirtschaft, artgerechte Tierhaltung und energiebewusste Produktion.

Zur gleichen Zeit postulierte die Gießener Formel Vollwert als umweltschonende, solidarische Ernährung. Menschen, die Vollkornbrot kauften, konnten somit zum Ausdruck bringen, dass sie für Tier- und Umweltschutz sowie für einen fairen Handel mit der Dritten Welt waren. Vollwerternährung hat mit diesen Aspekten zwar in etwa so viel zu tun wie Nasebohren mit Wettrüsten, trotzdem stieß diese Sichtweise bei der sich entwickelnden Ökobewegung auf breite Zustimmung. So kam es, dass man sich als Student mit Müsli und Birkenstock als der bessere Mensch fühlte und Bioläden und Vollkornbäckereien vor allem in Universitätsstädten blühten. Die Rebellen von damals sind heute vielerorts in Amt und Würden, sodass Vollwerternährung nun auch offiziell politisch gefördert und gefordert wird. Es ist aber an der Zeit, mit grundlegenden Missverständnissen aufzuräumen.

Bio ohne Blähungen

Eine natürliche und umweltschonende Produktionsweise hat nichts, aber wirklich rein gar nichts mit der Naturbelassenheit des Produktes zu tun! Es handelt sich dabei um zwei völlig verschiedene Paar Stiefel! Man kann durchaus bei der landwirtschaftlichen Produktion auf Pestizide verzichten und das so produzierte Getreide anschließend zu Weißmehl ausmahlen. Auch dieses Mehl ist dann biologisch produziert. Wir müssen klar trennen zwischen dem Wunsch, ein Brot aus naturschonend hergestelltem Mehl zu essen, das nach traditionellen Verfahren ohne Chemie gebacken wurde, und der Vorstellung, ein solches Brot müsse auch vollwertig sein, also die Kleie beinhalten, die dann unsere Verdauung belastet. Trotzdem verbinden viele Kunden biologische Produktionsweise immer noch automatisch mit der Vollwertidee, aber genau darin liegt der Denkfehler.

Außerdem hat Bio ein Ökoproblem: Neben Kochen, Schälen und Einweichen haben die Menschen nämlich noch eine andere Strategie zur Entgiftung von Nahrungspflanzen entwickelt: die Züchtung. Die Züchtung von Kulturpflanzen verfolgt zwei Ziele: die Verminderung der schädlichen Inhaltsstoffe und die Erhöhung des Ertrags. Die Reduktion der giftigen Sekundärstoffe war dabei zunächst das wichtigere Ziel. Bei drei Pflanzengruppen ist uns dies über die Jahrtausende gelungen, beim Getreide (Weizen, Hafer, Roggen, Reis), bei den Hülsenfrüchten (Bohnen, Erbsen, Linsen) und bei den Nachtschattengewächsen (Kartoffel, Tomate, Paprika). Diese Pflanzen können wir nun besser vertragen, aber wir müssen sie noch immer verarbeiten. Kartoffeln, Linsen und Bohnen, Reis und Weizen bleiben auch nach intensiver Züchtung immer noch schädlich, und erst die Endverarbeitung machen sie für uns genießbar. Bohnen können roh gegessen sogar tödlich sein.

Nachdem die biologischen Waffen der Pflanzen herausgezüchtet waren, profitierten aber auch Pflanzenschädlinge von dem verringerten »Selbstschutz«. Schädlingsplagen können ganze Ernten vernichten, und deshalb war die Erfindung der chemischen Schädlingsbekämpfung zunächst ein Segen für die Landwirtschaft. Jedoch hat man den Einsatz dieser Pestizide in früheren Jahren hemmungslos übertrieben und keine Rücksicht auf Natur und Umwelt genommen. Es war richtig, diesen verantwortungslosen Einsatz zu kritisieren und ein Umdenken zu fordern. Was leider in der landwirtschaftlichen Großproduktion jedoch nicht funktioniert, ist der komplette Verzicht auf Pestizide. Die biologische Produktionsweise verbietet aber chemisch-synthetische Pestizide, stattdessen verwenden Biobauern zum Beispiel Kupfer. Dies ist ein Schwermetall und ist deshalb erlaubt. Doch Kupfer verseucht die Böden. Inzwischen gibt es schon hektargroße Flächen, die durch Biolandbau kaputtgegangen sind und auf denen lange Jahre nicht mehr gesät werden darf. Auf der anderen Seite hat auch die Chemie dazugelernt und produziert heute Pestizide, die mit den chemischen Keulen früherer Zeiten nur noch wenig zu tun haben. Sie sind für uns Menschen bei sachgerechtem Einsatz nicht gefährlich, belasten die Natur sehr wenig und sorgen für gute Ernten ohne Schwermetalle.

Es gibt keinen Königsweg

In der Lebensmittelproduktion gibt es keinen Königsweg, sondern allenfalls einen guten Kompromiss. Dies gilt auch für die artgerechte Haltung von Nutztieren. Nach allem, was über heutige Methoden der Viehhaltung bekannt ist, kann man sich als Mensch oft nur schämen. Man muss kein Veganer sein, um angesichts der kriminellen, aber auch der legalen Gepflogenheiten, denen die Tiere von der Geburt bis zum Tod ausgesetzt sind, Übelkeit zu verspüren. Wie viele tausend Kilometer werden Schlachttiere unter schlimmsten Bedingungen durch die EU gefahren, nur um in einzelnen Ländern die Geburts-, Aufzucht- oder Schlachtsubventionen zu kassieren? Auch die Fütterungspraktiken mit Tiermehl, Wachstumshormonen und sogar Klärschlamm sind kein Ruhmesblatt für den *Homo sapiens*. Die meisten Menschen hätten gerne eine vertretbare Alternative zu diesen Praktiken. Wir Verbraucher wüssten gerne, wo die Tiere geboren, aufgewachsen und geschlachtet wurden sowie nach welchen Kriterien sie gehalten und gefüttert wurden. Und wir möchten auch, dass unabhängige Institutionen diese Angaben überprüfen und dass die Ergebnisse öffentlich zugänglich gemacht werden. Sind die Hersteller in der Lage, diese Informationen glaubhaft zu liefern, dann geben wir auch mehr Geld für solch hochwertige Fleisch- und Wurstwaren aus, da bin ich mir ganz sicher.

Was wir aber nicht machen sollten, ist Bioromantik zu fordern, dies kann den Tieren sogar schaden. Natürlich wollen wir keine Legehennen mehr in winzigen Käfigen dahinvegetieren sehen. Aber die heutigen Zuchthühner haben wenig mit den glücklichen Hühnern der früheren Bauernhöfe zu tun. Wenn man fordert, Hühner wie anno dazumal frei laufen zu lassen – wir reden von 20 000 Tieren, nicht von den 20 auf dem Ferienbauernhof –, dann leiden die Hühner vor allem unter Sozialstress bis hin zum Kannibalismus. In so großen Gruppen bekommen sie ihre Hackordnung nämlich nicht geregelt. Deshalb sind hier Großkäfige für 50 Hühner die tiergerechtere Lösung, selbst wenn sie im Fernsehen nicht so schön aussehen wie riesige Freiflächen. Und bei ernsthaften Erkrankungen der Tiere muss Antibiotikaeinsatz erlaubt sein.

Ob die Bioleute reif für diese Erkenntnisse sind? Ich hatte sogar einmal einen Bäcker aus einer Bio-Vollkornbäckerei bei mir in der Sprechstunde. Ihn plagten die üblichen Bauchbeschwerden. Natürlich glaubt er an seine Produkte und isst sie auch! Nun hatte ich die schwierige Aufgabe, diesem engagierten Handwerker auf der einen Seite die Augen für die Vollwertproblematik zu öffnen, wollte ihn andererseits aber nicht frustrieren in seinem Bemühen, gute und qualitativ hochwertige Nahrungsmittel herzustellen. Es scheint mir nicht gelungen zu sein, denn er kam danach nicht mehr in die Praxis. Vermutlich habe ich doch an zu vielen seiner Grundfesten gerüttelt. So wird es sicher vielen gehen, es ändert aber nichts an den Tatsachen. Auch Herr und Frau Hager mussten ihre Standpunkte gründlich überdenken, haben aber jetzt keine Zweifel mehr und wollen einen Versuch mit verdauungsfreundlicher Nahrung ohne vollwertige Bioprodukte starten. In vier Wochen haben wir einen Folgetermin vereinbart, und ich wette darauf, dass sie bis dahin positive Erfahrungen machen werden.

Fazit

▶ Bio ohne Vollkornideologie, aber mit einem erlaubten, maßvollen Einsatz moderner chemischer Schädlingsbekämpfungsmittel und einem Verständnis von Tierschutz, der nicht romantisierenden Vorstellungen folgt, sondern den Bedürfnissen heutiger Zuchttiere – das wäre eine Lebensmittelproduktion, die dem weitverbreiteten Verbraucherwunsch nach Verantwortung und Vernunft entspricht. Gesellt sich dann noch echtes handwerkliches Können bei der Verarbeitung dieser Nahrungsmittel hinzu, Stichwort dreistufiger Sauerteig, Einlegen oder Köcheln, dann kommen am Ende hochwertige Produkte und Speisen heraus, für die es sich lohnt, mehr Geld auszugeben, weil sie eine gute Investition in Lebenskultur und -qualität darstellen.

Und dann müssten wir uns unser gutes Gewissen nicht mit Verdauungsbeschwerden erkaufen.

21 Vitamine und Nahrungsergänzungsmittel
Warum eine Dose Erbsen mehr Vitamin C enthält als ein ganzer Obststand

Eine Angst musste ich der Familie Hager vor ihrem Ausstieg aus der Vollwertfalle noch nehmen, die Angst vor einem Vitaminmangel. Schließlich hören sie überall, dass die heutigen Nahrungsmittel wegen der ausgelaugten Böden, Überdüngung oder reiner Gewächshausproduktion viel weniger Vitamine besitzen als früher. Aber Familie Hager kann ganz beruhigt sein, ihre Sorge ist unbegründet.

»Welches Produkt aus dem Supermarkt, glauben Sie, enthält am meisten Vitamin C?« Diese Frage stelle ich gerne in meinen Seminaren. Die Antworten ähneln einem heiteren Obst- und Gemüseraten. Es beginnt meist mit Zitrone, Orange, Kartoffeln, Petersilie, Kiwi und reicht bis Ananas, schwarze Johannisbeere oder Rosenkohl. Hätte ich gefragt, welches *Obst* am meisten Vitamin C enthält, wäre die richtige Antwort Camu-Camu gewesen, ein Myrtenstrauch mit roten Früchten aus dem Amazonasgebiet.[134] Als Nächstes frage ich: »Welches Produkt aus dem Supermarkt enthält am meisten E 300?« Mit dieser Frage können die Seminarteilnehmer, die natürlich keine Lebensmittelchemiker sind, wenig anfangen. Und dennoch ist es genau die gleiche Frage. Vitamin C heißt chemisch Ascorbinsäure und als Zusatzstoff E 300. Ascorbinsäure ist einer der billigsten Konservierungsstoffe, und entsprechend großzügig wird sie bei der Lebensmittelverarbeitung und Konservierung eingesetzt. Die richtige Antwort auf beide Fragen lautet also: Konserven, wie Dosenerbsen oder saure Gurken.

Sie können ein Getränk als Softdrink verkaufen und im Kleingedruckten auf der Rückseite vermerken »Konservierungsstoff: Ascorbinsäure E 300, Färbemittel: Betacarotin E 160« – oder Sie versuchen, dieselbe Mixtur als Gesundheitslimonade zu vermarkten. In diesem Fall schreiben Sie vorne groß aufs Etikett »Angereichert mit den lebenswichtigen Vitaminen C und A«. Das ist genau dasselbe, es sind die gleichen Stoffe drin. Umgekehrt können Sie im Supermarkt für 29 Cent eine Dose Erbsen kaufen, die reichlich Vitamin C als Konservierungsstoff enthält, oder für 3 Euro ein Röhrchen Vitamin-C-Tabletten. Der Unterschied liegt allein im Preis.

Gibt es heute einen Vitaminmangel?

An diesem Beispiel wird die Macht des Marketings deutlich. Es hat Vitamine in unseren Köpfen als Gesundheitsgarant Nr. 1 etabliert. Vitamine und gesunde Nahrungsmittel gehören untrennbar zusammen. Die empfohlenen täglichen Mindestmengen an Vitaminen werden von Institutionen wie der Deutschen Gesellschaft für Ernährung festgelegt, dabei fällt auf, dass in den einzelnen Staaten sehr unterschiedliche Tagesmindestmengen für einzelne Vitamine genannt werden. Das heißt, eigentlich weiß keiner so genau, wie groß der Bedarf tatsächlich ist.[135]

Vitamine sind Stoffe, die der Körper per Definition nicht selbst herstellen kann und die wir deshalb mit der Nahrung aufnehmen müssen. Als Besonderheit wird Vitamin D in der Haut durch Sonnenlicht aus Vorstufen gebildet. Die Vitamin-D-Mangelerkrankung heißt Rachitis und betraf früher vor allem Kinder, die in Bergwerken oder Fabriken schuften mussten, ohne jemals ans Tageslicht zu kommen. Rachitis in diesem Sinne gibt es in unserer Gesellschaft nicht mehr, das hat die Sonnenangsthysterie in den Nachrichten zum Glück noch nicht geschafft. Eine andere berühmte Vitaminmangelerkrankung ist Skorbut. Sie entsteht bei Vitamin-C-Mangel und traf vor allen Dingen Seefahrer, die monatelang nur mit Zwieback auskommen mussten und irgendwann Symptome wie massive Bauchkrämpfe und Durchfall entwickelten und auch daran starben.

Heute stehen uns zu jeder Jahreszeit frische Lebensmittel in mehr als ausreichender Menge zur Verfügung – dank Kühlschrank, Kühlkette und weltweiter Handelsbeziehungen. Deshalb kommt Vitaminmangel bei uns nur noch im Zusammenhang mit schweren Erkrankungen vor, also in Situationen, die eher etwas mit der Intensivstation des Krankenhauses zu tun haben als mit dem Alltag einer Durchschnittsfamilie. Beispielsweise gibt es schwer Magenkranke, die unter Vitamin B_{12}-Mangel leiden, weil das Vitamin nicht wie bei Gesunden im Magen resorbiert werden kann; bei ihnen sind Vitamin-B_{12}-Injektionen sinnvoll. Bei Schwangeren ist zur Vermeidung einer Spina bifida (»offener Rücken«) des Säuglings die vorsorgliche Einnahme von Folsäure (ein B-Vitamin) lehrmedizinisch etabliert, wobei es sich wahrscheinlich aber nicht um eine Mangelerkrankung, sondern um eine seltene Stoffwechselerkrankungen der betroffenen Mütter handelt.[139]

Wie das Beispiel Dosennahrung zeigt, sind Vitamine auch zusätzlich zum natürlichen Gehalt in vielfältiger Weise in unseren Lebensmitteln enthalten. Inzwischen werden sie nicht nur zur Konservierung, sondern ganz gezielt für die Werbung zugesetzt. Fruchtsäfte, Limonaden, Süßigkeiten, Frühstückscerealien, Milchprodukte sind häufig mit Vitaminen angereichert. Dass Fleisch von Natur aus ebenfalls ganz ordentlich mit Vitaminen ausgestattet ist, vermeldet allerdings niemand. Das liegt gerade nicht im Trend. Vitamine wirken antioxidativ und sollen deswegen so gesund sein, weil sie die sogenannten freien Radikale, das sind besonders reaktionsfreudige Moleküle, im Körper abfangen, bevor sie Schaden anrichten. Es klingt absurd, aber einige der am stärksten antioxidativ wirkenden Substanzen finden sich im Kondensat von Zigaretten.[136] Also auch hier sollte man mit allzu einfachen Erklärungen, warum Vitamine sooo gesund sind, etwas zurückhaltender sein. Unterm Strich lässt sich heute guten Gewissens sagen: Bis auf seltene Ausnahmesituationen gibt es in unserer Gesellschaft keinen Vitaminmangel mehr.

Schützt Vitamineinnahme vor Krankheiten?

Aussagekräftige Studien, die einen klaren gesundheitlichen Nutzen von *zusätzlichen* Vitamineinnahmen belegen können, gibt es nicht. Bei entsprechenden Untersuchungen konnte zum Beispiel Vitamin C im Vergleich zu reinen Placebopräparaten weder einer Grippe besser vorbeugen,[137] noch hatte es einen nachweislichen (signifikanten) positiven Effekt auf Krebserkrankungen.[138] Wie bei jeder Therapie gibt es auch nach Vitamineinnahmen einzelne Erfolgserlebnisse, aber in diesen seltenen Fällen dürfte der Placeboeffekt dahinterstecken. Nun könnte man sagen, lieber ein paar Vitamine zu viel als zu wenig. Aber so einfach ist das nicht: Inzwischen diskutiert die Wissenschaft über sogenannte Hypervitaminosen, also die überhöhte Vitaminzufuhr. Besonders Vitamin A steht im Verdacht, in hohen Dosen einen negativen Einfluss auf die Krebsentstehung zu haben.[42]

Warum werden trotzdem so viele Vitaminpräparate verkauft? Weshalb haben Vitamine ein so positives Image? Ich denke, die Vitamine sollen Wünsche erfüllen, die alle Menschen zu jeder Zeit hatten, nämlich den Wunsch nach Gesundheit, Potenz, Glück, Schönheit oder einem langen Leben. Dafür gab es immer einen Markt, in der Antike, im Mittelalter und eben auch heute. Die Rolle von gemahlenen Fußknöchelchen des heiligen Wer-auch-immer oder geriebenen Haifischzähnen in abenteuerlichen Tinkturen haben in unserer heutigen Gesellschaft die Vitamine übernommen. Klar, dass sich mit solchen Wünschen sehr viel Geld verdienen lässt. Selbst Ärzte versuchen inzwischen, ihren Patienten auch diverse Präparate zu verkaufen, es wäre aber besser, sich aus solchen Strukturen heraushalten. Denn Riesengewinne erzeugen enormen Druck, und so wundert es mich nicht, wenn die *Stiftung Warentest* die Verkaufspraktiken mancher Vitaminhersteller in die Nähe von Psychosekten rückt.[140]

Sind Nahrungsergänzungsmittel besser als Vitaminpillen?

Nahrungsergänzungsmittel sind laut EU-Richtlinie 2002/46/EG Lebensmittel, die dazu bestimmt sind, die allgemeine Ernährung zu ergänzen. Sie werden insbesondere in Form von Kapseln, Pastillen, Tabletten, Pillen, Brausetabletten, Pulverbeuteln, Flüssigampullen und anderen ähnlichen Darreichungsformen angeboten. Anbieter entsprechender Produkte argumentieren häufig, »künstliche«, das heißt synthetisierte Vitamine würden im Körper nicht so effektiv wirken wie die »echten« (obwohl in der chemischen Struktur kein Unterschied besteht), da ihnen das natürliche Umfeld der Pflanze, insbesondere die sekundären Pflanzenstoffe fehlten; deshalb seien Nahrungsergänzungsprodukte besser als reine Vitaminpillen. Wir haben in Kapitel 18 über die Abwehrstrategien des Weizenkorns gesprochen und darüber, dass es genau diese sekundären Pflanzenstoffe sind, mit denen sich die Pflanze gegen das Gefressenwerden wehrt. Sie werden von der Pflanze nicht für uns, sondern gegen uns produziert und schaden entsprechend unserem Verdauungsapparat. Insofern ist diese Argumentation unhaltbar.

Es gibt sekundäre Pflanzenstoffe, die für die Medikamentenherstellung interessant sind. Für die Behauptung, sie könnten auch in Form von Obstsaftkonzentraten oder Algentabletten einen messbaren gesundheitlichen Nutzen entfalten, existieren allerdings wieder einmal keine Belege, etwa in Form einer prospektiven Studie mit wirklich belastbaren Zahlen wie Erkrankungshäufigkeit oder Lebensdauer. Es würde mich nicht wundern, wenn hinter einigen Produkten lediglich die intelligente Verwertung des Ausschusses der regulären Lebensmittelproduktion stecken würde, wie zum Beispiel die Rückstände aus den Obstsaftpressen oder die Molke aus der Käseproduktion, die früher in den Ausguss kam. Abgesehen davon brauchen wir weder echte noch künstliche Vitamine, wenn wir gar keinen Vitaminmangel haben. Und so können Sie auch bei Nahrungsergänzungsmitteln viel Geld sparen, wenn Sie sich nicht ins Bockshorn jagen oder aufs Glatteis führen lassen.

Fazit

▶ Beim heutigen ganzjährigen Nahrungsangebot gibt es so gut wie keinen Vitaminmangel. Außerdem sind in vielen Nahrungsmitteln massenhaft zugesetzte Vitamine enthalten. Insofern sind die Wirkungen von Vitaminpräparaten eher Wunschdenken als Realität. Unbenommen davon gibt es Placeboeffekte. Ernst zu nehmende Erkenntnisse liegen dagegen bezüglich gesundheitlicher Schäden aufgrund von Vitaminüberdosierungen (Hypervitaminosen) vor. Für Nahrungsergänzungsmittel fehlen ebenfalls überzeugende Nachweise des gesundheitlichen Nutzens. Möglicherweise handelt es sich bei manchen Produkten sogar lediglich um eine geschäftstüchtige Resteverwertung der regulären Lebensmittelproduktion.

22 Nahrungsmittelunverträglichkeiten und Nahrungsmittelallergien
Warum die Kubakrise daran schuld ist, dass viele Menschen 5 x täglich Obst und Gemüse nicht vertragen

Das Ehepaar Hager hatte sich schon gedacht, dass Vitamine und Nahrungsergänzungsmittel sehr viel mit Geschäft und sehr wenig mit Gesundheit zu tun haben. Dafür haben sie bisher auch kein Geld ausgegeben. Aber meine Aussage, dass Obst und Gemüse nicht generell gesünder sind als ein Steak, Pommes frites oder Schokolade, irritiert sie doch sehr. Zugegeben, es klingt gewagt, weil Obst und Gemüse als Krone der gesunden Ernährung gelten und entsprechend von Ärzten und Medien empfohlen werden. Dass wir Obst auch aus der Sicht des Baumes oder Strauchs betrachten müssen, der seine Früchte an die besonderen Ansprüche seiner Samenverbreiter anpasst, darüber haben wir schon gesprochen. Das ist der Grund, warum wir nicht jedes Obst gleich gut vertragen. Es gibt aber auch die eher neue Beobachtung, dass Obst ganz allgemein und besonders Obstsaft vielen Menschen prompt heftige Bauchbeschwerden verursacht und noch einiges andere darüber hinaus. Die Verträglichkeit von Obst hat in den letzten Jahren stark nachgelassen, und schuld daran ist die Kubakrise.

Über den Atem zur Diagnose

Der Innsbrucker Arzt Maximilian Ledochowski ist der innovativste Ernährungsmediziner, den ich kenne. Seit Jahren beschäftigt er sich mit den Bauchbeschwerden seiner Patienten und konzentriert seine Forschungen auf Verdauungsprobleme des Darmes. Dabei fand er viel zum Verständnis verschiedener Resorptionsstörungen heraus, insbesondere über Störungen der Kohlenhydrataufnahme im Darm. Er war einer der Ersten, die auf die Problematik des Fruchtzuckers (Fruktose) hingewiesen haben. Viele Menschen können den hohen Fruchtzuckeranteil der Nahrung nicht mehr vollständig im Dünndarm resorbieren, und damit gelangt Fruchtzucker in tiefere Darmregionen, wo er eigentlich nichts zu suchen hat. Die im Dickdarm ansässigen Bakterien freuen sich über die ungewohnte Zusatznahrung und spalten den Fruchtzucker auf in Kohlendioxid (Blähungen), kurzkettige Fettsäuren (Durchfall) und Wasserstoff, der abgeatmet wird. Ledochowski kam auf die Idee, die Atemluft mit einem Gerät

(Massenspektrometer) zu untersuchen, welches auch für die Analyse von Autoabgasen genutzt wird. So konnte er nachweisen, dass Menschen mit solchen Störungen nach einer stark fruchtzuckerhaltigen Mahlzeit neben Wasserstoff auch zahlreiche andere Substanzen abatmen, die von einem gestörten Bakterienstoffwechsel herrühren. Aber warum haben viele Menschen heutzutage Probleme mit Fruchtzucker?

In den Sechzigerjahren, im Kalten Krieg, kam es auf Kuba zu einer Konfrontation der beiden Supermächte USA und Sowjetunion. Die Sowjetunion installierte Atomraketen auf Kuba, die von ihrer Reichweite her jeden Ort in den USA erreichen konnten. Die Amerikaner drohten Gegenmaßnahmen an, die Welt stand vor einem Atomkrieg. Schließlich gab die Sowjetunion nach und zog die Raketen wieder ab. Wegen dieser Krise gab es in den USA einen Einfuhrstopp für Zuckerrohr aus Kuba. Aus Zuckerrohr wurde damals der weitaus größte Teil des Zuckers gewonnen, selbst heute liegt der Anteil von Zuckerrohr an der Zuckerproduktion weltweit bei etwa 55 Prozent. Der daraus hergestellte Zucker ist der klassische Haushaltszucker, der chemisch betrachtet aus dem Zweifachzucker Saccharose (Glukose und Fruktose) besteht. In Europa wird Zucker seit Beginn des 19. Jahrhunderts industriell aus Zuckerrüben gewonnen. Die Züchtung von Rüben mit hohem Zuckergehalt sollte von Rohrzuckerimporten unabhängiger machen. In den USA war Zuckerrohr aber bis Mitte des 20. Jahrhunderts noch der Hauptlieferant für Haushaltszucker, und durch den Einfuhrstopp kam es zu einem Zuckerproblem. Damals fand man in den USA heraus, dass sich aus Mais ein Zuckersirup gewinnen lässt, aus dem man durch chemische Verfahren alle möglichen Zuckerarten abspalten kann.[141]

Gebräuchliche Zuckerarten
Einfachzucker
    Glukose (Traubenzucker)
    Fruktose (Fruchtzucker)
Zweifachzucker
    Saccharose = Haushaltszucker (Rohr- und Rüben-
        zucker) aus Glukose und Fruktose
    Laktose = Milchzucker aus Galaktose und Glukose
    Maltose = Malzzucker aus 2 Glukoseeinheiten

Das aus Mais produzierte »high fructose corn syrup« (HFCS) kann seit 1972 sehr kostengünstig hergestellt werden. Auffällig ist der hohe Fruktosegehalt dieser Süßmischung. Seit 1978 kann sogar ein Fruktosegehalt von 90 Prozent (HFCS 90) erreicht werden. Fruktose schmeckt wesentlich süßer als Traubenzucker (Glukose). Deshalb bekam HFCS eine große wirtschaftliche Bedeutung und wird heute weltweit als Süßungsmittel in der Lebensmittelindustrie eingesetzt. So ist Fruktose inzwischen in fast allen Limonaden (Softdrinks) das einzige Süßungsmittel, und die Verbraucher haben sich an den intensiv süßen Geschmack gewöhnt. Wegen der veränderten Süßwahrnehmung durch HFCS werden mittlerweile sogar die Obstsorten auf einen höheren Fruktoseanteil hin gezüchtet.

Fruchtzuckerprobleme

Mit dem massiv gestiegenen Fruktoseanteil in den Nahrungsmitteln haben viele Menschen jedoch Schwierigkeiten. Im Dünndarm wird Fruktose nämlich wesentlich langsamer resorbiert als Glukose, was bei den geringen Mengen, die der Mensch vor der Entwicklung von HFCS zu sich nahm, kein Problem darstellte. Wenn der nicht resorbierte Fruchtzucker aber in den Dickdarm gelangt, wird er von der Darmflora in

Kohlendioxid, Wasserstoff und kurzkettige Fettsäuren zerlegt bzw. umgewandelt. Das verursacht Blähungen, Bauchschmerzen und durchfallartigen Stuhlgang. Mediziner nennen das Beschwerdebild Fruktosemalabsorption (gestörte Fruktoseaufnahme). Die Hauptsymptome sind dieselben wie beim sogenannten Reizdarmsyndrom. Mit der Fruktosemalabsorption haben wir neben der vollwertigen Ernährung eine weitere gut nachvollziehbare Ursache für das Krankheitsbild Reizdarm, unter dem schätzungsweise zehn Prozent der Bevölkerung leiden.

Neben Blähungen und Durchfall kann es sogar zu Verstopfung kommen, weil im Rahmen der Vergärung des Zuckers manchmal darmlähmende Substanzen entstehen (Stickoxid). Auffallend häufig gehen Resorptionsstörungen von Kohlenhydraten mit Depressionen einher. Wahrscheinlich stört nicht resorbierter Fruchtzucker die Aufnahme der Aminosäure Tryptophan durch die Darmwand. Tryptophan ist aber wichtig für die Bildung des Stimmungshormons Serotonin, das heißt, es kommt zu verminderter Serotoninbildung und infolge davon zu depressiven Stimmungen. Viele Menschen haben also nicht Bauchbeschwerden aufgrund ihrer Depression, sondern depressive Stimmungen aufgrund ihrer Verdauungsstörung. Sie gehören nicht zum Psychiater, sondern zu einem Arzt, der etwas von Verdauung versteht.[142]

Wegen der insulinunabhängigen Verstoffwechselung wird Fruktose zum Süßen von Diabetikernahrung empfohlen, leider aber mit den oben beschriebenen Folgen. Darüber hinaus soll Fruktose auch die Fettsynthese fördern. Deshalb steht HFCS im Verdacht, an der Entstehung von Übergewicht beteiligt zu sein.[143]

Konsequenzen für den Darm

Das Hauptproblem ist das sich verändernde Milieu im Darm. Wir haben im gesunden Darm ganz bestimmte Bakterienarten in einer bestimmten Anzahl, und zwar sehr viele im

Dickdarm und sehr wenige im Dünndarm. Gärung findet normalerweise in geringem Umfang im Dickdarm statt, aber nicht im Dünndarm. Wenn viel Fruktose in der Nahrung enthalten ist, kann der Dünndarm die in der Nahrung vorhandenen Kohlenhydrate nicht mehr vollständig aufnehmen, und so gelangen Zucker in den Dickdarm, wo sie eigentlich nichts verloren haben. Die dortigen Bakterien schwimmen nun plötzlich in nicht resorbiertem Fruchtzucker. Wenn dann auch noch angedaute Ballaststoffe (schwer verdauliche Kohlenhydrate) aus vollwertiger Nahrung dazukommen, vermehren sich die Bakterien, die Zucker durch Gärung verstoffwechseln, explosionsartig. Mit der Zeit wachsen diese Bakterien ihrem neuen Futter sogar entgegen. Schließlich breiten sie sich über die sogenannte Ileocoecalklappe, die den Dünndarm vom Dickdarm trennt, bis in den Dünndarm hinein aus. Dieses Phänomen heißt Überwucherungssyndrom (*Overgrowth Syndrome*). Die Ileocoecalklappe wird undicht und dann kann immer wieder Dickdarmsaft in den Dünndarm hineinschwappen, was dort die Schleimhaut belastet. Die eingewanderten Bakterien sorgen im Dünndarm für massive Gärungen, und das hat weitere Folgen.

Die hier beschriebenen Zusammenhänge gelten für die erworbene Fruktosemalabsorption, die inzwischen sehr häufig geworden ist. Sie muss von der hereditären (genetisch bedingten) Fruktoseintoleranz unterschieden werden. Dabei handelt es sich um einen angeborenen Enzymdefekt, der den Fruktoseabbau in der Leber betrifft. Die genetisch bedingte Fruktoseintoleranz ist sehr selten und führt zu lebensbedrohlichen Zuständen, wenn diese Patienten Fruktose zu sich nehmen.

Milchunverträglichkeit

Ähnliche Symptome wie bei der Fruktosemalabsorption beobachtet man bei Menschen, die Milchzucker schlecht verdauen können. Das war bis in die jüngere Vergangenheit der Menschheit noch der Normalfall. Wie wir uns an ein Nahrungsmittel angepasst haben, für das wir zunächst keine Verwendung hatten, ist ein schönes Beispiel dafür, wie Evolution funktioniert. Man geht heute davon aus, dass erwachsene Menschen früher keine Enzyme bilden konnten, die die Milchverwertung ermöglichten. »Die Menschen konnten zwar Rindfleisch essen, aber keine Kuhmilch trinken«, so der Mainzer Paläogenetiker Joachim Burger.[144] Vor 7000 Jahren änderte sich jedoch die Situation. Die Menschen in der Jungsteinzeit betrieben Ackerbau und Viehzucht, und plötzlich stand ein Lebensmittel zur Verfügung, welches wie die Muttermilch vollgestopft war mit Eiweiß, Fett, Vitaminen und Zucker. Die Menschen werden versucht haben, dieses Nahrungsmittel zu nutzen, aber es fehlte ihnen das Enzym Laktase, mit dem unser Darm den Milchzucker aufspalten und aufnehmen kann. Deshalb bekamen die Erwachsenen Blähungen und Durchfall, wenn sie Milch tranken. Kinder hingegen haben bis zum fünften Lebensjahr ausreichend Laktase zur Verfügung, damit sie Muttermilch verdauen können, danach versiegt die Produktion. Wahrscheinlich kam es vor 7000 Jahren zu einer Mutation, die einen einzigen Genbaustein veränderte. Als Folge dieser Mutation wird die Laktaseproduktion bei Kindern nicht mehr abgeschaltet. Die »Mutanten« produzieren auch als Erwachsene noch genug Laktase, um Milchzucker verwerten zu können. Diese Mutation fand erst vor etwa 400 Generationen statt. Da sie Viehzüchtern einen enormen Vorteil gebracht haben muss, scheint sie sich in diesen Populationen blitzschnell ausgebreitet zu haben. Die Laktaseproduzenten konnten einfach mehr Nachkommen aufziehen, da nun auch Kuhmilch und Ziegenmilch als Energiequellen verwertbar waren. So kommt es, dass in Mittel- und Nordeuropa fast alle Menschen Milch vertragen. Dies gilt auch für die europäischstämmige Bevölkerung Nordamerikas und Australiens. In Spanien und Griechenland haben schätzungsweise bereits

50 Prozent der Bevölkerung Schwierigkeiten mit der Milchverdauung, weshalb die klassischen Käsesorten des Mittelmeerraums, wie Feta, Parmesan oder Mozzarella, laktosearm produziert werden. In Asien ist der Anteil derjenigen, die Milch verdauen können, sehr gering. Dies ist der Grund, warum es zum Beispiel in der traditionellen chinesischen oder thailändischen Küche so gut wie keine Milchprodukte gibt. Menschen mit einem genetischen Laktasemangel geben an, seit ihrer Kindheit keine Milch zu mögen.

Konsequenzen für das Immunsystem

Frau Hager wendet ein, dass sie früher sehr wohl Milch gemocht habe und sie erst neuerdings schlecht vertrage. Wie kann man sich dieses Phänomen erklären?

Die Oberfläche unseres Verdauungssystems ist ständig einer ungeheuren Menge potenziell krank machender Stoffe ausgesetzt, die schon mit der ganz normalen Nahrung zugeführt werden. Die Darmwand ist die Hauptgrenzfläche zwischen der Körperinnenwelt und der Körperaußenwelt. Deshalb ist der Darm mit unterschiedlichen Abwehrmechanismen ausgestattet, die das Eindringen schädigender Stoffe in das Körperinnere verhindern, zum Beispiel die Immunglobuline des Typs A (IgA), die massenweise in der Darmwand vertreten sind. Wenn es Schadstoffen dennoch gelingt, in das Blut überzutreten, versuchen Immunglobuline des Typs G (IgG), sie dort unschädlich zu machen. Schätzungen zufolge hat das sogenannte darmassozziierte Immunsystem (GALT) einen Anteil von über 70 Prozent an der gesamten Körperabwehr.

Doch wenn das Milieu – besonders im Dünndarm – erst einmal durch entzündliche Darmstellen und massive Fehlbesiedelung mit Bakterien gestört ist, ist die Verdauungsleistung eingeschränkt und als Folge die Abwehr überfordert. Dann treten alle möglichen anderen Störungen auf. Ein so veränderter Darm kommt nun plötzlich mit Nahrungsmitteln, die er normalerweise spielend entgiften und verdauen könnte, nicht mehr zurecht. Sie werden nicht zügig aufgespalten und aufgenommen, sondern verbleiben halb angedaut im Darm und beteiligen sich an der Autointoxikation, also vermehrten Gärungs- und Fäulnisreaktionen. Die wiederum belasten die Darmschleimhäute sehr, was die Situation weiter verschlechtert. Für den Patienten ist es unerheblich, was am Anfang stand, eine Fruktose- oder eine Laktoseresorptionsstörung oder eine Belastung mit Vollkorn und Ballaststoffen. Die zunehmende Schwächung der Verdauung führt dazu, dass auch andere Nahrungsmittel schlecht vertragen werden, und so entwickelt sich nach einer Fruktosemalabsorption fast immer auch eine Laktoseunverträglichkeit und umgekehrt. Besonders schwer verdauliche Speisen, wie Rohkost, Nüsse, nicht adäquat verarbeitetes Gemüse (»Nichttotgekochtes«), machen in dieser Situation schnell Schwierigkeiten, danach aber zunehmend auch Nahrungsmittel, die man normalerweise gut verträgt. Am Ende haben wir im Darm eine vor sich hin brodelnde Giftbrühe. Kein schöner Gedanke, aber eine treffende Beschreibung. In diesem Zustand ist es völlig sinnlos, Nahrung nach ihrem Nährstoffgehalt beurteilen zu wollen. Die Resorption ist so gestört, dass es einem Glücksspiel gleichkommt, was noch adäquat zerlegt und aufgenommen werden kann. Deshalb rufen am Ende dieser Entwicklung selbst an sich sehr bekömmliche Lebensmittel Blähungen und Durchfall hervor.

Der Darm wird durchlässig

Das alles bleibt für die Abwehrleistung des Dünndarmes nicht ohne Konsequenzen. Lässt er im unbelasteten Zustand Nahrungspartikel erst dann in den Körper passieren, wenn sie vollständig in ihre Einzelteile zerlegt sind, können nun auch größere Nahrungsmoleküle und Schadstoffe durch den Darm in den Körper eindringen, man spricht vom »Syndrom des durchlässigen Darms«, englisch *Leaky Gut Syndrome*. Der

	Dickdarm	Dünndarm

Unbelastete Verdauung
Dickdarm: viele Bakterien (B) und wenig Gärung (G)
Dünndarm: wenige Bakterien (B) und keine Gärung

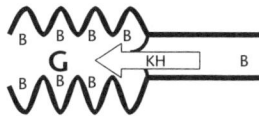

Resorptionsstörung
Aufgrund von Ballaststoffen und Fruktose- oder Laktosemalabsorption gelangen schlecht verdauliche Kohlenhydrate (KH) in den Dickdarm. Die Bakterien vermehren sich sehr stark, es kommt zu massiven Gärungen.

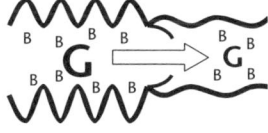

Überwucherungs-(Overgrowth-) Syndrom
Massive Gärung führt zur Klappenweitung. Bakterien wandern vom Dick- in den Dünndarm. Jetzt kommt es auch im Dünndarm zu Gärungen, die Folge sind Schleimhautschäden.

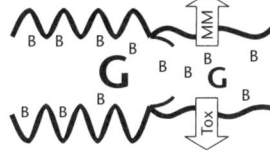

Leaky-Gut-Syndrom (durchlässiger Darm)
Die geschädigte Dünndarmschleimhaut lässt schlecht verdaute Nahrung (Makromoleküle MM) sowie Toxine von Pflanzenabwehrstoffen (Tox) in den Körper eintreten, wo sie das Immunsystem belasten.

Von der Resorptionsstörung zum Leaky-Gut-Syndrom

Darm verliert seine Barrierefunktion. Zwar versuchen die Darmwand und anschließend die Abwehrzellen im Blut, die eingedrungenen Schadstoffe durch verstärkte Immunreaktionen zu entschärfen, aber leider reicht dies irgendwann nicht mehr. Die eingedrungenen Moleküle richten dann im Körper in vielfältiger Weise Schäden an. Darum treten plötzlich nach dem Verzehr bestimmter Nahrungsmittel, die wir vorher gut vertragen haben, auch allgemeine Symptome wie Müdigkeit, Kopf- oder Gelenkschmerzen auf.[105] Selbst die Entstehung von Herzerkrankungen wird heute auf dem Boden dieser krankhaften Entwicklung diskutiert.[145]

Die Frage ist, ob man in dieser Situation von »Nahrungs-mittelallergie« sprechen kann. Bei einer echten Allergie wird ein ganz bestimmter Stoff vom Körper als besonders schädigend eingestuft, zum Beispiel Gräserpollen oder Tierhaare, und er bildet in großer Menge Abwehrmoleküle (Antikörper), Immunglobuline des Typs E (IgE), speziell gegen diesen Stoff (Antigen). Kommt der Organismus später mit einer noch so kleinen Menge dieses Antigens in Berührung, wird sofort eine massive Abwehrreaktion ausgelöst, die der Betroffene in Form von juckenden Hautreizungen, Schwellungen und Atemnot spürt. Bei der Immunreaktion, die im Zusammenhang mit dem Leaky-Gut-Syndrom auftritt, handelt es sich aber um eine allgemeine Störung der Darmwand, durch die viele Schadstoffe mit unserem Immunsystem reagieren. Die Begleitbeschwerden im Darmbereich sind Blähungen, Krämpfe und Durchfall, im übrigen Körpers können alle möglichen Symptome auftreten, wie zum Beispiel Müdigkeit, Kopf- oder Gelenkschmerzen. Die Schwere der Beschwerden hängt von der Menge der Schadstoffe und vom Ausmaß der Darmstörung ab. Im Gegensatz dazu führen bei einer echten Allergie bereits kleinste Mengen des auslösenden Stoffes zu Hautreizungen oder Asthmaanfällen, manchmal reicht es schon, in die Nähe einer Hundehütte zu kommen. Es ist daher sinnvoller, im Zusammenhang mit den durch das Leaky-Gut-Syndrom hervorgerufenen Problemen von »Unverträglichkeiten« zu sprechen. In Diagnostik und Therapie unterscheiden sich die Unverträglichkeiten von den echten Allergien ebenso wie in den Ursachen.

Fünf am Tag?
Aufgrund der Fruktoseproblematik sollte die Empfehlung, fünfmal am Tag Obst und Gemüse zu essen, kritisch hinterfragt werden. Trotzdem ist die 5-am-Tag-

Kampagne fester Bestandteil aller offiziellen Bemühungen, der Bevölkerung gesunde Ernährung beizubringen. Nun esse ich auch gerne Bananen oder Äpfel, aber warum soll man dies fünf Mal am Tag tun, ganz besonders dann, wenn man anschließend quälende Blähungen bekommt? Die Ernährungswissenschaftler, die hinter dieser Kampagne stehen, wissen es auch nicht. Ganz offen geben sie zu, dass weder ein wissenschaftlicher Nachweis für den Nutzen existiert, noch hat man einen positiven Effekt auf die Entstehung von Krankheiten beobachten können.[146] Trotzdem geben sie diese Empfehlung aus. Dass sogar das Deutsche Krebsforschungszentrum (DKFZ) in Heidelberg »5 am Tag« fordert, gereicht dieser renommierten Einrichtung nicht zur Ehre. Ich kenne einige Forscher des DKFZ persönlich, die das gar nicht gut finden, weil die Kampagne die seriösen Forschungsergebnisse eben nicht widerspiegelt. Und jetzt erklären die europäischen Verbraucherschutzminister die 5-am-Tag-Empfehlung in der Badenweiler Erklärung 2007 auch noch zum offiziellen Staatsziel! Warum machen die das alles? Eigentlich ist das überhaupt nicht nachvollziehbar und deshalb auch ein Fall für unsere grundsätzlichen Überlegungen, die wir uns im Schlusskapitel erlauben.

Was tun, wenn man eine Fruktose- oder Laktoseunverträglichkeit vermutet?

Liegen schwere Reaktionen auf Fruktose oder Laktose vor und sind diese Beschwerden schon seit der Jugend bekannt, sollte ein genetischer Test auf Fruktoseintoleranz oder Laktasemangel durchgeführt werden. Falls Sie wissen möchten, ob Sie unter einer erworbenen Laktose- oder Fruktosemalabsorption leiden, gilt heute als beste Untersuchung die bereits erwähnte Atemtestung bei einem entsprechenden fachärztlichen Spezialisten. Da jedoch manche Patienten bei solchen Störungen nur wenig Wasserstoff abatmen, kann das Ergebnis des Tests negativ sein, obwohl sie an einer schweren Fruktose- oder Laktoseproblematik leiden.

Stehen nach dem Verzehr bestimmter Nahrungsmittel Symptome wie Hautreizungen, Schwellungen, Lippenbrennen oder Atemnot im Vordergrund, sollte ein Allergietest gemacht werden. Diese Tests auf echte Nahrungsmittelallergien sind wissenschaftlich gut überprüft und werden auch von den Krankenkassen bezahlt. Es sind entweder Hauttests (Prick-Tests) oder Bluttests auf IgE-Antikörper gegen bestimmte Nahrungsmittel. Meist hat der Patient schon einen starken Verdacht, weil er weiß, dass er zum Beispiel auf Erdnüsse sofort Hautschwellungen und Lippenbrennen bekommt. Diese Allergien sind eher selten und haben mit den typischen Darmbeschwerden, über die wir in diesem Kapitel sprechen, meist wenig zu tun. Die Therapie gehört in die Hände eines erfahrenen Allergologen.

Es gibt inzwischen auch immunologische Tests auf Nahrungsmittelunverträglichkeiten. Solche Bluttests messen, ob besonders viele IgG-Antikörper auf Nahrungsmittel vorhanden sind, deren Bruchstücke im Rahmen eines Leaky-Gut-Syndroms in die Blutbahn eindringen. Diese Tests müssen meist selbst bezahlt werden, und das ist nicht ganz billig. Da nach einer Mahlzeit immer eine IgG-Erhöhung im Blut zu messen ist, stellt sich die Frage, ob diese Tests tatsächlich eine krankhafte Überreaktion messen. Die medizinischen Fachgesellschaften glauben dies nicht und warnen vor solchen Tests, so z. B. die Deutsche Gesellschaft für Allergologie und klinische Immunologie (DGAI).[147,148] Ich kenne Patienten, denen hat dieser Test bei der Speisenauswahl geholfen, es gibt aber auch andere, die dadurch sehr verunsichert wurden. Da es sich nicht um Allergien, sondern um Unverträglichkeiten handelt, ist das Entscheidende nicht das Weglassen ganz bestimmter Nahrungsmittel, sondern die Schonung des Darms, und das geht auch ohne teure Tests.

Esoterische Diagnostik

Sehr skeptisch stehe ich den vielen esoterischen Tests auf Nahrungsallergien gegenüber, wie Auspendeln, Muskeltests wie Applied Kinesiology oder Bioresonanz, um nur einige zu nennen. Ich möchte gar nicht in Abrede stellen, dass es viele Phänomene gibt, die wir Menschen zumindest naturwissenschaftlich nicht erklären können, obwohl sie faktisch zu beobachten sind. Ich selbst habe eine Ausbildung für Muskeltestungen absolviert und konnte beobachten, wie sich die Muskelkraft allein dadurch verändert, dass man seine Gedanken auf etwas Unangenehmes lenkt oder einen bestimmten Stoff in die Hand nimmt. Auch mag ein verantwortungsvoller Therapeut durch solche Effekte und Methoden einen positiven Einfluss auf seine Patienten nehmen. Doch ich habe zum Beispiel nie erkennen können, dass derselbe Stoff immer dieselbe Reaktion auslöst, und das bedeutet, wir wissen nicht, was wir da messen. Insofern halte ich es für unverantwortlich, wenn auf dem Boden solcher Tests umfangreiche Nahrungsmittellisten erstellt werden, die der Patient in Zukunft meiden soll, weil er angeblich sonst krank wird und Krebs bekommt. Genau dies ist nämlich in der Familie Hager passiert.

Die Oma, Frau Schrothkorn, hat eine prinzipielle Abneigung gegenüber der Schulmedizin. Sie selbst und ihre Kinder gingen bei gesundheitlichen Problemen immer erst zum Heilpraktiker oder »Alternativmediziner«. Für gesetzlich Versicherte ist das zwar ein teures Vergnügen, aber bei harmloseren Beschwerden nicht immer die falsche Wahl, schließlich nimmt man sich dort meist mehr Zeit für die Patienten. Auch für ihre Enkel möchte Frau Schrothkorn das Beste und versucht, sie von den »Gefahren« moderner Diagnostik fernzuhalten. Wegen der zunehmenden Verdauungsbeschwerden ging sie mit den Zwillingen ihrer Tochter zu ihrer Heilpraktikerin. Anstatt deren Probleme jedoch auf die vollwertige Ernährung zurückzuführen (es kann ja nicht sein, was nicht sein darf), führte die Heilpraktikerin diverse Muskeltests auf Nahrungsmittelallergien durch. Ergebnis war eine ellenlange Liste von Nahrungsmitteln, bevorzugt Industrieerzeugnisse, die die Mädchen nun meiden sollen, sonst wäre selbst eine Krebsgefahr nicht zu vermeiden. Ich kenne einige Familien, die aufgrund solcher Tests nicht mehr wissen, was sie überhaupt noch essen dürfen; dadurch werden besonders Kinder in ihrem Essverhalten geschädigt. Derartige, meist teure Kurpfuscherei meiden Sie bitte, und die entsprechenden Kollegen und Heilpraktiker sollten endlich darüber nachdenken, was sie da eigentlich treiben. In meinen Augen ist dies Körperverletzung.

Ein simpler Selbstversuch hilft weiter

Es gibt eine ganz einfache Möglichkeit, wie Sie herausfinden können, ob Sie eine Resorptionsstörung haben. Machen Sie den Nüchterntest. Am besten an einem Tag, an dem Sie nicht gleich danach ins Büro fahren oder drei Kinder zur Schule bringen müssen. An diesem Tag trinken Sie morgens nach dem Aufstehen ein Glas Apfelsaft. Apfelsaft enthält viel Fruktose. Wenn Sie 20–30 Minuten später starke Blähungen bis hin zum Durchfall bekommen, Unwohlsein oder gar Müdigkeit verspüren, dann haben Sie ein Fruktoseproblem. Sollten Sie bereits vermuten, dass Sie stark auf fruktosehaltige Nahrungsmittel reagieren, dann machen Sie diesen Test bitte nur im Beisein eines Arztes, Sie können regelrecht kollabieren. An einem anderen Tag wiederholen Sie den Test, indem Sie morgens nüchtern ein Glas Milch trinken. Stellen sich ebenfalls deutliche Blähungen und Darmbeschwerden ein, haben Sie auch Probleme, Laktose zu vertragen.

Für mich als untersuchenden Arzt ist die Diagnose eines Malabsorptionssyndroms dann eindeutig, wenn Patienten entsprechende Beschwerden schildern und im rechten Unterbauch, also da, wo der Dünndarm in den Dickdarm übergeht, ein deutlicher Druckschmerz zu tasten ist. Dann weiß ich, dass höchstwahrscheinlich die Ileocoecalklappe gereizt und der anschließende Dünndarm schon von Bakterien überwuchert ist. Diese Untersuchung dauert zehn Sekunden.

Was tun bei heftigen Symptomen?

Bitte unbedingt beachten! Bei schleimigem und blutigem Stuhlgang müssen Sie auf jeden Fall einen Darmspezialisten aufsuchen, damit dieser Sie auf schwere chronisch-entzündliche Darmerkrankungen wie Morbus Crohn, Colitis ulcerosa und Zöliakie (Sprue) untersucht. Falls Sie plötzlich heftige Bauchschmerzen verspüren (besonders wenn sie zusammen mit einem allgemeinen Krankheitsgefühl und Fieber auftreten), müssen Sie von einem Arzt ein akut entzündliches Geschehen ausschließen lassen, wie zum Beispiel eine Blinddarmentzündung oder eine Divertikulitis (entzündete Darmausstülpungen). Akut entzündliche Darmerkrankungen sind prinzipiell lebensbedrohende Erkrankungen!

Die allermeisten Menschen mit Verdauungsproblemen haben jedoch keine heftigen akuten Beschwerden, sondern leichte bis mittlere Beschwerden, und dies seit Jahren. Auch weist der Stuhl keine blutigen oder schleimigen Beimengungen auf. Meistens sind die Betroffenen deswegen bereits mehrfach beim Arzt gewesen, vielleicht wurden sie sogar ein paarmal mit Magen- oder Darmspiegelungen untersucht und mit der Diagnose Reizdarm oder Colon irritabile nach Hause geschickt worden, ohne dass es ihnen nun besser ginge. Vielleicht haben sie aus Verzweiflung auch schon viel Geld ausgegeben für IgG-Allergietests, alternative Methoden wie Kinesiologie oder »Candida«-Behandlungen etc., ohne dass es wirklich etwas gebracht hat. Für alle, die das mehr oder weniger kennen, schlage ich folgendes Vorgehen vor.

Schritt Nr. 1: Vertrauen Sie sich wieder selbst

Das Wichtigste zuerst: Machen Sie sich frei von Empfehlungen und Ratschlägen, die behaupten, Rohkost, Ballaststoffe, Obst und Gemüse seien gesündere Nahrungsmittel als andere. Ihre Verdauung entscheidet, was in Ihrer jetzigen Lebenssituation für Sie gesund oder ungesund ist, und keine Ernährungsgurus oder Gesundheitspolitiker, auch wenn sie noch so oft in den Medien präsent sind. Wenn Sie auf Apfelsaft, Birnen, Kohlgemüse, Salate usw. Blähungen und Durchfall bekommen, dann sind diese Nahrungsmittel für Sie nicht gesund. Geht es Ihnen nach dem Verzehr von Weißbrot, Schnitzel, Butter oder weich gekochtem Gemüse dagegen gut, dann kommt Ihre Verdauung damit besser zurecht. Basta! Sie dürfen also unbeeindruckt von allen Argumenten der anderen selbst bestimmen, ob ein Apfel, eine Tomate oder ein Wurstbrot für Sie gesund ist. Haben Sie keine Bauchbeschwerden, keine Stuhlveränderungen, keine Blähungen oder Sodbrennen, sind Sie nach dem Essen nicht stundenlang müde, dann war es gesund. Ob roh oder gekocht, der einzige Maßstab, der zählt, ist die Bekömmlichkeit, das heißt, ob Sie sich nach dem Essen wohl fühlen oder nicht.

2. Gärung reduzieren

Ziel einer Therapie muss sein, die Gärung vom Dünndarm zurück in den Dickdarm zu bringen. Und dies ist nur über Nahrungsmittel zu erreichen, bei denen der belastete Dünndarm eine Chance hat, sie komplett zu verdauen. Nachdem es dem Dünndarm wieder besser geht, kann man auch wieder Nahrungsmittel verwenden, die man zeitweise schlecht vertragen hat, aber erst dann.

Falls Sie also an den beschriebenen Symptomen wie häufigen Blähungen und breiigem bis durchfallartigem Stuhl leiden und schon mehrere nutzlose Arztbesuche und Darmuntersuchungen hinter sich haben, schlage ich Ihnen zunächst eine konsequent darmschonende Ernährung für vier Wochen vor.

Halten Sie sich zunächst ziemlich streng an diese Vorgaben. Falls sich die Beschwerden schon nach einigen Tagen bessern, wissen Sie, dass Sie auf dem richtigen Weg sind. Nach und nach sollte auch Ihr Bauch flacher und weicher werden. Der Stuhlgang sollte sich regulieren und die Durchfälle deutlich nachlassen. Nach vier Wochen probieren Sie dann aus, welche Nahrungsmittel Sie zusätzlich gut vertragen. »Gut vertragen« heißt, nach dem Essen verspüren Sie weder Sodbrennen noch Magendruck, keine übermäßigen Blähungen, keine länger als 30 Minuten anhaltende Müdigkeit. Stattdessen sollte sich ein warmes, zufriedenes Bauchgefühl einstellen. Wenn es Ihnen wieder deutlich besser geht, können Sie die Empfehlungen lockerer nehmen, falls die Beschwerden irgendwann wieder auftreten, halten Sie sich wieder strenger daran.

Darmschonende Ernährung für Menschen mit Verdauungsproblemen (modifiziert nach Professor Karl Pirlet, siehe auch www.Lizenz-zum-Essen.de)

1. Leicht verdauliche Nahrungsmittel bevorzugen	Brot	Zwieback, lockeres Weißbrot ohne Rinde, mildes lockeres Mischbrot (Sauerteigbrot) ohne Rinde, später die Rinde mit dazunehmen. Am besten Brot, das nicht frisch gebacken ist.
	Gemüse, Beilagen	Kartoffeln, Möhren, Fenchel Zarte Haferflocken, weißer Reis, später kann auch etwas zarter Kopfsalat dazukommen
	Fleisch, Fisch	Zarte Fleischsorten wie Kalb oder Geflügel Zarter Fisch wie Forelle, Lachs, Scholle oder Seezunge Weiche Eierspeisen mit kleinen Mengen Milch und Milchprodukten

2. Vorsicht vor Nahrungsmitteln mit hohem Säuregehalt		Alles Obst mit hohem Säuregehalt wie Apfelsinen, Zitronen, Grapefruits, Beeren, und Obstsäfte vorerst weglassen. Anderes Obst schälen und ggf. erwärmen. Milde und reife Früchte bevorzugen, z. B. Bananen
3. Ballaststoffreiche Nahrungsmittel meiden		Meiden Sie alles, was viele Ballaststoffe enthält, wie Vollkornprodukte, Vollkornbrote, faserreiches Knäckebrot, schweres Graubrot, Vollkornreis, Rohkost, Kartoffelschalen. Grobe Haferflocken, Hülsenfrüchte, Kohlgemüse, Salate, Nüsse und Pilze sollten Sie zunächst ebenfalls weglassen.
4. Alle Nahrungsmittel leicht verdaulich zubereiten	Kochen	Reis, Kartoffeln und Gemüse müssen so gekocht werden, dass sie sich von der Zunge am Gaumen zerdrücken lassen. Rührei gerne auch mit etwas Sahne zubereiten, es soll weich sein. Echte Suppen, also lang Gekochtes wie Minestrone, Consommé oder Bouillon, keine Tütensuppen
	Braten	Fleisch, Fisch, Geflügel so zubereiten, dass sie zart und mürbe sind und sich feinstens zerkauen lassen. Kein rohes Fleisch
	Toasten, Rösten	Toast und Zwieback sind deshalb leicht verdaulich, weil sie sich im Mund mit Speichel vollsaugen und sehr gut zerkleinert werden können.
	Passieren, Pürieren	Durch Pürieren wird die Verdauung entlastet (ratsam bei schwer Verdauungskranken).
5. Schmackhafte Zubereitung aller Speisen		Auf traditionelle Koch-, Back- und Bratverfahren achten. Auch die ursprünglichen Lebensmittel verwenden, also eher Butter als Margarine, auch Butterschmalz, klassische Öle aus der Küche wie Olivenöl und Küchenkräuter, die mit den Speisen mitgekocht werden. Keine alten Fette, keine ausgelassenen, zerbratenen Fette, keine fettgetränkten Speisen, z. B. hartkrustige Brat-

kartoffeln oder hart gebratenes Fleisch. Keine fettreduzierten Zutaten, wie fettreduzierte Sahne oder
1,5-%ige Milch, sondern Originalfettgehalte, davon
lieber kleinere Portionen verwenden.

6. Kleinere, häu-figere Mahlzeiten	Versuchen Sie, die tägliche Nahrungszufuhr auf fünf oder mehr Mahlzeiten zu verteilen. Bei Verdauungs-beschwerden entlastet dies den Verdauungsapparat enorm. Nach dem Sättigungsgefühl aufhören, aber nicht vorher. Nie einen schwächenden Hungerzustand aufkommen lassen. Hauptmahlzeit eher mittags, abends besonders bekömmlich essen.
7. In Ruhe essen	Nur in Ruhe kann das Verdauungssystem optimal ver-dauen. Deswegen sollte man vor dem Essen ein paar Minuten entspannen, indem man nichts tut, was mit Arbeit oder Problemen zu tun hat. Generell während des Essens keine Probleme besprechen. Das Essen sollte die Hauptbeschäftigung sein. Kein Fernsehen, keine Zeitung, kein Computer, keine Telefonate. Nach jedem Bissen Gabel und Löffel beiseite legen.
8. Gut kauen	Feste Bissen zu einem feinen Speisebrei zerkauen, zähe, fasrige, nicht zerkaubare Speisebrocken wieder zurück auf den Teller geben. Durch gutes Kauen wer-den die Speisen in der Mundhöhle zerkleinert und schon da mit dem Speichel vorverdaut. Dies entlastet den Magen enorm. Als Grundregel sollte jeder Bissen 10 bis 15 Mal gekaut werden. Aber auch hier nicht übertreiben! Der Genuss der Speisen soll durch über-triebenes Kauen nicht geschmälert werden.
9. Getränke	Grundsätzlich gut sind Kräutertees und Mineralwasser, auch Malzkaffee. Dabei müssen keine Riesenmengen getrunken werden, am besten so, wie es der natürliche Durst vorgibt. An sich ist es sinnvoll, zwischen den Mahlzeiten vormittags und nachmittags je 1 Glas Was-ser oder Kräutertee zu trinken. Keine großen Flüssig-keitsmengen während der Mahlzeiten. Kaffee oder Tee so, wie es der echte Genuss vorgibt, aber keine stun-denlang in der Kaffeemaschine vor sich hin kogelnde

Brühe oder lauwarmen Labberkaffee aus Thermoskannen. Hier ist mit Dampfverfahren zubereiteter Kaffee deutlich bekömmlicher und erhöht auch den Genuss.

10. Eigene Erfahrungen berücksichtigen	Zusätzlich zunächst alle Lebensmittel weglassen, bei denen Sie das Gefühl haben, dass Sie sie nicht vertragen.

Falls bei Ihnen eine genetische Fruktose- oder Laktoseintoleranz vorliegt, sollten Sie zeitlebens auf eine fruktose- und laktosearme Ernährung achten. Lassen Sie sich beraten, wie Sie möglichst wenig Fruktose oder Laktose mit der Nahrung aufnehmen; das ist gar nicht so einfach, da gerade Laktose (Milchzucker) in unglaublich vielen Fertigprodukten verwendet und oft nicht einmal deklariert wird. Besonders empfehlen möchte ich Ihnen die Internetseite von Maximilian Ledochowski (www.fructose.at), wo Sie Informationsbroschüren abrufen können, die Ihnen vorzügliche Handlungsvorschläge geben. Hier erfahren Sie zum Beispiel auch, warum Traubenzucker das Fruktoseproblem mindern kann.

Falls Sie eine erworbene Fruktose- und/oder Laktoseintoleranz haben, würde ich Nahrungsmittel mit hohem Fruktose- oder Laktosegehalt ebenfalls meiden. Es kann aber sein, dass Sie diese Nahrungsmittel nach dem Rückgang der Darmbelastung wieder gut vertragen. Probieren Sie es einfach aus.

Fazit

▶ Obst und Gemüse sind nicht grundsätzlich die gesünderen Lebensmittel. Aufgrund der übermäßigen Verwendung von billig herzustellendem Fruchtzucker in Lebensmitteln kann unsere Verdauung Fruktose oft nicht mehr richtig verarbeiten, sodass es auch nach Obstgenuss zu Blähungen und Durchfall kommt. Für diese Menschen ist die aktuelle Empfehlung, fünf Mal am Tag Obst und Gemüse zu essen, alles andere als hilfreich – abgesehen davon gibt es keinen wissenschaftlichen Nachweis dafür, dass diese Empfehlung überhaupt einen gesundheitlichen Nutzen beeinhaltet. Zusammen mit schwer verdaulichen Kohlenhydraten aus vollwertiger Enährung kann Fruchtzucker im Dünndarm zu massiven Gärungsprozessen führen, die die Abwehrleistung des Darms schwächen und zu komplexen Immunreaktionen führen. Als Folge davon entstehen zahlreiche Nahrungsunverträglichkeiten bis hin zu allgemeinen Symptomen wie Müdigkeit, Kopf- und Gelenkschmerzen. Besserung bringen meiner Meinung nach weder teure Diagnoseverfahren noch detaillierte Weglassdiäten, sondern allein eine konsequent darmschonende Ernährungsweise, die es dem Dünndarm ermöglicht, seine Schleimhautverhältnisse wieder in Ordnung zu bringen. Danach werden viele vorher problematische Nahrungsmittel auch wieder gut vertragen.

23 Ersatz- und Zusatzstoffe
Warum viele Menschen zunehmen, wenn sie längere Zeit in den USA leben

Das Beispiel der vollwertigen Ernährung hat gezeigt, dass man das Rad der Evolution nicht einfach eine Million Jahre zurückdrehen kann. Wir verfügen nicht mehr über die Verdauungsmöglichkeiten der reinen Pflanzenfresser. Genauso problematisch ist jedoch der Versuch, das Rad vorzudrehen, das heißt, unserem Verdauungsapparat Nahrungsmittel vorzusetzen, die er nicht kennt und an die er sich noch nicht anpassen konnte. Ich denke hier vor allem an die technischen Möglichkeiten der modernen Nahrungsmittelproduktion, die in den letzten 40 Jahren enorm gewachsen sind. Häufig wird dabei aus Kostengründen versucht, den Rohstoffanteil der Nahrung zu kürzen oder zu verändern. Mit künstlichen Ersatz- und Zusatzstoffen und neuen technischen Herstellungsverfahren muss man anschließend dafür sorgen, dass die Produkte trotzdem so aussehen und schmecken wie das Vorbild. Wenn sich Lebensmitteltechniker und Fooddesigner richtig Mühe gemacht haben, unterscheidet sich ein solches Kunstprodukt tatsächlich kaum vom Original. Diese Art Nahrungsmittel gibt es besonders dort, wo das meiste Geld in die größten Werbekampagnen und die lauteste Öffentlichkeitsarbeit für »gesunde Ernährung« investiert wird, in den USA.

Obwohl solche Produkte gut aussehen und auch schmecken können, haben sie vermutlich eine andere physiologische Wirkung auf unseren Stoffwechsel. Was auffällt, ist, dass viele Menschen aus Europa, die längere Zeit in den USA leben, dort meist ordentlich zunehmen. Frau Rundlichs Tochter Claudia legte während eines einjährigen Schüleraustauschs sechs Kilogramm zu und wirkte ziemlich aufgedunsen. Kaum war sie wieder zu Hause, verlor sie die zusätzlichen Pfunde binnen kurzer Zeit. Warum nimmt man in den USA zu? Ehrlich gesagt, weiß ich es auch nicht genau. Aber ich habe eine Vermutung. Zunächst verwundert diese Beobachtung, denn in keinem Land der Welt macht man einen derartigen Wirbel ums Abnehmen wie in den USA. Nirgendwo sonst wird so viel Geld für Maßnahmen gegen das Übergewicht ausgegeben. Im Jahr 2004 haben schätzungsweise 71 Millionen Amerikaner eine Diät gemacht. Die Ausgaben für Produkte und Programme zur Gewichtsreduktion lagen bei circa 46 Milliarden Dollar. Ali Mokdad, Abteilungsleiter an den staatlichen Centers of Disease Control and Prevention in Atlanta, wo das Ernährungsverhalten der amerikanischen Bevölkerung beobachtet wird, meint »rund 75 Prozent der amerikanischen Erwachsenen versuchen zu einem gegebenen Zeitpunkt, gerade abzunehmen oder ihr Gewicht zu halten«. Und trotzdem nimmt man dort anscheinend automatisch zu.[46]

Der Kampf gegen das Fett

An einer Sache kann es aber definitiv nicht liegen, am Fett. Mehr als den Kommunismus oder den lieben Gott fürchtet Amerika nämlich das Fett, und deshalb hat es dem Fett vor 50 Jahren den Krieg erklärt. Seitdem darüber spekuliert wurde, dass das Nahrungsfett für Herzinfarkt und Schlaganfall verantwortlich sein könnte, hat es sich das ganze Land zur Aufgabe gemacht, den Cholesterinspiegel (die Blutfette) zu senken. Und wenn sich die amerikanische Gesellschaft etwas vornimmt, dann zieht sie es kompromisslos durch, wie wir oft genug, teilweise bewundernd, teilweise irritiert, beobachten können.

Den Krieg gegen das Fett in der Nahrung hat Amerika übrigens gewonnen. Wenn Sie Gelegenheit haben, in einen amerikanischen Supermarkt zu gehen, versuchen Sie doch mal etwas für unsere Begriffe Normalfettes zu kaufen. Während bei uns eine Milch mit 1,5 Prozent Fett als fettarm eingestuft wird, gilt sie dort als fetthaltig. In den USA kauft man sogenannte Skinmilk, das ist Milch mit 0,1 Prozent Fett, also weiß gefärbtes Wasser. Wenn Sie 1,5-prozentige Milch kaufen wollen, müssen Sie sich vielleicht sogar an der Kasse rechtfertigen, warum Sie sich so unvernünftig ernähren. Alles, aber auch alles, was in die Läden kommt, muss den Nachweis erbringen, dass es fettreduziert ist, sonst gilt es als ungesund und verkauft sich schlecht. Normalfetten Quark, Jogurt, Butter finden Sie dort nicht. Allerhöchstens ganz hinten, im letzten Regal, wo auch französischer Käse angeboten wird, also da, wo die Nichtpatrioten einkaufen, können Sie vielleicht noch etwas Fett ergattern. Sogar auf dem Sprudel steht »no cholesterol« (cholesterinfrei).

Und was ist der Erfolg von 50 Jahren Fettreduktion? Es gibt zum Thema Fett als Gesundheitsrisiko circa 17 000 Studien, die meist mit dem Ziel durchgeführt wurden, die Gesundheitsgefährdung durch Nahrungsfett zu beweisen. 2001 wurden alle 17 000 einer qualitativen statistischen Bewertung unterzogen. Die Anzahl der Studien, die eine seriöse wissenschaftliche Aussage zuließen, war 27, in Worten siebenundzwanzig! (Der Rest war methodisch gesehen »Schrott«.) Ergebnis: kein messbarer Zusammenhang von Fettreduktion und Verbesserung der Gesundheit.[164] Stattdessen scheinen die Amerikaner seit dieser Anti-Fett-Kampagne erst richtig zuzunehmen, wenn auch nicht in dem dramatischen Maße, wie oft behauptet wird. Aber besonders in der Gruppe der eh schon Übergewichtigen ist eine deutliche Gewichtszunahme feststellbar.[45] Woran mag das liegen? Wir haben im Kapitel 2 ausführlich darüber gesprochen, dass die Veranlagung zu Übergewicht zum großen Teil genetisch bedingt ist. Dazu kommt, dass in den USA ein ausgeprägter Fitness- und Schlankheitswahn herrscht, der dicke Mitmenschen stark unter Druck setzt. Diskriminierung und Abnehmstress führen dadurch ebenso zu Gewichtszunahmen wie der Jojo-Effekt. Dennoch glaube ich nicht, dass dies die alleinigen Gründe sind, denn auch Nicht-Mollige berichten oft, dass sie in den USA zugenommen hätten.

Die Folgen der Nahrungsmanipulation

Vielleicht liegt der Hauptgrund darin, dass man Nahrung nicht ohne Folgen manipulieren kann. Wenn ich durch einen chemischen Prozess Fett aus der Nahrung entferne, muss ich für Ersatz sorgen. Ich brauche Substanzen, die ähnliche Eigenschaften haben wie Fette, ohne dass sie Fette sind. Diese chemisch neuartigen Fettersatzstoffe kennt unser Verdauungsapparat aber nicht. Fett ist außerdem ein wichtiger Geschmacksträger. Es ist schlichtweg unmöglich, schmackhaftes Essen ohne Fett zu servieren. Jeder Koch weiß, dass die sogenannte moderne leichte Küche, also die fettreduzierte Küche, ohne Geschmacksverstärker keine Abnehmer findet. Die weltweit explodierende Anwendung von Geschmacksverstärkern, vor allem Glutamat, hat aber wieder ganz eigene Wirkungen auf unseren Organismus. Glutamat oder E 621 fördert den Speichelfluss und den Appetit – sogar schon bei Neugeborenen.[149] Kieler Forscher haben Hinweise dafür gefunden, dass Glutamat über seine Wirkungen im Gehirn Appetit anregt und damit zu Übergewicht führen kann.[150] Neben Glutamat wird noch eine ganze Reihe anderer Geschmacksverstärker verwendet. Für mich ist das eine plausible Erklärung, warum man gerade in Ländern, wo die Fettreduktion in Nahrungsmitteln auf die Spitze getrieben wird, paradoxerweise eine Zunahme der Fettleibigkeit beobachtet. Auch der massive Einsatz billigst produzierter HFCS-Fruktose als Süßungsmittel kurbelt den Appetit vermutlich künstlich an.[143] Wenn nun jemand meint, dem zusätzlichen Appetit stünde doch das eingesparte Fett gegenüber, dann möge er bitte Kapitel 5 noch einmal lesen. Wie wir dort gesehen haben, misst der Körper seinen Energiebedarf ganz genau und fordert ihn ein. Der Körper sorgt dafür, dass wir den Energieverlust durch fettarme Nahrung via Appetitsteigerung schleunigst ausgleichen – und wenn es nichts Fetthaltiges gibt, nehmen wir eben Kohlenhydrate. Dafür braucht man besonders in den USA die XXL-Portionen Popcorn, Pommes frites, Pizza und Bagels, aus purer Fettnot.

Besonders hübsch ist die Empfehlung, Zucker, der angeblich dick machen soll, durch Süßstoffe zu ersetzen. Wozu sind Süßstoffe aber in der Landwirtschaft offiziell zugelassen? Für die Ferkelmast – kein Witz. Unsere Bauern kaufen für teures Geld Süßstoffe fürs Schweinefutter, damit die Ferkel schneller zunehmen,[151] und unsere Ernährungsexperten empfehlen uns dasselbe zum Abnehmen. »Für Personen, die abnehmen oder Übergewicht vermeiden möchten, sind Süßstoffe im Rahmen einer ausgewogenen Ernährung eine gute Alternative«, erklärte die Pressesprecherin der Deutschen Gesellschaft für Ernährung (DGE) noch im Sommer 2007.[152] Da weiß man wirklich nicht mehr, ob man lachen oder weinen soll. Wenn Ferkel davon Hunger bekommen und erfolgreich gemästet werden, warum sollen Süßstoffe in Light-Produkten auf uns eine andere Wirkung haben?

Geschmack wird an der Nase herumgeführt

Aus wirtschaftlichen Gründen werden teure Rohstoffe eingespart und durch Aromen, Ersatzstoffe, Geschmacksverstärker ersetzt. Daraus macht man mithilfe von viel fortschrittlicher Chemie und Lebensmitteltechnik Nahrungsmittel, die zwar exakt wie Brot, Kartoffelbrei, Schokolade oder Pichelsteiner Eintopf aussehen und schmecken, aber im Grunde etwas ganz anderes sind. Wenn wir einen Himbeerjoghurt kaufen, auf dem »mit natürlichem Aroma« steht, dann können wir davon ausgehen, dass damit nicht Himbeeren gemeint sind, sondern zum Beispiel Zedernholzöl, welches verblüffend ähnlich wie Himbeere schmeckt und eben auch natürlich ist. Gentechnisch veränderte Mikroorganismen stellen heute Enzyme aller Art her, die wiederum Geschmacksstoffe aller Art erzeugen. Molke war früher ein Abfallprodukt der Käseherstellung und fiel in riesigen Mengen an. Die Ableitung ins Abwasser ist jedoch verboten, weil Molke Fischsterben verursachen kann. Heute werden aus Molke mit großem technischen Aufwand »natürliche« Zusatzstoffe (funktionale Additive) mit allen möglichen Einsatzgebieten hergestellt. Wer vermutet dies alles hinter einem »Milcherzeugnis«? So dürfen Produkte aus Molke nämlich beworben werden. Technisch wäre es sogar möglich, aus Hühnerfedern Eiweiß zu extrahieren und daraus Quark zu machen (ist natürlich verboten, aber es ginge). Das sind nur kleine Beispiele für das riesige Potenzial an Veränderungsmöglichkeiten unserer Nahrungsmittel. Alles hygienisch, auf krebserregende Stoffe getestet und offiziell gesundheitlich unbedenklich.[153]

Solche und ähnliche Manipulationen gehen in allen Bereichen der Nahrungsmittelproduktion vor sich, und zwar in einer Geschwindigkeit wie noch nie zuvor. Man kann letztlich nur spekulieren, was all dies für uns bedeutet. Unser Geschmack ist das Ergebnis von Lernprozessen. Normalerweise signalisiert uns ein Nahrungsmittel über seinen Geschmack, dass es die Inhaltsstoffe besitzt, die der Appetit einfordert. Diesen Zusammenhang von Inhaltsstoffen und Geschmack lernen wir schon im Mutterleib. Heute entsteht Geschmack oft genug nicht mehr durch die Inhaltsstoffe, sondern er wird später dazudesignt. Auch kann man ganz früh auf einen Geschmack geprägt werden. Enthält wertvolle Nahrung für das Kleinkind immer den zugesetzten Geschmacksstoff Vanillin, bevorzugt der Erwachsene später Produkte mit diesem Aroma. Das bedeutet, dass sich der Geschmack heute verselbstständigt hat und uns häufig nicht mehr hilft, die Inhaltsstoffe zu erkennen. Wir können uns also nicht mehr auf den Geschmack allein verlassen (wie der Verdauungsapparat den Schwindel dennoch bemerkt, werden wir noch besprechen). Ich persönlich glaube schon, dass unser Körper die vielen neuen Stoffe nicht alle mag, mit denen wir unsere Nahrung manipulieren. Vielleicht versucht er, Zusatzstoffe, die er gezwungenermaßen aufnehmen musste, mit Wassereinlagerung »zu verdünnen«? Das könnte eine Erklärung dafür sein, warum viele Menschen, wenn sie länger in den USA wohnen, so aufgeschwemmt aussehen. Aber das ist eine ganz persönliche Vermutung, ich kenne keine Studien und Versuche, die sich mit solchen Zusammenhängen befassen. Ein echtes Versäumnis! Dies wäre ein dankbares Betätigungsfeld für die Ernährungswissenschaft.

Die am Mittelmeer unbekannte gesunde Mittelmeerkost

Der Sieg über das Nahrungsfett in den USA ist also ein Pyrrhussieg. Das fällt inzwischen sogar den amerikanischen Universitäten auf, die vor 50 Jahren vehement den Fettverzicht propagiert hatten. Die gesunde Mittelmeerkost-Ernährungspyramide geht letztlich auf die Harvard-Universität in den USA zurück. In dieser Pyramide werden als Grundnahrung täglich Getreideprodukte, in Deutschland Vollkornprodukte, und Kartoffeln empfohlen. Die nächsten »Etagen« der Pyramide enthalten Milch, Obst und Gemüse, gefolgt von wenig Fett, wenig Fisch, und ganz schlimm sind rotes Fleisch und Süßigkeiten. Obst und Gemüse sollten dabei möglichst wenig verarbeitet und nur kurz gekocht werden. Ich weiß nicht, ob Sie eine italienische Familie kennen, die sich so ernährt. Bei meinen Italienaufenthalten, bei denen ich auch bei italienischen Familien eingeladen war, gab es täglich Fett in rauen Mengen, eingelegtes Gemüse, das Gemüse meist »totgekocht«, täglich Fleisch und ausschließlich Weißbrot. Dennoch liegen die Italiener mit der Lebenserwartung sogar noch ein Stückchen vor uns.

Die aktuelle Mittelmeer-Pyramide erlaubt auch wieder Olivenöl. Olivenöl war zeitweise verpönt, weil es nur einfach ungesättigte Fettsäuren enthält. Empfohlen wurden vor einigen Jahren nur Öle mit mehrfach ungesättigten Fettsäuren, wie Traubenkernöl oder Leinöl. Laborversuche meinten Hinweise gefunden zu haben, dass mehrfach ungesättigte Fettsäuren viel besser fürs Herz sind. Versuche im Reagenzglas erlauben aber keinen Rückschluss auf uns Menschen, und deshalb wundert es mich überhaupt nicht, wenn Länder, wo bevorzugt einfach ungesättigte Fettsäuren verzehrt werden, mit auffallender Herzgesundheit und Lebensdauer glänzen. Es hat schon seinen Grund, warum alte Kulturen das Olivenöl benutzten. Dass Rapsöl neuerdings als ganz besonders gesund angepriesen wird, hat eher damit zu tun, dass der massiv geförderte Rapsanbau in der EU nicht zu dem billigen Dieselkraftstoff geführt hat, den man sich erhoffte, und die riesigen Mengen Rapsöl jetzt andere Abnehmer finden müssen. Voilà, plötzlich ist Rapsöl wahnsinnig gesund. Macht aber nichts, Rapsöl ist auch brauchbar für die Küche. Wenn Sie jedoch Olivenöl bevorzugen, bleiben Sie dabei.

Freispruch fürs Fett,
die neuen Verdächtigen heißen Kohlenhydrate

Viele Jahre lang war die Mittelmeerkost-Pyramide das Nonplusultra der Ernährungsberatung. An der gleichen Universität, die diese Mittelmeer-Pyramide seinerzeit maßgeblich entwickelt hat, kommt man neuerdings zu dem Schluss, dass sie Übergewicht nicht verhindert. Deshalb haben Harvard-Forscher eine neue Theorie entwickelt. Jetzt sind nicht mehr Fett und Cholesterin die Bösen, sondern die Kohlenhydrate. Schon gibt es neue Pyramiden, zum Beispiel die Low-Glycemic-Index- oder die Low-Carb-Pyramide, bei denen auf einmal als Grundnahrung nur noch Obst und Gemüse zugelassen sind. Fleisch erhält einen höheren Stellenwert als Proteinquelle. Getreideprodukte und Kartoffeln, die viele Kohlenhydrate beeinhalten, sollen jetzt aber nur noch in Maßen konsumiert werden. War die Kartoffel 50 Jahre lang empfohlenes Grundnahrungsmittel, ist sie plötzlich als kohlenhydratreiches Nahrungsmittel fast schon schädlich. Diese Flexibilität in der Bewertung bewährter Nahrungsmittel erscheint mir eine ganz besondere akademische Leistung. Was essen eigentlich solche Forscher?

Die neue Pyramide wird damit begründet, dass große Mengen Kohlenhydrate unsere Bauchspeicheldrüse irritieren und wir über die gestörte Regulierung des Blutzuckers dann zu viel Hunger bekommen würden, ähnlich wie beim Süßstoff. Interessante Hypothese, aber muss man gleich wieder (natürlich ohne genaue Prüfung) eine neue Ernährungslehre daraus machen? Low Carb kann ebenso wie Low Fat keine gesunde Dauerernährung sein, weil wir unser ganz individuelles Maß an Kohlenhydraten und Fett für unsere Energiebilanz benötigen.

Besonders problematisch finde ich allerdings, dass die Forscher, die vorher das Fett verteufelt haben, nun das Gleiche mit den Kohlenhydraten tun, ohne gleichzeitig wieder mehr Fett zu erlauben. Das stellt den Körper vor ein unlösbares

Problem, denn unsere von der Natur für uns vorgesehenen Hauptenergiequellen sind eben Fette und Kohlenhydrate. Fehlt das eine, muss es durch das andere ausgeglichen werden. Schauen wir uns die Ernährung eines amerikanischen Kindes an. Morgens gibt es eine große Schüssel Cereals, also Getreideprodukte in Form von Cornflakes oder Ähnlichem. Darüber wird Skinmilk gekippt, das ist weiß gefärbtes Wasser. Dieses Frühstück besteht demzufolge fast ausschließlich aus Kohlenhydraten mit Wasser. Entsprechend hat es die Konsistenz von eingeweichter Pappe. Wie bekommt man Kinder dazu, Pappmansche zu essen? Man fügt Zucker und Röststoffe hinzu und hat das ganze Arsenal der heutigen amerikanischen Frühstückskultur vervollständigt. Es sind Kohlenhydratbomben, die amerikanische Kinder Tag für Tag, Jahr für Jahr konsumieren. Dass die Bauchspeicheldrüse irgendwann Probleme bekommt, weil sie auf die ständig anflutenden Zucker reagieren muss, leuchtet mir sogar ein.

Was wäre der Ausweg? Ganz einfach, man sollte diesen Kindern wieder Zugang zu normalem Nahrungsfett ermöglichen. Das bedeutet, normale Butter, normaler Joghurt, normale Milch. Als Folge würde auf ganz natürlichem Weg der Verzehr von Kohlenhydraten zurückgehen. Was machen aber die Experten – nein, jetzt sollen die Kinder geschult werden, die »richtigen« Kohlenhydrate zu essen, zum Beispiel Fruchtzucker. Aber der wird ja, wie wir gesehen haben, im Dünndarm schlecht resorbiert und löst anschließend massive Gärung im Dickdarm aus. Sicher wird es bald passende Fertigprodukte geben, in denen Fett und Kohlenhydrate durch alle möglichen Ersatzstoffe ersetzen werden. Dann wird es wirklich verrückt, denn woher bitte schön soll die Energie kommen? Aufgrund des extrem niedrigen Energiegehaltes werden die Kunden Extra-Riesenportionen benötigen, und man wird sie deshalb beschimpfen. Doch der Grund ist nicht die fehlende Disziplin der Menschen, sondern der Unverstand der Experten.

Unterm Strich glaube ich, dass die Manipulation am Essen, die immer größere Entfernung von der natürlichen Zusammensetzung der Nahrungsmittel, unsere Ernährung verschlechtert. Und zwar ganz besonders, wenn sie im Namen der Gesundheit geschieht. Manipulation an Nahrungsmitteln, an die wir uns in den letzten paar hunderttausend Jahren mühsam angepasst haben, bedeutet, dass wir chemisch tricksen müssen, damit unser Körper solche Nahrungsmittel geschmacklich akzeptiert. Den Geschmack kann man mit Geschmacksverstärkern und Aromen überlisten. Nicht austricksen kann man die Verdauung und den Stoffwechsel. Beide reagieren empfindlich auf Störungen. Zwar bedroht das nicht unsere Lebenserwartung, aber Auswirkungen auf Befindlichkeit und Gewicht halte ich nach meinen Beobachtungen für gut möglich.

Deutschland zieht nach

Doch was geschieht in Deutschland? Wir sind gerade dabei, die Fehler, die in den USA in den letzten 50 Jahren gemacht wurden, in unsere Gesellschaft hineinzutragen. Wenn es die AOK als Erfolg feiert, dass die Kinder von »PowerKids«, einem Abspeckprogramm für Kinder, mehr 1,5-prozentige Milch trinken statt Milch mit natürlichem Fettgehalt, dann befinden wir uns genau auf dem Weg, wie ihn die USA schon hinter sich haben. Wenn ich mir heute zwischen zwei Zügen auf einem Bahnhof einen Joghurt kaufen möchte, dann finde ich Dutzende bunter »Milcherzeugnisse« aus Molke, alle fettreduziert bis fettfrei, aber keinen ursprünglichen normalfetten Joghurt oder eine schlichte Trinkmilch. Das ärgert mich, denn ich möchte kein Abfallendverwerter sein. Ich will ehrliche traditionelle Nahrungsmittel wie fetthaltigen Joghurt, richtige Milch oder Trinkschokolade.

Lassen wir diese Verschlechterung der Qualität nicht einfach zu. Unsere Nahrungsmittel sollten in ihrer Grundstruktur so bleiben, wie sie seit Millionen von Jahren auf dieser Erde wachsen und wie unser Verdauungssystem sie aufgrund vieler Anpassungsvorgänge kennt und verarbeiten kann. Gegen den maß- und sinnvollen Einsatz von Konservierungsstoffen ist sicher nichts einzuwenden, auch eine Fertigpizza und eine mit Fruktose gesüßte Limo hie und da stellt kein Problem dar. In der alltäglichen Ernährung sollten wir uns jedoch gegen die massive Einsparung von Nahrungsrohstoffen bei gleichzeitiger chemischer Aufpeppung wehren, ganz besonders dann, wenn dies im Namen der Gesundheit geschehen soll, was ja nur die wahren Zusammenhänge verschleiert. Gehen wir nicht in diese Gesundheitsfalle. Lassen Sie Light-Produkte und fettreduzierte Ware, die mit billiger Chemie aufgemotzt wurden, links liegen. Wir brauchen ehrliche Produkte und kein Gesundheitsgepansche.

Noch sind wir nicht auf dem Level der wirklich schlechten Nahrungsmittelqualität angekommen, wie sie in den USA in Supermärkten und Ladenketten angeboten wird. Die Unterschiede bemerken übrigens auch Amerikaner, wenn sie sich längere Zeit bei uns aufhalten. Claudia erhielt ein Jahr später Besuch von ihrer amerikanischen Schulfreundin, die ein Jahr bei Rundlichs verbrachte. Zuerst fand Jessica die Ernährung in Deutschland viel zu fett. Sie weigerte sich, normale Butter zu essen, und suchte fettreduzierten Joghurt im Supermarkt. Doch mit der Zeit fand sie Geschmack an der deutschen Ernährung und – hat abgenommen. Außerdem fühlte sie sich wesentlich wohler. Übrigens: An fehlender Bewegung kann die Gewichtszunahme von Claudia in den USA nicht gelegen haben: Von der Stellung und der Qualität des Schulsports und den sportlichen Freizeitangeboten in den USA können unsere Schüler hier nur träumen.

Fazit

▶ Besonders in Ländern, in denen massiv »gesunde Ernährung« eingefordert wird, nehmen mollig veranlagte Menschen an Gewicht zu. Veränderte Nahrungsmittel, die fett- und zuckerarm produziert werden, brauchen viele chemische Zusätze, damit sie schmecken. Diese Nahrungsmittelmanipulationen können durch moderne Technik abstruse Ausmaße annehmen, ohne dass eine direkte Gesundheitsgefährdung festzustellen ist. Vermarktet werden solche billig produzierten Esswaren oft unter dem Aspekt der Gesundheit, obwohl sie qualitativ nichts mit Lebensmitteln zu tun haben, die unsere Verdauung seit Millionen Jahren kennt und an die sie angepasst ist. Solche Lebensmittel irritieren deshalb unsere Verdauung. Die wirklichen Auswirkungen sind nicht erforscht, Gewichtszunahme und Aufgedunsenheit jedoch sind auffällige Beobachtungen, sodass neben Abnehmstress auch Nahrungsmanipulation die heutige Gewichtszunahme von übergewichtigen Menschen erklären kann.

24 Cholesterin und Functional Food
Warum die Angst vor Cholesterin der größte Marketingerfolg der Wirtschaftsgeschichte ist

Eigentlich hat das Thema Cholesterin in einem Ernährungsbuch gar nichts zu suchen. Der Blutfettspiegel lässt sich über die Ernährung nämlich so gut wie nicht beeinflussen. Mit fettarmer Ernährung kann man den Cholesterinwert zwar kurzfristig senken, aber der Körper stellt ruck, zuck entsprechend mehr Cholesterin her, sodass der Ausgangswert schon bald wieder erreicht wird. Umgekehrt drosselt der Körper die eigene Cholesterinproduktion, wenn wir sehr fettreich essen.[154] Cholesterin ist nämlich ein ausgesprochen wichtiger Stoff, wir brauchen ihn zur Stabilisierung der Membranen in allen Körperzellen. Ohne Cholesterin wür-

den wir zusammenfallen wie ein nasser Sack. Aus Cholesterin stellt der Körper zudem viele Hormone her, und für die
Funktionsfähigkeit der Nervenzellen wird es ebenfalls benötigt, immerhin besteht das Gehirn zu etwa 20 Prozent aus
Cholesterin. Deshalb ist es höchst sinnvoll, dass der Körper
penibel auf seinen Cholesterinwert achtet und alles daran-
setzt, um ihn konstant zu halten. Wenn Sie also wegen Ihres
»hohen Cholesterins« fettarm essen sollen, haben Sie leider
umsonst auf das geliebte Frühstücksei verzichtet. Ihr Arzt
wird nach drei Monaten feststellen, dass sich Ihr Cholesterinwert nicht verändert hat.

Warum widme ich diesem Stoff trotzdem ein eigenes
Kapitel? Weil sich viele Menschen, die sich gesund ernähren
wollen, vor allem wegen ihres Cholesterinspiegels und – im
Zusammenhang damit – wegen des Fetts in der Nahrung
Sorgen machen. Meiner Beobachtung nach ist die (unbegründete) Angst vor dem Cholesterin sogar noch größer als
die (ebenfalls unbegründete) Angst vor dem Vitaminmangel. Diese allgemeine Angst beruht nicht auf einer tatsächlichen Gefahr, sondern auf längst widerlegten Theorien.
Dass sie im Gesundheitsbewusstsein der Menschen einen
so hohen Stellenwert einnimmt und dank ihres Wirkens
immer noch Milliardenumsätze gemacht werden, ist die
größte Marketingleistung der Wirtschaftsgeschichte.

Was ist besser, Butter oder Margarine?

In einer Radiosendung, bei der ich öfter als Gesundheits-
experte zu Gast war, rief eine Hörerin an und stellte eine
Frage zum Thema Cholesterin. Man kann darauf wetten, ist
erst einmal eine Frage zum Thema Blutfette gestellt, dann
wollen alle anderen Anrufer auch etwas über Cholesterin
wissen. Die Hörerin, fragte also Folgendes: »Herr Doktor,
isch back jetz seit zisch Johr mit Margarine. Kann isch des
weiter mache oder soll isch lieber Butter nehme?« Ich empfahl der Hörerin, das Produkt zu nehmen, welches ihr bes-

ser schmeckt. Butter und Margarine seien beide gesundheitlich unbedenklich. Nun, das stimmte so nicht ganz. Es war damals bekannt, dass in der Margarineherstellung ein Herstellungsschritt Probleme bereitete, nämlich die Härtung von flüssigen Pflanzenölen zur streichfähigen Margarine. Dabei entstanden in großen Mengen sogenannte Transfettsäuren, und die stehen im Verdacht, Herzerkrankungen zu fördern. Etwas paradox, wurde Margarine doch gerade damit beworben, dass sie fürs Herz besser sei als Butter. Dass Butteresser einen hohen Cholesterinspiegel entwickeln und dadurch eher herzkrank würden, war allerdings schon immer ein Märchen. Warum habe ich die Hörerin nicht vor Margarine gewarnt? Ganz einfach, weil die Gesundheitsgefahren durch Margarine nicht so gravierend sein können, sonst wäre es in der ärztlichen Praxis aufgefallen. Es sind Annahmen, die man beachten kann und auch weiter erforschen, doch stellen sie mitnichten eine Gefahr für die Bevölkerung dar. Ich wollte keine Panik schüren.

Das tut die Margarineindustrie jetzt aber selbst. Es ist ihr nämlich gelungen, den Herstellungsschritt zur Härtung von Pflanzenölen technisch deutlich zu verbessern, und jetzt fallen keine Transfette mehr an. Kaum hatte sich dieses Verfahren etabliert, wurde Kritik an der Butter laut, weil sie ebenfalls Transfette besitzt, allerdings nur in geringen Mengen. Damit kritisiert die Margarineindustrie eigentlich nur sich selbst, weil sie die Problematik der Transfette in ihren Produkten lange Jahre verschwiegen hat. Bei der Herstellung von vielen Keksen, Kuchen oder Frittiertem werden die nach dem früheren Verfahren produzierten Fette allerdings häufig weiter verwendet. Seitdem die neuen Produkte mit wenig Transfetten aber auf dem Markt sind, kämpfen die Hersteller mit harten Bandagen um Marktanteile. Dies gipfelte in dem Beschluss des New Yorker Gesundheitsausschusses, Transfette in Restaurants und Imbissbuden zu verbieten. Big Brother guckt dort bald in die Kochtöpfe. Hoffentlich beschränkt sich der Missionierungseifer auf die gehärteten Fette und verschont die unschuldige Butter, trotz einiger natürlicher Transfette. Übrigens, wenn man bei der Herstellung von Pommes frites bei dem ursprünglich verwendeten Rindernierenfett geblieben wäre, gäbe es diese Diskussion gar nicht, und bekömmlicher wäre es wahrscheinlich auch.

Ultralange Radiowellen

Die erwähnte Radiosendung wurde in Mannheim produziert, die geschätzte Reichweite ging bis Mainz. Kurz nachdem ich in meiner Praxis zurück war, erhielt ich einen Anruf aus dem hohen Norden. Es meldete sich der Leiter des wissenschaftlichen Referats eines großen deutschen Margarineherstellers. Er habe gehört, dass ein Kollege im Radio Unverantwortliches erzählt. Er habe sich das Band schicken lassen und seinen Juristen damit beauftragt, gegen den Sender und den Arzt vorzugehen. Ich antwortete dem Kollegen höflich, dass ich ja nur das Beste für meine Hörer und Patienten möchte, und wenn er mich überzeugen könne, dass Margarine viel gesünder sei als Butter, würde ich dies selbstverständlich auch im Funk und Fernsehen verkünden. Daraufhin erhielt ich das übliche Werbematerial, welches keine Aussage erlaubt. Ich bat also schriftlich nochmals darum, mir aussagekräftige Studien zu schicken, die den größeren Gesundheitsnutzen von Margarine gegenüber Butter belegen – wohl wissend, dass es solche Studien nicht gibt. Der wissenschaftliche Leiter schickte mir denn auch lediglich Veröffentlichungen von Studien zum Thema Statine und Cholesterinspiegel. Statine sind Medikamente, die den Cholesterinspiegel senken können. Das bedeutet, wir diskutieren nicht mehr über Margarine, sondern über die Wirkung von Medikamenten. Für mich war es eine Bestätigung, denn wenn es Studien gäbe, die belegen, dass Margarine gesünder ist als Butter, hätte man sie mir mit einem triumphierenden Lächeln präsentiert. Warum machte der Kollege aus Hamburg so viel Druck? Es geht wieder einmal um sehr viel Geld. Der weltweite Umsatz mit Diät-, Margarine- und Fettersatzprodukten ist gigantisch, und medikamentöse Cholesterinsenker sind die umsatzstärksten Medikamente der Welt.

Cholesterinsenkung ist doch gesund?

Cholesterinsenkung gilt prinzipiell immer noch als gesund. Das haben wir jahrzehntelangen Aufklärungs- (oder sollte man besser sagen Verunsicherungs-?)kampagnen zu verdanken. Jeder möchte seinen Cholesterinwert wissen und wie er ihn senken kann. Auch zu diesem Thema gibt es hervorragende Bücher, die die Thematik in aller Tiefe und Breite erläutern. Stellvertretend darf ich das Buch »Mythos Cholesterin« von Uffe Ravnskov nennen, einem schwedischen Kollegen, dem es keine Ruhe ließ, dass die Cholesterintheorie so gar nicht mit seinen Erfahrungen in der Praxis übereinstimmte. Als Allgemeinarzt möchte ich meine Meinung für Sie hier kurz zusammenfassen, ohne Details und wissenschaftliche Begründung. Wenn Sie möchten, können Sie diese auf der Homepage www.Lizenz-zum-Essen.de genauer nachlesen. Darüber, dass der Cholesterinspiegel gar nicht nachhaltig von der Ernährung beeinflusst werden kann, haben wir schon gesprochen. Jetzt geht es also um Medikamente.

Die Senkung des Cholesterinspiegels kann *unter besonderen Umständen* medizinisch sinnvoll sein, vor allem wenn andere Risikofaktoren, etwa eine schon bestehende Herzerkrankung, Rauchen oder Bluthochdruck dazukommen. Da das Risiko für einen Herzinfarkt daneben stark von der genetischen Veranlagung abhängt, ist es auch wichtig, die medizinische Familiengeschichte zu berücksichtigen.[156] Gibt es auffällige Häufungen von Herzinfarkten in Ihrer Herkunftsfamilie, und dies besonders bei Verwandten, die jünger als 70 sind, dann besteht *vielleicht* eine genetische Veranlagung zu Herz-Kreislauf-Erkrankungen.

Falls sich diese Risikofaktoren bei Ihnen häufen, empfehle ich Ihnen, eine sogenannte Doppler(Ultraschall)-Untersuchung der Halsschlagader machen zu lassen. Hier kann man sehr genau, völlig schmerzfrei und ohne Nebenwirkung feststellen, ob Ihre Halsschlagader Ablagerungen aufweist. In Abwägung all dieser *individuellen* Faktoren und unter Berücksichtigung der Nebenwirkungen von Statinen (Cholesterinsenker) kann Ihr Arzt dann zu dem Schluss kommen, dass Sie diese Medikamente einnehmen sollten. Die Statinmedikation wäre demnach für einen kleinen, ausgewählten Patientenkreis eine sinnvolle Maßnahme.[155]

Trotz all dieser alten und neuen Erkenntnisse wird weiterhin unverdrossen die Cholesterinsenkung selbst für Gesunde ohne ernst zu nehmende Risikofaktoren propagiert. Warum eigentlich? Ganz einfach, der interessanteste Kunde für die Pharmaindustrie ist der Gesunde. Wenn ich ein tolles Medikament habe, welches nur bei einer spezifischen Erkrankung hilft (Sekundärprävention), dann habe ich eine segensreiche Entwicklung für die Menschheit geschaffen, aber nur für einen eingeschränkten Kundenkreis. Habe ich jedoch ein Medikament, das der Gesunde braucht, um gesund zu bleiben (Primärprävention), dann erreiche ich alle Menschen als Kunden. Etwas Besseres kann einem Pharmaunternehmen nicht passieren. Deshalb ist der Druck groß, Medikamente, die gegen bestimmte Krankheiten oder Symptome wirken, in ihrer Anwendung auszuweiten. Und deshalb sind die Hersteller von cholesterinsenkenden Medikamenten auch so dahinterher, den Normwert des Cholesterins weiter abzusenken. Sie haben enormen politischen Einfluss und versuchen derzeit, den geltenden Normwert von 200 mg/dl auf 180 mg/dl herunterzudrücken, damit auf einen Schlag auf dem Papier Abertausende neuer Patienten mit »zu hohem« Cholesterinspiegel entstehen. Dafür gibt es jedoch keine ernsthaften medizinischen Argumente oder Nutzennachweise.

Der Supermarkt wird zur Apotheke

Der Gesundheitsmarkt beschränkt sich leider nicht mehr auf Arztpraxen, Krankenhäuser oder Apotheken. Er dringt massiv in die Supermärkte vor. Es geht um den Bereich des Functional Food, das sind Nahrungsmittel, die durch hinzugefügte Stoffe einen gesundheitlichen (Zusatz-)Nutzen haben sollen. Bekannte Beispiele sind probiotische Joghurts oder mit Pflanzensterinen (Phytosterine, Phytosterole) versetzte Margarine. Der Functional-Food-Markt ist für die Hersteller von Nahrungsmitteln äußerst attraktiv. Über das Supermarktregal lassen sich nämlich Substanzen mit echter oder scheinbarer medikamentenähnlicher Wirkung – unter Umgehung teurer Medikamenten-Testverfahren und an Arzt und Apotheke vorbei – an die Kunden bringen, die man vorher durch massive Werbung mit unverbindlichen Versprechungen darauf sensibilisiert hat. Wer dagegen ein Medikament auf den Markt bringen will, muss unglaublich sorgfältige und teure Tests durchführen, die die Wirkung, die Nebenwirkungen sowie die Dosierungen genau dokumentieren. Medikamentenähnliche Stoffe in Functional Food unterliegen nicht diesen strengen Kriterien. Speziell die Phytosterine können als Zusätze in Margarine und anderen Nahrungsmitteln tatsächlich den Cholesterinspiegel senken.

Wenn ich es als Arzt aber für sinnvoll erachte, dass ein Patient seinen Cholesterinspiegel senkt, werde ich ihm niemals cholesterinsenkende Nahrungsmittel empfehlen, weil sie nicht die gleichen Tests hinter sich haben wie zugelassene Medikamente. Ich weiß auch nicht, wie viel er davon isst und wie sein Cholesterinspiegel tatsächlich reagieren wird. Auf der Packung einer solchen Margarine findet sich der Hinweis »Für Schwangere, Stillende und Kinder unter 5 Jahren ist Becel pro-activ unter Umständen nicht zweckmäßig, da diese Personengruppen besondere Ernährungsbedürfnisse haben«.[157] Was heißt das? Welche Umstände sind das, und wie soll der Verbraucher sie abschätzen? Wie, bitte schön, verhindere ich, dass Kinder unter fünf Jahren in den Kühlschrank greifen? Und was passiert, wenn Kinder über fünf Jahren ihren Cholesterinspiegel künstlich absenken, einfach deshalb, weil die Pflanzensterinmargarine auf dem Frühstückstisch steht?

Allein diese kleinen Überlegungen zeigen, dass der Gesetzgeber schläft oder schlafen will. Und tatsächlich warnt inzwischen das Bundesinstitut für Risikobewertung (BfR) vor gesundheitlichen Risiken. In einer Befragungsstudie hat das BfR ermittelt, dass fast die Hälfte der Konsumenten von Lebensmitteln mit Pflanzensterinen keinen nachgewiesenen erhöhten Cholesterinspiegel haben. Viele Patienten, die wegen erhöhtem Cholesterin in ärztlicher Behandlung sind, konsumieren diese Lebensmittel ohne Rücksprache mit ihrem Arzt. »Sie riskieren damit unerwünschte gesundheitliche Wirkungen«, so weit die Pressemitteilung des BfR vom 25. Juni 2007.[150]

Der Supermarkt ist keine Institution, in der die Menschen ihre Einkäufe aus Furcht vor Krankheit tätigen sollen; Nahrung soll vor allem satt und zufrieden machen. Wenn ich aber durch die Werbung motiviert glaube, dass nur bestimmte Nahrungsmittel den Schutz vor Herzerkrankungen oder Grippe sichern, dann werde ich mich zum Kauf dieser Produkte überreden lassen, obwohl der Nutzen sehr fragwürdig ist und sie deutlich teurer sind. Beschädigt wird auf jeden Fall die unbefangene Freude am Nahrungsmittel einkauf, die aber Teil unserer Esskultur sein sollte. Fast schon überflüssig zu sagen, dass es meiner Kenntnis nach keine ernst zu nehmenden Belege für den gesundheitlichen Nutzen dieser Produkte gibt. (Und wenn es sie denn gäbe, dann würde es sich bei den Zusätzen nach meinem Verständnis um Medikamente handeln, die als solche erst zugelassen werden müssten.) Interessant wäre es zu erfahren, ob den Verbraucher nicht vielleicht sogar gesundheitliche

Nachteile erwarten. In welchem Zustand hinterlassen probiotische Produkte zum Beispiel unsere eigene Darmflora, wenn sich die Fremdbakterien wieder verzogen haben? Ausnahmsweise möchte ich mich der Deutschen Gesellschaft für Ernährung anschließen, wenn sie erklärt: »Functional Food ist grundsätzlich keine Garantie für eine bedarfsgerechte und ausgewogene Ernährung.«[159]

An dieser Stelle also ein klares Statement gegen Functional Food und eine Aufforderung an den Gesetzgeber, aktiver zu werden. Zumindest die Verbraucherschützer in der EU scheinen das Problem ernst zu nehmen und arbeiten an neuen Richtlinien, die die gesundheitsbezogene Werbung stark erschweren soll. Bis solche Gesetze wirkungsvoll greifen, möchte ich Ihnen guten Gewissens empfehlen, solche Produkte einfach im Regal liegen zu lassen, die Sie nicht wegen ihrer Qualität, sondern wegen ihrer angeblich gesundheitsfördernden Wirkung kaufen sollen.

Fazit

▶ Lassen Sie sich Ihr Butterbrot und das Rührei mit Speck auch weiterhin richtig schmecken. Die Ernährung hat weder mittel- noch langfristig einen Einfluss auf Ihren Cholesterinspiegel. Falls Sie familiär vorbelastet sind, lassen Sie Ihr Herz-Kreislauf-Risiko bei einem Arzt abklären, der nicht von vorneherein Cholesterinsenkung gut findet. Wenn er ein ernst zu nehmendes Risiko feststellt, kann es sinnvoll sein, den Cholesterinspiegel mit Medikamenten zu senken. Wenn er kein besonderes Risiko feststellt, können Sie Ihren Cholesterinspiegel, wie die meisten anderen Menschen auch, komplett ignorieren. Und lassen Sie sich von Functional-Food-Werbesprüchen beim Lebensmitteleinkauf bloß kein schlechtes Gewissen machen! Das ist ein Angriff auf unsere Esskultur. Medikamente gehören in die Apotheke, und Lebensmittel kauft man, um satt zu werden.

25 Moderne Herstellungstechnik

Der Fast-Food-Effekt – oder warum wir wieder richtig kochen sollten

Fast Food kommt auf der Negativliste der modernen Lifestyle Correctness gleich nach dem Rauchen. Während jedoch wissenschaftlich eindeutig feststeht, dass Rauchen das Leben verkürzt und bösartige Erkrankungen fördert, sieht die Datenlage für Fast Food ganz anders aus. Es konnte bisher nicht einmal nachgewiesen werden, dass Menschen, die sich hauptsächlich von Fast Food ernähren, dick werden.[160] Einer der großen Hamburgerbräter und Fast-Food-Anbieter warb eine Zeit lang sogar damit, dass seine Produkte die Nährwertempfehlungen der Deutschen Gesellschaft für Ernährung optimal erfüllen. Und er hat nicht einmal geflunkert. Milchshakes, Salate und Hamburger können tatsächlich die Nährstoffkombinationen liefern, die von den entsprechenden Fachgesellschaften empfohlen werden. Ein Hamburger hat übrigens einen relativ geringen Fettanteil (etwa halb so viel wie eine klassische Bulette), da er aus magerem Rindfleisch hergestellt wird.

In puncto Hygiene, dem immer noch wichtigsten Kriterium für Lebensmittelsicherheit, stehen die großen Fast-Food-Ketten sicher an vorderster Stelle. Sie können es sich gar nicht leisten, hygienisch nicht einwandfreie Produkte anzubieten, da schon ein kleiner Skandal riesige finanzielle Konsequenzen hätte. Auch die Rinder, aus deren Fleisch die Hamburger der Fast-Food-Restaurants gemacht werden, stammen oft aus 1-a-artgerechter Haltung, Salate werden häufig sogar von Bio-Anbietern geliefert, und in welchen Restaurants kann man genauso stressfrei mit Kindern essen gehen wie bei MacChickenBurger und Co.? Was also soll daran schlecht sein?

Also Freispruch? Ich hätte da schon etwas zu meckern.

Vielleicht geht es Ihnen so wie mir: Ich habe manchmal Lust auf Fast Food. Ich freue mich dann auf den Cheeseburger mit Pommes, und der erste Bissen schmeckt auch. An diesem ersten Bissen haben übrigens Heerscharen von Fooddesignern gearbeitet, er ist eine ausgefeilte Komposition, bei der nichts dem Zufall überlassen wurde, Geruch, Geschmack, Beißgefühl (Gurke = knackig, Brötchen = zart und samtig), Verhalten auf der Zunge etc. Zerlegen Sie einmal einen Hamburger in seine Einzelteile und essen Sie diese dann nacheinander, der ganze Effekt ist dahin. Also der erste Bissen schmeckt, doch noch nie habe ich ein Fast-Food-Restaurant mit einem guten Bauchgefühl verlassen. Meist liegt das Gegessene wie Pappe im Magen. Satt ja, aber zufrieden? Ich esse nie zwei Tage hintereinander Fast Food, erst nach einigen Wochen habe ich wieder Appetit darauf. Ein Phänomen, nennen wir es den Fast-Food-Effekt, das mir übrigens auch immer öfter in Betriebsrestaurants auffällt, ja selbst in Restaurants teurer Hotelketten. Immer häufiger kann man dort zwar toll aussehende Gerichte bestellen, aber nachdem man sie verspeist hat, hat man irgendwie das Gefühl, nicht wirklich befriedigt zu sein. Woran liegt das?

Aufbereitet ist nicht gekocht

Eine Gemeinsamkeit von vielen Betriebsrestaurants, Fast-Food- und Restaurantketten scheint mir zu sein, dass das Essen, das man dort kauft, nicht mehr komplett an Ort und Stelle frisch gekocht wird. Das vollständige Gericht mit Füllung, Sauce, Dressing oder Kräuterkruste oder auch nur Teile davon werden technisch so vorbehandelt und haltbar gemacht, dass es in der Restaurantküche nur noch aufbereitet werden muss. Obwohl man dazu oft andere Rezepturen braucht, unterscheidet sich das Ergebnis optisch und geschmacklich nicht von einem mit frischen Zutaten an Ort und Stelle gekochten Menü. Aber der Herstellungsprozess ist ein völlig anderer als beim traditionellen Kochvorgang. Man nennt diese Art der Speisezubereitung »Convenience Food« (»Bequemlichkeitsessen«) oder »Systemgastronomie«.

Wenn Sie heute in eine Küche gehen, die damit arbeitet, würden Sie staunen. Sie sehen kaum noch klassische Backöfen oder Herde, sondern viele technische Geräte, alle möglichen Arten von Dampfgarern, Mikrowellen und Konvektoren, die letztendlich die vorgefertigten Speisen nur noch auf Knopfdruck »regenerieren«. Was aber beim normalen Aufwärmen, wie Sie es von zu Hause kennen, vermatscht aussehen würde, macht dann einen frisch zubereiteten Eindruck.

Für eine ausgeprägte Convenienceküche braucht man keine guten Köche mehr. Sie brauchen Fooddesigner, Techniker und Lebensmittelchemiker in der zentralen Herstellung. Ach ja, und dann noch ein paar angelernte Kräfte, die wissen, wo sich die entsprechenden Tasten der technischen Aufbereitungsgeräte in der Restaurantküche befinden. Oder sollen wir lieber sagen im »Restaurantlabor«? In der Gastronomie wird heute immer mehr Umsatz mit Systemgastro gemacht, die eine möglichst flache »Fertigungstiefe« in ihren Küchen anstrebt, wie es im Fachjargon heißt. »Flache Fertigungstiefe« bedeutet, dass in der Küche selbst kaum noch etwas zu tun ist und man deshalb qualifizierte Fachkräfte einsparen kann.

Was soll daran nun schlimm sein?

In der Logik der modernen Ernährungswissenschaft eigentlich nichts. Gerade mit den Möglichkeiten der zentralen Herstellung und mit moderner Technik lassen sich die Nährwertgehalte der Menüs gut einstellen; entsprechend können Kalorien-, Fett- und Vitamingehalte genau nach den Wünschen der Kunden geliefert werden. Nur manifestiert sich das Wissen um die beste Herstellung nicht in Nährwerttabellen, sondern in der landestypischen Küche. Sie stellt den jeweils besten Kompromiss dar zwischen den vorhandenen Nahrungsmittelresourcen, den technischen Möglichkeiten und der Bekömmlichkeit (Entgiftung der Speisen). Gerichte, die nach immer weiter verfeinerten Rezepten zubereitet wurden, sind durch Generationen von Mägen gegangen und für gut befunden worden. Convenience Food durchbricht diesen evolutionären Prozess und stellt traditionelle Kochverfahren innerhalb von zwei Jahrzehnten auf den Kopf. Dramatische Folgen für die Gesundheit scheint diese Neuerung nicht zu haben, sonst wäre es bereits aufgefallen. Auch der Verstand und selbst der Geschmack stören sich offensichtlich nicht daran.

Betrifft Convenience die wesentlichen Schritte der Nahrungszubereitung, dann hat dies meiner Erfahrung nach Folgen für unseren Verdauungsapparat. Die Frage ist nämlich, ob Speisen, die die evolutionären Anpassungsprozesse bei der Herstellung nicht berücksichtigen, auch wirklich den Bedürfnissen unseres Verdauungsapparates gerecht werden. Ich glaube, dass so zubereitete Speisen zwar satt machen, aber dass sie auf eine Weise, die noch niemand erforscht hat, richtig gekochte Nahrungsmittel nicht ersetzen können. Meiner Meinung nach merkt unser Organismus, dass er an der Nase herumgeführt wurde, und deswegen sind wir nach dem Verzehr solcher Speisen zwar satt, aber nicht zufrieden. Dass Nervenzentren im Darm Direktverbindungen in die emotionale Zentren des Gehirns haben, ist bereits nachgewiesen (siehe auch Kapitel 26). Wenn Sie also demnächst in ein Restaurant mit einer großen Speisekarte gehen, mit aufwendigen Gerichten, die es rund um die Uhr gibt, zum Beispiel

- Flunderröllchen mit Schinken und Spargel: Kleines, gerolltes Flunderfilet am Spieß, mit Hollandaise-Marinade, gefüllt mit aromatischem rohen Schinken und einem Bündchen grünem Thai-Spargel oder

- Lamm mit Eier-Kräuter-Auflage: Frisches Lammfilet mit einer saftigen Auflage aus Ziegenkäse, Kräutern und Ei, abgeschmeckt mit Meerrettich und bestreut mit Ringelblumenblüten

dann wundern Sie sich nicht, wenn Sie sich nach dem Verzehr nicht wirklich wohlfühlen. Die Wahrscheinlichkeit ist groß, dass der Chef de Cuisine aufgrund seiner Vorkenntnisse mehr vom Taxifahren versteht als vom Kochen.

Ehrliche Küche

Wenn Sie in einem kleinen, inhabergeführten Restaurant speisen, mit kleiner Speisekarte und eher einfachen Gerichten, die es auch nur zu bestimmten Zeiten gibt, dann ist die Wahrscheinlichkeit höher, dass tatsächlich traditionell gekocht wird. Fühlen Sie sich nach dem Verzehr der Speisen nicht nur satt, sondern wohlig, zufrieden und besserer Laune als vor dem Betreten des Lokals, dann wissen Sie jetzt auch, warum. Hier hat sich jemand Mühe gegeben und Ihnen ehrliche Speisen vorgesetzt, die Ihnen nichts vorgaukeln, sondern auf echtem Knowhow gründen und deshalb wahrscheinlich auch Ihrem Verdauungsapparat Freude machen. Ich habe festgestellt, wenn man auf diese Dinge achtet, findet man mit der Zeit heraus, wo es stimmt und wo geschummelt wird.

Dies ist kein generelles Plädoyer gegen neue Verfahrenstechniken, sondern für einen behutsameren Umgang damit. Evolution heißt auch hier Weiterentwicklung, und es ist sicherlich möglich, zu den klassischen Kochverfahren wie Einlegen, Erhitzen oder Fermentieren neue technische Verfahren zu entwickeln, die Speisen auch für unseren Verdauungsapparat passend aufbereiten können. Im Augenblick wird das Ganze aber gehandhabt wie ein großer chaotischer Feldversuch. Sauerteigführung wird es noch in tausend Jahren geben, aber gibt es dann noch die Mikrowelle?

Sicher ist Convenience auch nicht gleich Convenience. Es kommt auch auf die Qualität der Zutaten und die Beherrschung der Technik an. Wenn ein gutes Stück Braten im Vakuumbeutel mit niedrigen Temperaturen langsam gegart wird, dann ist das Fleisch butterzart und schmackhaft. Wird es danach kurz angebraten oder mit dem Bunsenbrenner bearbeitet, wird es toll schmecken. Aber es bleibt eine Schwindelei, wenn das Feinschmeckerlokal im Wald einen solchen Braten serviert, der in Wirklichkeit unter Fabrikbedingungen 300 Kilometer weiter hergestellt wurde. Essen ist vielleicht doch mehr als ein technisch perfektes Verfahren. Ein guter und kreativer Koch bringt eine individuelle Note hinein, und wie war das noch im Zen-Kloster? Der Mönch, der die höchste Stufe der Erleuchtung erreicht hat, wird mit der Zubereitung der Speisen beauftragt, auf dass sich etwas von seiner Erleuchtung auf die anderen übertrage. Vielleicht sollte uns beim Speisen öfter ein Licht aufgehen.

Der wichtigste Mann an Bord: der Schiffskoch

Viele von uns kommen nur dank Betriebsrestaurant und Kantine zu regelmäßigen Mahlzeiten. In Zukunft werden auch viele Schulen Kantinen einrichten müssen. Und hier gibt es ein Problem: Es darf nichts kosten. Wir geben zwei bis drei Euro für eine Tasse Cappuccino oder Espresso aus, Großküchen sollen uns aber für höchstens 2,50 Euro ein perfektes Mittagessen mit Vorspeise und Salat servieren. Dafür kann niemand mit guten Rohstoffen qualitätvoll kochen. Also müssen billige Versionen von Convenienceware her, bei denen der Rohstoffgehalt gering, der Chemiegehalt aber hoch ist. Fast schon zynisch klingt es, wenn das Ganze sogar noch als gesund, weil fettarm, angepriesen wird. Die Mitarbeiter solcher Betriebe haben danach ein pampiges Bauchgefühl, fühlen sich müde und sind schlecht gelaunt. Früher wusste jeder Handwerksmeister, der seine Leute verköstigte, dass die Leistung und die Motivation am Nachmittag stark von der Essensqualität abhängt. Nicht umsonst hielten viele den Koch für den wichtigsten Mann bei langen Schiffsreisen, weil man wusste, dass die Stimmung an Bord von seinem handwerklichen Können abhing. Bei fettarmen Vollkornspaghetti würde mit der Zeit aber jede Schiffsmannschaft meutern. Doch leider berichten mir große Catering-Unternehmen, die Hundertausende Mittagessen für Betriebsrestaurants herstellen, dass die heutigen Unternehmen einen unglaublichen Preisdruck auf Betreiber von Betriebsküchen ausüben. Es ist schlichtweg nicht mehr möglich, hochwertige Zutaten und traditionelle Kochverfahren anzubieten, weil die Essen dann ein bis zwei Euro teurer werden und dies zum Verlust des Auftrags führt. Viele Gemeinschaftsverpfleger verdienen quasi nur noch am Nachtisch und dem anschließenden Kaffee, die beide extra bezahlt werden. Ich glaube, dass sich die Unternehmen hier selbst ein Bein stellen. Die eingesparten Euros werden am Nachmittag doppelt und dreifach durch Unwohlsein, Müdigkeit und schlechte Laune verheizt, während Mitarbeiter, die einen ordentlichen Kartoffelbrei, guten Eintopf und Soßen und Suppen auf Fondbasis bekommen würden, mit Sicherheit wesentlich zufriedener, motivierter und dadurch leistungsfähiger wären.

Wichtig scheint mir dieser Aspekt auch für die Notwendigkeit zu sein, Kindern in der Schule endlich vernünftige Nahrungsmittel anzubieten. Es ist schon erstaunlich, wie man die Zeit bis zum Abitur auf acht Jahre verkürzen kann, um dann überrascht festzustellen, dass die Kinder vor dem zusätzlichen Nachmittagsunterricht Hunger haben. Aber wo sollen sie zu Mittag essen? Hektisch wird nun nach Lösungen gesucht, die natürlich wieder nichts kosten dürfen. Eltern und Lehrer mit gesundem Menschenverstand sollten darauf achten, dass den Kindern weder minderwertiges Convenience Food noch »gesunde« fettarme Ernährung mit Vollkorn und Rohkost aufgetischt wird. Ideal für kleine Einrichtungen wäre eine kompetente Hauswirtschafterin oder eine begeisterte Köchin, die aus frischen Lebensmitteln mit traditionellen Kochverfahren ein Mittagessen zaubert, das der Physiologie des kindlichen Verdauungsapparates gerecht wird und das die Kinder mögen. Es wäre das falsche Ziel, hier eine große Vielfalt anzustreben, die dann doch nur mit Convenience Food und minderwertigen Produkten erzielt werden kann. Für Großküchen sollte den Betreibern ein vernünftiges Budget zugestanden werden, damit sie sich gute Zutaten und kompetente Köche leisten können, die dann auch richtig kochen dürfen.

Zuhause jedoch können wir zumindest noch einiges an traditionellem Kochwissen umsetzen. Kinder brauchen keine Ernährungsberatung, sondern Grundfertigkeiten beim Kochen. Davon werden sie das ganze Leben profitieren. Und wenn Sie selbst in Ihrer Familie etwas mehr Zeit investieren, um Soßen und Suppen aus Fonds herzustellen, Pastagerichte lange köcheln zu lassen und einen Braten fachgerecht stundenlang im Ofen zu schmoren, dann tun Sie gewiss mehr für gesunde Ernährung und Genuss als mit dem Auswendiglernen sämtlicher Nährwerttabellen. Zeigen Sie Ihren Kindern, wie man Speisen nach traditionellen Rezepten richtig kocht und worauf man bei der Wahl der Nahrungsmittel achten sollte, zum Beispiel mit Natursauerteig gebackenes Brot und Milchprodukte mit natürlichem Fettgehalt. Dann haben Sie ihnen mehr über gesunde Ernährung vermittelt als jede offizielle Ernährungskampagne.

Fazit

► Fast Food und Convenience Food ist nach der aktuellen ernährungswissenschaftlichen Logik kaum ein Vorwurf zu machen. Es ist weder bewiesen, dass sie zuwenig Nährstoffe und Vitamine besitzen, noch machen sie dick und krank. Unter dem Aspekt der Hygiene bieten große Ketten sogar mehr Sicherheit. Wenn Sie aber trotzdem nach dem Verzehr solcher Speisen ein pampiges Gefühl im Bauch haben und irgendwie satt, aber unzufrieden sind, dann kann man annehmen, dass die Speisen nicht zu Ihrem Verdauungsapparat passen. Sie enthalten zwar alle Nährstoffe, aber die Zubereitung ist eine andere als die, die wir uns in den letzten 100 000 Jahren direkt auf die Bedürfnisse unseres Verdauungsapparates maßgeschneidert haben. Wenn Sie die Gabel nach einem Essen jedoch mit einem Lächeln aus der Hand legen, das Restaurant mit einem warmen, angenehmen Bauchgefühl verlassen und nach 30 Minuten fit und ohne Beschwerden ans Werk gehen können, dann wurde richtig gekocht. Haben wir eine Wahl? Leider nicht wirklich, solange Sie nicht selbst alles frisch zu Hause kochen. Convenienceprodukte müssen nämlich nicht auf der Speisekarte deklariert werden, obwohl wir im Restaurant schon gerne wüssten, aus welcher Fabrik das Essen auf dem Teller stammt.

26 Stress und Verdauung
Warum Menschen, die beten, weniger Bauchweh haben

Gut möglich, dass sich in Zeiten von Gammelfleisch und BSE mehr Menschen höheren Beistand wünschen, bevor sie sich zu Tisch setzen. Aber der Zusammenhang ist ein anderer, und dabei spielt ein unterschätztes Organ die Hauptrolle.

Während der Volksmund dem Bauch immer schon einiges zutraute und wir Entscheidungen sprichwörtlich »aus dem Bauch heraus« treffen, war der Verdauungsapparat für die moderne Medizin lange eine Art Rohr mit kleinen Poren, das die Nährstoffe aus den zerkleinerten Speisen aufnimmt und den unbrauchbaren Rest ausscheidet. Die Qualität der Ernährung definierte sich hauptsächlich über den Nährstoffgehalt der Nahrung und nicht über die Leistungsfähigkeit des Darmes. Spätestens seitdem man jedoch massenhaft

Nervenzellen in der Darmwand gefunden hat (vergleichbar der Zahl im Rückenmark!), beginnen Forscher darüber nachzudenken, ob die Verdauung nicht doch etwas raffinierter funktioniert. Die riesige Nervenzellansammlung heißt heute offiziell Enterales Nervensystem (ENS) oder auch Bauchhirn. Wie wir in den vorherigen Kapiteln gesehen haben, ist die Verdauung die zentrale Stelle, an der sich entscheidet, ob wir genügend Energie und Baustoffe bekommen, und wo gleichzeitig die mitgelieferten Schadstoffe abgewehrt werden. Nach Millionen Jahren evolutionärer Wechselwirkung zwischen Nahrungspflanzen und ihren Fraßfeinden ist dies eine hochkomplexe Aufgabe, deren erfolgreiche Bewältigung eine Grundvoraussetzung fürs Überleben darstellt.

Ein Nahrungsmittel wird zunächst nach verschiedenen Kriterien von uns eingeschätzt. Viele Informationen fließen in die erste Bewertung ein, Geruch und optischer Eindruck, dann Geschmack und Konsistenz. Schließlich fällt die Entscheidung: »Kann man essen« oder »Lass mal lieber bleiben«. Danach muss sich die Verdauung mit dem Nahrungsmittel auseinandersetzen und stellt vielleicht fest, dass die erste Bewertung fehlerhaft war – wenn die Lebensmittel zum Beispiel nur so aussehen, als seien sie nahrhaft, in Wirklichkeit aber mit Süßstoffen und Geschmacksverstärkern hergestellt wurden. Dann brauchen wir eine Messeinrichtung, die Alarm schlägt und dafür sorgt, dass wir schleunigst Ersatz bekommen. Um überleben zu können, braucht unser Körper Energie und Nährstoffe in ausreichender Menge, deswegen ist er zu jeder Sekunde genauestens informiert, was »im Lager« vorhanden ist, was knapp wird und was fehlt, und zwar auf kleinster molekularer Ebene. Sind die Lager voll, wird der Appetit gezügelt, gehen Vorräte zur Neige, wird der Appetit genau auf die fehlenden Stoffe angekurbelt. Eindrucksvoll ist beispielsweise, wie der Appetit während einer Schwangerschaft auf den wechselnden Nährstoffbedarf in der jeweiligen Wachstumsphase des Embryos reagiert. Für dieses biologische Warenwirtschaftssystem braucht man ein leistungsfähiges Rechenzentrum, eben das Bauchhirn.

Dank der Leistungsfähigkeit dieses Systems konnte unsere Art die letzten paar Millionen Jahre überleben, und auch wir heutigen Menschen verfügen über diese Fähigkeiten. Ein Fütterungsversuch mit Kindern, die manipulierte kalorienreduzierte Nahrung immer spätestens nach drei Tagen durch Mehrverzehr ausgeglichen hatten, zeigt dies eindrucksvoll.[29] Dem Verstand überlässt der Organismus diese lebenserhaltende Aufgabe zum Glück nicht, sonst würden sich die Menschen, die glauben, mehr Energie zu verbrennen, als aufzunehmen, sei gesund, irgendwann in Luft auflösen. Nein, wenn's ernst wird, verlässt sich unser Körper doch lieber auf den Bauch.

Diese unbewusste Steuerung des Appetits bringt das Bauchhirn übrigens selbst dann noch zustande, wenn Geruchs- oder Geschmacksnerven unterbrochen sind. Geruch und Geschmack sind zwar wertvolle Zusatzinformationen, aber das Bauchhirn funktioniert auch rein selbstständig. Angesichts der Möglichkeiten von Fooddesign und Geschmacksstoffen eine sehr wichtige Fähigkeit. Darüber hinaus gehen viele Informationen des Bauchhirns an das Immunsystem und ans Gehirn. Diese Signale beeinflussen unsere Emotionen, unser Verhalten und unser vegetatives Nervensystem. Unsere Stimmung hängt somit auch vom Zustand unserer Verdauung ab. Vielleicht erklärt dies die Beobachtung, dass Menschen mit ausgeprägter Darmverstopfung oft depressiv sind.[162]

Warum ein schlechter Chef schwer im Magen liegt

Es gibt jedoch einen Regelmechanismus, der die Funktion unserer Verdauung von außen massiv stört. Stellen wir uns einen Urururahnen in der Steinzeit vor. Er trabt durch die Steppe und hört ein Blätterrauschen. Schreck. Ist es ein hungriger Löwe und damit eine ernste Bedrohung? Szenenwechsel. Im Büro läutet das Telefon (o Gott, der Chef!), aus dem Kinderzimmer tönt lautes Gebrüll (Notarzt?). Wie vor Tausenden von Jahren schaltet das Gehirn mithilfe von Hormonen wie Adrenalin ein Programm ein, welches die Körperfunktionen blitzschnell optimiert, um zur Bewältigung der Gefahrensituation physisch gerüstet zu sein. Es aktiviert alles, was wir für Kampf oder Flucht brauchen: Das Herz schlägt schneller, die Muskeln spannen sich an, die Sinnesorgane sind hellwach, die Schmerzempfindung wird herabgesetzt und die Blutgerinnung hochgefahren.

Die Aufgabe, alle Organe blitzschnell auf wichtige Erfordernisse einzustellen, übernimmt für uns das vegetative Nervensystem. Dies geschieht durch zwei Gegenspieler, den Ruhenerv (Nervus parasympathicus) und den Leistungsnerv (Nervus sympathicus), die je nach Bedarf aktiviert werden. Wenn wir bei Hitze schwitzen, um durch Verdunsten abzukühlen, wenn wir bei Kälte die Gefäße verengen, um unsere Kerntemperatur zu erhalten, wenn wir bei der Fortpflanzung automatisch wissen, was zu tun ist, wenn wir in einer gefährlichen Situation einen Schreck bekommen und danach richtig wach sind, wenn unser Immunsystem Krankheitserreger abwehrt, in all diesen Fällen regelt unser vegetatives Nervensystem die Einstellungen, und zwar blitzschnell und automatisch. Willentlich können wir diese Vorgänge gar nicht beeinflussen, es ist sinnlos, beispielsweise dem Herzen zu befehlen, schneller zu schlagen. Das Zentrum des vegetativen Nervensystems sitzt, wie so viele andere unbewusste Steuerzentren, übrigens auch wieder im Hypothalamus, einem Hirnbereich, mit dem wir uns beim Thema Körperbau und Gewicht ausgiebig befasst haben.

In einer Gefahrensituation aktiviert die Stressreaktion vor allem den Leistungsnerv, und das hat Folgen für die Verdauung. Man weiß heute, dass Stress viele Hormone beeinflusst. Im Kapitel 6 haben wir über die Wirkung des Hormons Cortisol auf die Bauchfettbildung gesprochen. Im Zusammenspiel mit dem Leistungsnerv wirkt ein anderes Hormon, CRH (Corticotropin Releasing Hormone) nun besonders auf die Verdauung. Und zwar hemmt es die Magenbewegungen sowie die Funktion des Dünndarms. Der Dickdarm wiederum wird besonders angetrieben, was unter Stress zu Durchfall führen kann. Auch hier landen wir wieder bei alten Weisheiten. Wenn wir zum Beispiel sagen, »es schlägt mir auf den Magen« und »ich hab Schiss«, entspricht dies genau den physiologischen Wirkungen von Stress auf die Verdauung. Bei Untersuchungen in Unternehmen, die herausfinden wollten, wie sich inkompetente Führung auf die Gesundheitssituation der Mitarbeiter auswirkt, stehen Verdauungsbeschwerden ganz oben auf der Liste, und nun wissen wir auch warum. Deshalb ist es auch besser, beim Essen keine Probleme zu besprechen und nach einer schweren Belastung nur einfache, bekömmliche Speisen zu wählen.[163]

Warum Beten vor dem Essen guttut

Wenn wir im Alltag häufigen Stressreizen ausgesetzt sind, ist die Verdauung beeinträchtigt, Magen und Dünndarm sind gelähmt und der Dickdarm angetrieben. Dies gilt auch für den Essvorgang selbst. Essen wir in Eile, dann schlingen wir fast zwangsläufig. Das Kauen fällt weitgehend aus, obwohl es die Arbeit des Magens deutlich vereinfacht. Ich kenne Patienten, meist leptosomen Körperbaus, die jahrelang unter Magenbeschwerden litten, viele Medikamente eingenommen haben und dann durch konsequentes Kauen ihren Magen geheilt haben.

Dauerstress ist vor allem ein Problem der zivilisierten Gesellschaft. Dagegen gibt es in jeder alten Kultur eine Tradition, mit der die Verdauung vor dem Essen in einen vernünftigen Arbeitszustand versetzt wird: eine kurze meditative Pause vor dem Essen, die man bei uns Tischgebet nennt. Dadurch wird der Leistungsnerv herunterreguliert, die Magenhemmung aufgehoben, der Ruhenerv aktiviert und die Produktion der Verdauungsenzyme ausgelöst. Dies ist der tiefere Sinn des Tischgebets, und so eine Ruhephase vor dem Essen sollten wir uns gönnen. Also nicht noch tausend Telefonate erledigen, bevor Sie in die Kantine gehen. Beschäftigen Sie sich drei Minuten ganz bewusst mit etwas Angenehmen, machen Sie das Fenster auf, vertreten Sie sich im Freien kurz die Füße, damit tanken Sie auch Tageslicht, plaudern Sie mit einem netten Arbeitskollegen über etwas Unverfängliches oder führen Sie in der Familie tatsächlich ein Tischgebet oder alternativ ein nicht religiöses Ritual ein. Mütter, die kleine Kinder beim Essen betreuen, sollten versuchen, einen Weg zu finden, wie sie selbst in Ruhe essen können. Vielleicht klappt es, vor den Kindern zu essen, und erst dann die Kleinen zu füttern. Sicher ist es für viele nicht ganz einfach, diese Ruhe zu finden, aber Ihre Verdauung wird es Ihnen danken. Unternehmen empfehle ich, in ihren Betriebsrestaurants Ruhezonen einzurichten. Wer sich dort hinsetzt, signalisiert den anderen, bitte nur grüßen, aber während des Essens in Ruhe lassen.

Oft werde ich gefragt, ob es schlecht sei, abends viel zu essen. Es gibt dazu sogar einen Spruch: »Du sollst morgens essen wie ein Kaiser, mittags wie ein König und abends wie ein Bettelmann.« Aber in Italien isst man abends die Hauptmahlzeit, und das offensichtlich ohne gesundheitliche Nachteile. Außerdem können moderne Familien oft nur noch abends zusammen essen, und das sollte man nicht aus gesundheitlichen Gründen kritisieren. Es kommt auf die Umstände an. Einem empfindlichen Magen tut es sicher gut, am Abend betont einfach und bekömmlich zu essen. Häufig schildern mir berufstätige Patienten folgende Alltagsernährung: morgens nur schnell eine Tasse Kaffee, ohne etwas zu essen. Gegen 10 Uhr knabbern sie Plätzchen im Büro, mittags haben sie keinen Hunger oder es reicht nur für ein Sandwich am PC. Mittags während des Meetings gibt's dann wieder Plätzchen. Wenn so jemand abends gegen 20 Uhr endlich zu Hause ankommt, verspürt er plötzlich Heißhunger und stopft wahllos in sich hinein, was der Kühlschrank hergibt. Darauf folgen früher oder später immer Verdauungsbeschwerden und ein Blähbauch. Schaffen es solche Menschen, für sich ein ruhiges, warmes Mittagessen einzuführen, fällt der Gierhunger abends weg und sie fühlen sich tatsächlich oft wohler. Ein sehr molliger Geschäftsmann beherzigte diesen Rat und hatte bei der Wiederholungsuntersuchung einen deutlich weicheren Bauch und seine Aufgedunsenheit war stark zurückgegangen. Dies wirkte sich sogar auf sein Gewicht aus. Falls Sie also regelmäßig in Ruhe essen, dürfte auch eine ausgiebigere Abendmahlzeit (ohne Vollwert und Rohkost!) kein Problem für Ihre Verdauung darstellen.

Rasen und zappen

Manche Menschen haben Probleme, sich in Ruhe wohlzufühlen, sie suchen auch in den Pausen regelrecht nach Stress, rufen mit dem Handy völlig unnötig tausend Leute an, fahren aggressiv Auto, obwohl sie genau wissen, dass sie gar nicht schneller ankommen, oder zappen abends stundenlang, anstatt einen Film in Ruhe anzuschauen. Wie kann man sich das erklären? Wenn der Leistungsnerv dauerhaft aktiviert wird, kann er den Ruhenerv unterdrücken, selbst wenn man jetzt eigentlich Zeit hätte zu entspannen. Es ist aber wichtig, dass der Ruhenerv ab und zu das Zepter übernimmt. Nur in Ruhe können einige wichtige Körperfunktionen erst richtig arbeiten, dazu zählt nicht nur die Verdauung, sondern auch unser Immunsystem. Unter Stress laufen Heilungsprozesse verzögert ab, und Menschen, die sich bei Krankheit nicht schonen, bemerken oft, dass die Symptome wochenlang anhalten. Stress, Anspannung einerseits, und Ruhe, Regeneration andererseits, sollten sich gegenseitig ausbalancieren, wir brauchen beides.

Der überdrehte Leistungsnerv schafft es also, uns auch in

Ruhe zu stressen. Das ist heute nicht schwierig. Es gibt viele wunderbare Möglichkeiten, um zu verhindern, ruhig werden zu müssen: Handy, Fernbedienung, Terminkalender, Internet und vieles mehr. Körperlich befinden sich solche Menschen dauernd auf der Flucht und rennen sozusagen ständig vor dem Löwen weg. In dieser Situation ist das kurzfristige Überleben die wichtigste Strategie. Auch für den Appetit, der, wenn überhaupt, sich mit Hunger auf Kohlenhydrate und Genussmittel meldet. Schließlich wollen wir nicht, dass uns beim Wegrennen der Treibstoff ausgeht oder dass wir depressiv werden. Wenn Sie einmal eine Nacht durchgearbeitet haben, dann haben Sie bestimmt keine Gemüsesuppe oder Griesbrei gegessen, sondern Cola getrunken und sich eine Pizza bestellt.

Aktienbroker sind oft von dieser Art Stresssucht befallen. In der Deutschen Bank in Frankfurt sitzen sehr viele Aktienhändler in einem riesigen Raum vor ihren Bildschirmen. Obwohl das Betriebsrestaurant nur 50 Meter entfernt ist, geht niemand dorthin. Die Händler spüren unter dieser Anspannung keinen Appetit, höchstens auf einen Schokoriegel. Deswegen hat der Betreiber der Kantine eigens Sandwichwagen gebaut, mit denen er den Brokern belegte Brötchen direkt an den Platz bringen kann. Die brauchen die Augen dann gar nicht mehr vom Bildschirm zu nehmen, nur abbeißen müssen sie noch selbst. Langfristig stellen sich in dieser Dauerstresslage aber gesundheitliche Beschwerden ein, typischerweise in Form von Schlafstörungen, Infektanfälligkeit, hohem Blutdruck und eben Verdauungsbeschwerden. Kommt ein Patient in diesem Zustand in die Sprechstunde, taste ich immer einen druckempfindlichen Magen und einen aufgeblähten Bauch. In einer solchen Situation muss der Patient erst wieder lernen, sich in Ruhe wohlzufühlen, und das ist gar nicht so einfach. Es ist wie ein kleiner Entzug der Droge Stress. Ein guter Einstieg sind Sport (aber kein Marathon! Ich denke eher an einen lockeren Kick mit Freunden), Bäder, Wellness oder Massagen. Sie müssen ja nicht sofort anfangen zu beten.

Fazit

▶ Ob wir ein Nahrungsmittel gut vertragen, hängt auch vom Grad unserer Entspannung ab. Stehen wir unter Stress, hemmt das vegetative Nervensystem den Magen und den Dünndarm und treibt den Dickdarm an. Hält der Stresszustand an, ist es nur eine Frage der Zeit, bis sich Verdauungsbeschwerden einstellen. Deshalb ist eine kurze Entspannung vor dem Essen sehr wichtig und sollte konsequent eingeplant werden. Dann gelingt es auch, ausreichend zu kauen, denn hastiges Schlingen belastet den Magen zusätzlich. Von Anfang an Rituale in der Familie einzuführen, anhand derer Kinder lernen, dass man in Ruhe mit dem Essen anfängt und bei Tisch keine schweren Probleme bespricht, hat sehr viel mit Esskultur und gesunder Verdauung zu tun.

27 Erfahrungsheilkunde
Warum die Erfahrungsheilkunde die bessere Ernährungslehre bietet

Alles, was Sie bisher in diesem Buch als Ratschlag für Ihre eigene Ernährung erfahren haben, habe ich nicht erfunden, sondern den alten Erfahrungsheilkunden entnommen. Die indische Ayurveda, die Traditionelle Chinesische Medizin (TCM), die alten Griechen, sie alle sagen im Kern dasselbe: Jeder Mensch braucht etwas anderes zu essen, je nach Körperbau und »Verdauungskraft«. Die persönliche Lebenssituation (Stress, Alter, Krankheit), ja sogar die Jahreszeiten spielen eine Rolle und beeinträchtigen unter Umständen unsere Verdauungsleistung und damit das, was wir essen sollten. Zusammengefasst in einem Sprichwort: »Was dem Schmied bekommt, zerreißt den Schneider.«

Nach erfahrungsheilkundlichem Verständnis sollten wir unseren Körper aber nicht nur schonen, sondern auch fordern. Der richtige Reiz stärkt die Eigenregulation, und das gilt auch für die Ernährung. Man soll ruhig auch über die Stränge schlagen, wenn einem danach ist, anschließend der Verdauung aber die Ruhe geben, um diesen Reiz zu verarbeiten. Man könnte dies aus heutiger Sicht durchaus als Immuntraining ansehen. Das ganze Leben ist durchdrungen von solchen Gegensätzlichkeiten, Tag und Nacht, Kälte und Wärme, Ruhe und Aktivität. Es fehlt schwer, zu akzeptieren, aber ohne die Erfahrung von Leid wüssten wir auch nicht, was Freude bedeutet. Alte Weisheiten akzeptieren diese Ambivalenz des Lebens. Nichts ist nur richtig oder nur falsch, die Chinesische Medizin drückt dies wunderbar zutreffend mit den ineinander übergehenden Symbolen für Yin und Yang aus. In unserer westlichen Ausdrucksweise heißt das: Es kommt drauf an.

Warme und kalte Nahrung

Viele Erfahrungsheilkunden teilen Nahrungsmittel auch nach ihrer thermischen Wirkung ein. Dabei geht es jedoch nicht um die objektiv gemessene Temperatur, sondern um die angenommene Energiewirkung auf den Körper. Als sehr kalt gelten zum Beispiel Meeresfrüchte, während Lammfleisch als sehr warm eingestuft wird. Hier gibt es zwischen den Kulturen durchaus Widersprüche, doch Rohkost gilt in allen alten Erfahrungsheilkunden als kalt und belastend. Deswegen empfiehlt man, sämtliche Nahrungsmittel zu verarbeiten, also nicht roh zu verzehren. Ausnahmen gibt es nur bei manchen Obstsorten, aber nur wenn sie sehr reif sind. Die thermische Wirkung der Zubereitung spielt ebenfalls eine Rolle: Langsames, langes Köcheln, also »Totkochen«, bringt viel Energie in die Speisen, während kurzes Garen oder Blanchieren die thermisch kalte Wirkung der Nahrung unterstützt. Das extreme Kühlen aller Getränke mit Eiswür-

feln, wie in den USA üblich, würde man in der Naturheilkunde als starke Schwächung des Verdauungsfeuers beurteilen und besonders Leptosomen nicht empfehlen. Die
indische Ayurveda beispielsweise empfiehlt Verdauungs-
kranken, morgens ein Glas Wasser zu trinken, das vorher
zehn Minuten geköchelt hat.

Wie sehr sich diese Erfahrungen von der heutigen Sichtweise unterscheiden, zeigt folgendes Beispiel: Wenn Großmütter ihren erkrankten blassen Enkeln eine ordentliche
Brühe oder einen milden Brei zur Kräftigung (im traditionellen Sinne »warm«) verabreichten, berücksichtigten sie unbewusst das »schwache Verdauungsfeuer«. Heutige »gesund-
heitsbewusste« Mütter belasten dagegen mit Rohkost und
frisch gepressten Obstsäften (»kalt«) die Verdauung solcher
Kinder, deren Gesundung dann verzögert wird. Menschen
mit rotem Kopf, starker Schwitzneigung und hohem Blutdruck dagegen brauchen »kühle Nahrung«. Hier würde man
einen höheren pflanzlichen Anteil empfehlen, eingelegt
oder kurz gegart. So muss die Verdauung mehr arbeiten, und
überschüssige Energie kann abgeleitet werden. Aber auch
hier gilt: Es kommt darauf an. Ist es Sommer oder Winter,
ist der Mensch fit oder erschöpft, gesund oder krank? Da
nur die Wenigsten extrem leptosom oder pyknisch sind, entscheiden oft Jahreszeit oder Erschöpfungsgrad, ob man seinem Verdauungsapparat etwas zumuten kann oder lieber
bekömmlich und energetisch warm essen sollte.

Das Prinzip überzeugt: Zuerst das individuelle Verdau-
ungspotenzial des Patienten und seinen thermischen Bedarf einschätzen und dann entsprechend kühlende oder
wärmende Nahrungsmittel empfehlen. Anschließend den
Verarbeitungsgrad der Nahrung auf die Verdauungsmöglichkeiten abstimmen. Sicher gibt es noch individuelle Beson-
derheiten, aber bereits mit diesem einfachen Prinzip lassen
sich bei vielen Patienten Besserungen erreichen.

»Der Darm, die Wurzel der Pflanze Mensch«

Der Darm als zu behandelndes Organ spielt in der Erfahrungsheilkunde eine übergeordnete Rolle. Aus der Beobachtung heraus stellte man nämlich fest, dass sich über die Verbesserung der Darmgesundheit viele weitere Beschwerden, wie zum Beispiel Gelenkschmerzen, Rückenbeschwerden, Hauterkrankungen und vieles andere mehr, positiv beeinflussen lassen. Der römische Historiker und Schriftsteller Plinius der Ältere (um 23–79 n. Chr.) berichtet über die Vorstellung der ägyptischen Medizin, dass die meisten inneren Krankheiten eine Reaktion des Magen-Darm-Traktes auf unverdaute Speisereste seien. Da sind wir heute mit unseren Erkenntnissen über Gärungs- und Fäulnisprozesse (intestinale Autointoxikation), Leaky-Gut-Syndrom (Darmdurchlässigkeit), Nahrungsunverträglichkeiten und Immunreaktionen gar nicht so weit entfernt.

Erfahrungsheilkundliche Therapien zielen deswegen vor allem auf die Erhaltung einer gut funktionierenden Verdauung. Wenn ein Patient unter Fäulnisprozessen im Darm litt, erkennbar an Verstopfung und einem speziellen Mundgeruch, empfahl man die Eiweißmenge, zum Beispiel Fleisch, zu reduzieren.[124] Fiel jedoch eine Gärungsproblematik vor allem durch Durchfall und starke Blähungen auf, empfahl man, Kohlenhydrate zu reduzieren, wie z. B. Mehlspeisen. Für alle diese Entlastungsdiäten gilt, dass der Patient nach einer Weile wieder zu einer kompletten Ernährungsweise zurückkehren sollte, sonst verlagert sich die Problematik von Gärungs- zu Fäulnissymptomen und umgekehrt.

Viele heutige Patienten klagen über einen dicken, aufgeblähten Bauch, mit dem sie sich sehr unwohl fühlen. Oft sagen sie auch »Ich fühle mich zu dick« und wollen abnehmen. Was sie aber eigentlich meinen, ist nicht ihr Gewicht, sondern der belastete Zustand ihrer Verdauung. Sie möchten, dass ihr Bauchumfang abnimmt und sie sich wieder wohler fühlen. In einer solchen Situation bringt eine Reduktion von

Kohlenhydraten, besonders von schwer verdaulichen Ballaststoffen und Rohkost, tatsächlich Besserung. Gerade eher pyknisch veranlagte Menschen verlieren dadurch durchaus bemerkenswert Gewicht. Low-Carb-, Atkins- oder Metabolic-Diäten sind also ein alter Hut. Der Grund, warum es Menschen dadurch besser geht, sind aber nicht spekulative Wirkungen auf den Insulinstoffwechsel, sondern schlicht eine Reduktion der Gärungslast im Darm.

Warum Fasten keine Diät ist

Oft genügt es, bei Darmbelastungen die Verdauung eine Zeit lang zu schonen. Alle Erfahrungsheilkunden setzen dazu mehr oder weniger auf Fastentherapien. Leptosomen Patienten empfehle ich ein Vorgehen, welches den Empfehlungen auf Seite 219 entspricht. Zusätzlich viel Ruhe, warme Bauchwickel und möglichst viel Zeit für die Mahlzeiten. Fasten sollten sie jedoch nicht, weil der Reiz zu stark wäre. Eher pyknischen Menschen kann man etwas mehr zumuten. Ihnen empfehle ich oft, eine ärztlich geleitete Fastenkur durchzuführen, ganz selten jedoch ein Nullfasten.

Warum ist Fasten aber etwas anderes als eine kalorienreduzierte Diät? Eine Fastenkur hat eine ganz andere Zielsetzung als eine moderne Diät. Es geht nicht ums Abnehmen, wenn überhaupt dann ums Abschwellen und ein besseres Bauchgefühl. Man gibt der Verdauung nichts oder sehr wenig zu tun und setzt voll auf die Selbstheilungskräfte, die den Darm dann wieder in Ordnung bringen. Das gelingt aber nur, wenn der Körper seine Selbstregulation in dieser extremen Situation voll einsetzen kann, und dazu braucht es – viel Ruhe! Man kann nicht gestresst fasten, dann hungert man nämlich. Fasten gelingt nur dann, wenn man keinen Hunger hat und sich in einem tiefen Ruhezustand befindet. Wenn Sie Fasten interessiert, dann probieren Sie es bitte nicht selbstständig aus. Lassen Sie sich erst von einem erfahrenen Fastenarzt beraten, ganz besonders dann, wenn

Sie eine chronische Erkrankung haben. Ein erfahrener Fastenarzt wird einem Fasteninteressierten oft sogar abraten, weil die Konstitution oder der Erschöpfungsgrad eine solch einschneidende Maßnahme nicht ratsam erscheinen lassen. Der Reiz könnte zu stark sein und würde dann schaden.

Den therapeutischen Effekt, dass neben einer Darmreinigung auch weitere Verbesserungen zum Beispiel an den Gelenken oder der Haut möglich sind, habe ich selbst oft beobachtet. Eine wissenschaftliche Erklärung gibt es dafür nicht. Vielleicht werden durch die Reinigung und die Heilung der Darmschleimhaut die Darmdurchlässigkeit (Leaky-Gut-Syndrom) gemindert und Immunprozesse im Körper günstig beeinflusst. Man kann auch darüber spekulieren, ob eine Darmreinigung eine allgemeine »Körperentschlackung« ermöglicht. Auffallend ist, dass der größte Gewichtsverlust in den ersten Tagen eintritt, und dies kann kein Fett sein, sondern nur Wasser. Inwieweit dies vielleicht mit einem entgiftenden Effekt zusammenhängt, der es dem Körper ermöglicht, Wasser freizugeben, welches er vorher zur Verdünnung eingelagert hat, ist unklar, weil noch nicht wissenschaftlich untersucht. Jedoch fällt auf, dass jemand, der erfolgreich eine Fastentherapie durchgeführt hat, nicht nur einen weicheren Bauch bekommt, sondern auch seine allgemeine Aufgedunsenheit verliert.

Nichtsdestoweniger kommt es auch beim Fasten zum Jo-Jo-Effekt, und erfahrene Fastenpatienten, die einmal jährlich drei Wochen fasten, berichten, dass der Körper irgendwann anfängt, vermehrt Fettpölsterchen zuzulegen, als Vorrat für die nächste Kur. Aber diese Patienten vertragen das Fasten gut, sie fühlen sich das Jahr hindurch sehr wohl oder haben so sogar ernste Beschwerden im Griff. Daher nehmen sie die zusätzlichen Pölsterchen gerne in Kauf. Der Fastenerfolg wird nicht anhand der Gewichtsabnahme gemessen, sondern am weicheren Bauch und am verbesserten Wohlbefinden.

Für alle hier beschriebenen Zusammenhänge gibt es kaum wissenschaftliche Studien, und da Naturheilkunde sehr individuell arbeitet, sind solche Studien methodisch auch schwer durchzuführen, gleichwohl aber möglich. Dies ist aber kein Argument gegen Naturheilkunde. Wenn nämlich eine neue Theorie, wie sie die Ernährungswissenschaft entwickelt hat, trotz unzähliger Studien keine Belege für deren Nutzen auf den Tisch legen kann und ich als behandelnder Arzt merke, dass sie den allermeisten Menschen in der Praxis auch nicht guttut, dann orientiere ich mich doch lieber an altem Erfahrungswissen, mit dem ich in der Sprechstunde bei vielen Patienten gute Ergebnisse erziele.

Übrigens kamen Herr und Frau Hager nach vier Wochen wieder in die Sprechstunde. Herrn Hager berichtete, er habe kaum noch Bauchbeschwerden und fühle sich auch wieder fitter. Bei Frau Hager hat sich durch den weitgehenden Verzicht auf Vollwertprodukte die Bekömmlichkeit vieler Nahrungsmittel verbessert, sie kann zum Beispiel wieder kleine Mengen Milchprodukte zu sich nehmen. Herr Hager hat seine Schwiegermutter überzeugt, bei mir einen Termin zu vereinbaren. Da Frau Schrothkorn bekanntlich eine vollwertige Anhängerin der Lebensreformidee ist, werde ich mich für diesen Termin wohl »warm anziehen« müssen.

Fazit

▶ Die naturheilkundliche Ernährungslehre ist allein schon deshalb der modernen Ernährungslehre überlegen, weil sie ganz individuell untersucht, berät und dabei keine Dogmen kennt. Vor allem bezieht sie den Zustand des individuellen Verdauungstraktes in die Empfehlung mit ein, was die moderne Ernährungslehre ebenfalls versäumt. Mit Augenmaß und Sachverstand kann man mit ihren Denkansätzen und Methoden in der Praxis gute Behandlungserfolge erzielen.

28 Resümee Ernährung und Nahrungsmittel
Was bedeutet nun eigentlich gesunde Ernährung?

70 Milliarden Euro sollen die gesundheitlichen Folgekosten von ungesunder Ernährung betragen. In früheren Jahrhunderten mussten die Menschen tatsächlich mit schwerwiegenden Gesundheitsgefahren durch verdorbene Nahrungsmittel und dadurch verursachte Krankheiten leben. Heute sind solche Zahlen reine Spekulation, es gibt keine belastbaren Daten, die glaubhaft belegen, dass Krebs oder Herzkrankheiten von falscher Ernährung hervorgerufen werden. In Wirklichkeit werden wir immer älter, und zwar gesund älter, trotz Fast Food, Fett und Limonade (siehe Kapitel 9). Dennoch beeinflusst Ernährung ohne Zweifel unsere Gesundheit und unsere Befindlichkeit. Verdauungsbeschwerden, aber auch weitere körperliche Symptome können mit der Ernährung zusammenhängen, wobei die zugrunde liegenden Stoffwechselreaktionen noch kaum erforscht sind. Etwas Licht ins Dunkel bringen die Erkenntnisse zum Leaky-Gut-Syndrom (Syndrom des durchlässigen Darms). Paradoxerweise gibt es viele Hinweise, dass unsere Gesundheit gerade von Produkten, die nach der aktuellen Meinung besonders gesund sein sollen, negativ beeinflusst werden kann: auf der einen Seite zu naturbelassene, vollwertige Ernährung, auf der anderen Seite künstlich fettreduzierte Nahrung mit Geschmacksverstärkern. Bei der Beurteilung, ob Ernährung gesund ist, halte ich die folgenden Aspekte für wesentlich.

- Oft wird vergessen, dass **Hygiene** immer noch das Qualitätsmerkmal Nr. 1 für Nahrungsmittel ist. Erst wenn eine Seuchengefahr droht, rückt dieser Aspekt schlagartig in den Mittelpunkt. Doch diesen Punkt haben die technisch hoch entwickelten Gesellschaften meist im Griff – bis auf ein paar Ausrutscher, die sich hoffentlich nie verheerend auswirken werden.

- Gesunde Ernährung anhand von Vitamin- oder **Nährwerttabellen** zu beurteilen wird den Bedürfnissen der Menschen nicht gerecht. Erstens weiß niemand genau, was der Einzelne wirklich braucht, und zweitens sind all diese Stoffe in den Nahrungsmitteln unserer Gesellschaft im Übermaß vorhanden. Es gibt keinen Mangel.
- Das entscheidende Manko ist die Vernachlässigung der Tatsache, dass Ernährung ein **evolutionärer Prozess** ist, der unter anderem dazu führt, dass Pflanzen immer raffiniertere biologische Abwehrstoffe entwickeln, die ihre Fraßfeinde schädigen sollen. Diese natürlichen Schadstoffe spielen in der modernen Ernährungswissenschaft leider keine Rolle. Sie werden mit den Empfehlungen für vollwertige Ernährung sogar negiert, was vielen Verbrauchern Verdauungsbeschwerden und andere Nachteile beschert.
- Der *Homo sapiens* hat gelernt, mit den pflanzlichen Abwehrstoffen umzugehen. **Traditionelle Verarbeitungstechniken** von Schälen bis Kochen sind die Maßnahmen, mit denen die Menschen dieser evolutionären Herausforderung begegnen. Dies hat über die Jahrtausende zu vielen bekömmlichen Rezepturen geführt, die den Aufbau der Zivilisation erst möglich gemacht haben. Auf den Punkt gebracht kann man sagen: Es ist wesentlich bekömmlicher, durch Schälen und Kochen ein paar Vitamine zu verlieren, aber dafür die pflanzlichen Abwehrstoffe zu beseitigen.
- Die **moderne Nahrungsproduktion** verlässt diese traitionellen Verfahren jedoch immer mehr, indem sie zunehmend Rohstoffe einspart, dafür chemische Ersatzstoffe verwendet und neue Herstellungstechniken einsetzt. Unter dem Gesichtspunkt von Hygiene und direkter Krankheits-

gefährdung ist dies jedoch nicht zu beanstanden. Sie werden auch passend auf unser Geschmacksempfinden designed, aber machen sie auch zufrieden? Viele solcher Nahrungsmittel werden sogar als besonders gesund beworben, da sie fettarm produziert oder mit Zusätzen angereichert werden, die einen besonderen Gesundheitsnutzen haben sollen (Functional Food). Dafür fehlen aber klare Belege und insgesamt sollte dieser Ansatz sehr kritisch beurteilt werden.

• Gesunde Ernährung ist immer das bekömmliche Ergebnis des individuellen Verdauungstraktes, der die für ihn passenden Nahrungsmittel zugeführt bekommt. Möchte man sich gesund ernähren, muss man deshalb immer auch die **Möglichkeiten der eigenen Verdauung** miteinbeziehen. Diese wird stark beeinflusst durch die Veranlagung und die persönliche Lebenssituation (Stichworte: Verdauungstypen, Alter, Krankheit oder Stress). Dasselbe Nahrungsmittel kann für den einen gesund und für den anderen problematisch sein. Es kommt eben darauf an.

Was sind und wo findet man hochwertige Nahrungsmittel?

Als hochwertige Nahrungsmittel möchte ich solche bezeichnen, die mit Respekt vor der Natur produziert und danach in traditioneller Weise weiterverarbeitet wurden. Dabei müssen mit Augenmaß eingesetzte, sinnvolle moderne Herstellungverfahren erlaubt sein. Solche Produkte sind bekömmlich, machen satt und zufrieden. Der Weg dorthin führt nicht über Theorien, Hypothesen und Ideologien, sondern über eine Wertschätzung des Erfahrungswissens im traditionellen Lebensmittelhandwerk und über fachkundige Betriebsleiter, die dann wieder stolz auf ihre Produkte sein dürfen. Es geht dabei nicht um teure Lifestyleprodukte für eine Elite, sondern um ehrliche, verantwortliche Nahrungsmittel für die Allgemeinheit.

Doch solche Nahrungsmittel sind sehr selten geworden. Das Bäckerhandwerk erforderte früher viel Geschick, und nicht nur den Umgang mit Sauerteig musste man lange erlernen. Die wenigen echten Sauerteigbrote, die in Heidelberg gebacken werden, sind meistens schnell verkauft. Die Kunden merken, dass ihnen dieses Brot langfristig guttut. Das Gleiche gilt für die Herstellung von Milchprodukten, Fleischgerichten und weiteren Lebensmitteln. Gute, verantwortlich produzierte Grundnahrungsmittel mit profundem traditionellem Herstellungswissen zu tollen klassischen Produkten verarbeitet. Das wünsche ich mir!

Seit den Achtzigerjahren existiert eine Bewegung, die sich genau diesen Zielen verschrieben hat, es ist die in Italien gegründete Slow-Food-Vereinigung. Inzwischen gibt es auch eine deutsche Slow-Food-Sektion. Nach meinem Eindruck haben sich hier Menschen zusammengefunden, die ohne ideologischen Ballast und moralischen Zeigefinger die Herstellung hochwertiger Lebensmittel fördern wollen. (www.slowfood.de) Auch bei den Bäckereien scheint sich etwas zu tun. Unter der Homepage www.slowbaking.de findet sich ein Verein, der wieder echtes Handwerk in den Backstuben unterstützt.

Wir Verbraucher wollen nämlich solche Nahrungsmittel. Es stimmt gar nicht, dass wir beim Essen geizig sind, dies beweist der kommerzielle Erfolg von teuren Bioprodukten. Wir wollen nur wissen, was wir für unser Geld bekommen. Gute Gastronomen wussten schon immer, wo es hochwertige Grundnahrungsmittel gibt, sie kennen die Bäckereien, Molkereien, Bauern und Metzger, die noch ehrliche Qualität statt Tricksereien liefern. Für uns Normalverbraucher ist es jedoch schwierig und oft aufwendig, solche hochwertigen Produkte zu finden. Hier setzt der Slow-Food-Gedanke an. Otto Geisel, der Vorsitzende von Slow Food Deutschland, erläutert mir in einem Gespräch die Zielsetzung. Man möchte handwerklich arbeitende Betriebe, die hochwertig produzieren, vernetzen und ihre Produkte dem Verbraucher zugänglich machen.

Gütesiegeln oder Markenbildungen, wie zum Beispiel bei Bioprodukten, die dann auch in Discountern angeboten werden, steht Otto Geisel skeptisch gegenüber. Sie vermitteln eher eine Scheinsicherheit. Abseits des Vollwertdogmas haben viele Bioprodukte heute das Problem, dass sie aus Übersee und den unterschiedlichsten europäischen Ländern kommen. Gelten dort die gleichen Kriterien? Und vor allem: Greift dort die Kontrolle? Auch bei Gütesiegeln und Marken kann ohne klare Qualitätskriterien und funktionierende Kontrolle letztlich wieder nur die eigene Erfahrung die Frage beantworten, ob man etwas Hochwertiges vor sich hat oder nicht. Da, wo es schmeckt und man sich danach wohlfühlt, muss im Zweifel Qualität im Spiel gewesen sein, unabhängig von Marken und Gütesiegeln.

Für den Anfang könnten Sie, liebe Leser, Ihren Bäcker einfach mal fragen, ob er ein *Natur*sauerteigbrot herstellt, das darf er nämlich nur mit echtem Sauerteig backen (und nicht mit Kunstsauer). Die Aussage, im Brot wäre Sauerteig, hilft nicht weiter, das kann alles Mögliche bedeuten.

Darauf sollten Sie bei der Auswahl Ihrer Nahrungsmittel achten

Vor allem keine Panik, die Bedeutung der Ernährung für die Krankheitsentstehung wird maßlos übertrieben. Deshalb sollte bei Ihren Überlegungen, wie Sie sich gesund ernähren, auf keinen Fall die Angst vor angeblich ungesunden Nahrungsmitteln im Vordergrund stehen. Dies wäre ungesund, weil es vor allem Stress bedeutet. Vielmehr sollten Sie die Auswahl nach Bekömmlichkeit und Genuss treffen, wenn Sie dies nicht schon längst tun. Das ist gesund, weil es zu Wohlbefinden führt und Stress abbaut!

Für Ihre Nahrungswahl möchte ich Ihnen folgende Kriterien vorschlagen. Aber dies ist nur meine Meinung, die sich nach Jahren aufgrund der Erlebnisse mit meinen Patienten gebildet hat. Wenn Sie anderer Ansicht sind und meine Argumente Sie nicht überzeugen, und ganz besonders dann, wenn Sie andere Erfahrungen gemacht haben, dann sei Ihnen Ihre Einstellung unbenommen.

- Bei der Wahl der Nahrungsmittel entscheiden ausschließlich Appetit und Bekömmlichkeit, was Sie aktuell brauchen. Das gilt auch für Obst und Gemüse.
- Wo es möglich ist, bevorzugen Sie erkennbar traditionell hergestellte Ware.
- Dabei möglichst Nahrungsmittel wählen, die noch einen hohen Rohstoffgehalt aufweisen und Defizite an Rohstoffen nicht mit viel Chemie ausgleichen müssen.
- Meiden Sie vor allem Nahrungsmittel, mit denen genau das gemacht wurde, die man Ihnen aber als besonders gesund anpreist (weil sie zum Beispiel fettreduziert oder mit angeblich gesundheitsfördernden Zusätzen versehen sind).
- Fertigprodukte oder Fast Food haben keine messbaren Krankheitsfolgen, mindern aber den Genuss, deshalb nicht zu oft.
- Essen Sie nur ausnahmsweise Vollkorn und Vollwertprodukte, Kinder sollten dies gar nicht essen.
- Fragen Sie beim Fleischkauf danach, wo sich das Leben des Tieres abgespielt hat und wer die Fütterung kontrolliert hat.
- Achten Sie nicht nur auf den Geschmack, sondern auch darauf, ob Sie Stunden nach Verzehr das Essen auch gut vertragen haben und sich ein gutes Bauchgefühl einstellt. Wenn ja, war das, was Sie gegessen haben, für Sie eine gute Mahlzeit.

Ein Hoch auf gute Köche!

Zum Ende des Ernährungsteils ein Loblied auf unsere guten Köchinnen und Köche, denn sie sind nach wie vor die wahren Ernährungsexperten. In jahrhundertealter Tradition haben sie gelernt, die Qualität von Grundnahrungsmitteln einzuschätzen, um sie dann so zuzubereiten, dass schmackhafte und bekömmliche Speisen entstehen. Ob ein gelungenes Gericht als leckerer Kartoffelsalat in einer Bauernstube auf den Tisch kommt oder mit fünf Sternen und viel Bohei genossen wird, spielt keine Rolle. Ob im Landgasthof oder im Feinschmeckerrestaurant, wenn erfahrene Köche einen Schuss Sahne in die Linsen geben oder eine Prise Zucker in die Tomatensuppe, dann entgiften sie Lektine, die ansonsten unsere Darmschleimhaut belasten würden. Traditionelles Kochwissen hat eine immense biochemische Relevanz für die Entgiftung der Speisen und damit für unsere Gesundheit. Lange bevor die Wissenschaft begann, solche Zusammenhänge zu erkennen, haben gute Köche schon längst entsprechende Rezepturen angewandt. Sie sind Meister der Praxis. Leider lassen sich manche Köche von den aktuellen, aber falschen Vorstellungen einer gesunden Ernährung beeinflussen und mindern die Qualität ihrer Speisen durch Rohkost, Vollkorn und fettarme Rezepturen. Deshalb zum Schluss ein kleiner Aufruf:

Liebe Köchinnen und Köche, ihr wisst am besten, was die Leute gerne essen, was sie vertragen und warum sie wieder euer Gast sein wollen. Ein deutliches Zeichen für gesunde Ernährung ist, dass sie bekömmlich ist, schmeckt und Lebensfreude vermittelt. Ihr braucht keine akademischen Ernährungswissenschaftler, die euch ohne Sachverstand in euer Handwerk hineinpfuschen. Seid selbstbewusst und tretet für euren Berufsstand und euer Know-how ein. Ihr seid die wahren Experten für gute und qualitativ hochwertige Ernährung.

Lasst euch nicht in die Suppe spucken.

Schlussgedanken

Liebe Leserinnen und Leser,
vielleicht hat dieses Buch dazu beigetragen, dass Sie Ihren
Körper und seine Reaktionsweisen besser verstehen. Vielleicht hatten Sie beim Lesen sogar ein paar Aha-Erlebnisse,
weil Sie plausible Erklärungen für eigene Erfahrungen mit
Ihrer Figur oder Ihrer Ernährung erhalten haben. Und vielleicht führen die Tipps im anschließenden Workshop sogar
zu einer besseren Bekömmlichkeit und damit zu mehr Wohlbefinden für Körper und Seele. Darüber würde ich mich sehr
freuen, und damit wäre das Ziel dieses Buches erreicht.

Vielleicht teilen Sie darüber hinaus meine Empörung
darüber, was zurzeit mit molligen Menschen und besonders mit den molligen Kindern angestellt wird, und finden
es bedenklich, dass viele Menschen Ernährung nicht mehr
als Quelle von Genuss und Lebensfreude betrachten, sondern als Gefahr für die Gesundheit und Angriff auf die
Mode(l)figur. Und vielleicht fragen Sie sich ebenfalls, wie
das alles – sogar mit wissenschaftlicher, gesellschaftlicher
und politischer Billigung – geschehen kann, obwohl »Beweise«, Kampagnen und Regierungserklärungen offenbar
seit Jahrzehnten auf falschen Tatsachen beruhen. Was ist die
treibende Kraft hierfür?

Das Nachdenken über diese Entwicklungen führt ziemlich
weit weg von der Sprechstunde und hin zu grundsätzlichen
Überlegungen über das, was unsere Gesellschaft bewegt. Ich
habe meine Gedanken dazu in die Bereiche Wissenschaft,
Ernährungsberatung, Gesellschaft, Politik/Medien und Industrie gegliedert. Entscheiden Sie selbst, ob sie dabei helfen

zu verstehen, wie wir als Gemeinschaft »ticken« und warum die öffentliche Meinung beim Thema Gewicht und Ernährung so oft danebenliegt.

Wes Brot ich ess ...

Wenn Sie glauben, Wissenschaftler seien Menschen, die kontinuierlich an der Vermehrung des menschlichen Wissens arbeiten und dabei in offener Diskussion gemeinsam und objektiv nach den besten Lösungen für die Gesellschaft suchen, dann geht es Ihnen wie mir bis kurz nach dem Studium, bis ich angefangen habe, als Arzt zu arbeiten. Aber Wissenschaftler sind auch nur Menschen, und sie werden von denselben Motiven getrieben wie die Angehörigen anderer Berufe auch: Wissensdurst, Verantwortung, Mitgefühl, aber auch Neid, Egoismus und Profitstreben. Wie es heute im wissenschaftlichen Getriebe zugeht, kann man sich in etwa so vorstellen:

Der Weg zur wissenschaftlichen Karriere in der Medizin führt über eigene Studien, die man in anerkannten Fachzeitschriften veröffentlicht und bei Kongressen vorträgt. Das Motto lautet »publish or perish« (veröffentliche oder gehe unter), je mehr Studien und Publikationen, desto besser. Doch wissenschaftliche Studien erfordern großen personellen und technischen Aufwand, und der ist bei der immer schlechteren finanziellen Ausstattung der Universitäten schwer zu leisten. Also braucht man sogenannte »Drittmittel« aus Politik und Industrie, um die eigenen Forschungsvorhaben zu finanzieren. Wohlgemerkt, es geht bei solchen Geldzuwendungen nicht um die persönliche Bereicherung von Wissenschaftlern, sondern um technische Ausstattung und die Gehälter von Mitarbeitern, also ums nackte Überleben im Forscherdasein. Zum Teil werden sogar Professorenstellen danach besetzt, wie viele Drittmittel die Bewerber in der Vergangenheit »beibringen« konnten. Verständlicherweise investiert ein Auftraggeber nur ungern Geld in eine Studie zu einem Medikament oder zu einer Regierungs-kampagne, wenn dann dabei herauskommt, dass das Produkt nichts taugt. Das ist zwar nicht wissenschaftlich, aber menschlich, und deshalb wird natürlich Druck ausgeübt. In solchen (häufigen) Fällen stellt es für den Wissenschaftler einen ziemlichen Balanceakt dar, auf der einen Seite die wissenschaftliche Wahrheit nicht allzu sehr zu verbiegen und auf der anderen Seite den Auftraggeber zufriedenzustellen. Nicht alle finden hier einen klugen Weg. Bei vielen trifft der alte Spruch leider auch heute noch zu: »Wes Brot ich ess, des Lied ich sing.«

Im wissenschaftlichen Wettstreit stellt die Statistik für die Interpretation und die Darstellung von Studienergeb-nissen die wichtigste Waffe dar. Immer wenn ein Medi-kament, eine Therapie oder eine Ernährungsweise empfoh-len wird, gilt die Empfehlung als unangreifbar, wenn sie statistisch »bewiesen« wurde. Dabei wendet die wissen-schaftliche Medizin seit vielen Jahren die Methode der sta-tistischen Wahrscheinlichkeitsrechnung an. Doch Statistik hat Regeln, die zumindest in minimaler Weise eingehalten werden müssen, sonst könnte man ebenso gut würfeln, um etwas zu »beweisen«. Wenn ich bei hundert Patienten eine neues Medikament A teste und es bei 60 Patienten besser wirkt als das alte Medikament B, dann scheint bewiesen zu sein, dass A besser wirkt als B. Ist doch logisch, oder etwa nicht? Ein anderes Beispiel: Angenommen, man untersucht die Ernährungsgewohnheiten in Hamburg und in Stuttgart und schaut gleichzeitig, welche Krankheiten in diesen Städ-ten auffallen. Dabei wird festgestellt, dass die Hamburger weniger Fußpilz haben und mehr Fisch essen. Also erhal-ten die fußpilzkranken Stuttgarter die Empfehlung, weni-ger Spätzle und mehr Fisch zu essen, um sich vor Fußpilz zu schützen. Klingt ebenfalls logisch, und dennoch »beweist« diese Art von Studienergebnissen erst einmal überhaupt nichts.

Im Falle des Medikamentes kann das Ergebnis schlicht und ergreifend Zufall sein. Es ist durchaus möglich, dass Medikament A gar nicht besser ist als B und trotzdem zufällig als besser gemessen wurde (Fehler erster Art oder falsch positives Ergebnis). In einem anderen Experiment wird Medikament A vielleicht als weniger wirksam gemessen, obwohl es in Wirklichkeit besser ist (Fehler zweiter Art oder falsch negatives Ergebnis). Und die Fußpilz-Fisch-Studie sagt nicht mehr aus als die Beobachtung, dass es weniger Störche und weniger Geburten gibt. Hier würde ja auch niemand auf die Idee kommen, dass Störche und Geburten in einem ursächlichen Zusammenhang stehen. Dennoch sind in den letzten 60 Jahren unzählige Therapien und Empfehlungen auf diesem ungenügenden Niveau statistisch »bewiesen« und in Behandlungen umgesetzt worden.

Spätestens seit den Achtzigerjahren regen sich selbst in Medizinerkreisen immer mehr kritische Stimmen, dass es so nicht weitergehen kann und man Statistik richtig anwenden muss, um den Zufall weitgehend auszuschließen. Dummerweise sind mit solchen zweifelhaften »Beweisen« aber viele Personen in Amt und Würden gekommen und zahlreiche Medikamente und Produkte entwickelt worden, mit denen heute viel Geld verdient wird. Deshalb tut sich die Medizin schwer, Qualitätskontrollen für die statistische Interpretation von Studien durchzusetzen, denn vieles würde sich schon bald als nutzlos herausstellen. Deshalb gibt es noch immer Publikationen, die Cholesterinsenkung allgemein empfehlen oder die bewiesen haben wollen, dass fettarme Ernährung gesund ist. Es geht nun mal um Karrieren und finanzielle Abhängigkeiten, und da will man sich nicht mit den Platzhirschen und Marktführern anlegen. Für den systematischen Fehler, der dadurch entsteht, dass Veröffentlichungen von Gutachtern und Redakteuren der Fachzeitschriften viel positiver bewertet werden und damit leichter gedruckt werden, wenn sie Lehrmeinungen und Trends bestätigen, selbst dann, wenn es angebrachter wäre, kritisch zu sein, gibt es sogar einen Fachbegriff: »Publication Bias«.

Eine weitere Tatsache ignoriert die moderne Medizin allerdings bis heute: Statistik, selbst wenn sie korrekt angewandt wird, kann aus sich heraus nichts *beweisen*. Sie kann nur Hinweise liefern. Den Grund dafür drückten Jerzy Neyman und Egon Pearson, die Pioniere der statistischen Wahrscheinlichkeitsrechnung, vor über 70 Jahren folgendermaßen aus: »Kein Test, der auf einer Wahrscheinlichkeitstheorie beruht, kann von sich aus nützliche Belege für die Richtigkeit oder Unrichtigkeit einer Hypothese liefern.«[167] Für einen ausreichenden Beweis für die Alltagstauglichkeit eines Ergebnisses muss (!) immer die Erfahrung in die Beurteilung miteinfließen. Wenn man als Arzt zum Beispiel jeden Tag erlebt, dass Raucher viel häufiger unter Atemwegserkrankungen leiden als Nichtraucher, dann lohnt es sich, eine Studie durchzuführen, die diese Beobachtung messbar macht. Wenn die Statistik die Beobachtung bestätigt, dann werden Empfehlungen, die zu einem Rückgang des Zigarettenkonsums führen, mit Sicherheit einen gesundheitlichen Nutzen bringen. Wenn ich aber aus rein theoretischen Spekulationen heraus den Verzehr von 30 Obst- und Gemüsesorten in einer Ernährungsstudie im Schrotschussverfahren mit der Häufigkeit verschiedener Krebsarten vergleiche, um anschließend auszurechnen, dass Bananenesser weniger Prostatakrebs bekommen, dann ist es *unmöglich*, allein daraus zutreffende Empfehlungen zu entwickeln. Viel sinnvoller wäre es, zuvor Praktiker nach ihren Erfahrungen zu fragen. Erst wenn zum Beispiel (rein fiktiv) Hausärzte von Ananasbauern besonders häufig von Leberkrebs berichten, und wenn daraus eine Studie entwickelt wird, die diese Beobachtung bestätigt, dann entsteht wirkliche Erkenntnis.

Hans-Peter Beck-Bornholdt, ein Statistikprofessor aus Hamburg, beschreibt die Fallstricke und Verhaltensweisen der real existierenden medizinischen Wissenschaft humorvoll in seinem Buch »Der Schein der Weisen«.[166] Er meint, dass Irrtümer in der Wissenschaft nicht widerlegt werden, sondern aussterben – zusammen mit den meinungsführenden Professoren, nämlich wenn diese in Pension gehen. Oft haben jüngere Forscher mit besseren Erkenntnissen erst dann eine Chance, Gehör zu finden. Dennoch setzt sich in der Medizin das Problembewusstsein durch, in der wissenschaftlichen Diskussion werden qualitativ bessere Studien als »Beweise« verlangt, und die finanziellen Abhängigkeiten der Forscher müssen in den Publikationen mitangegeben werden. Dass die neuen, besseren Studien vieles widerlegen, was zuvor als wissenschaftlich gesichert galt, darf niemanden verwundern. Noch besser wäre es, die Erfahrung wieder höher zu schätzen, um dann weniger, aber dafür aussagekräftigere Studien zu entwickeln. Doch immerhin es gibt diesbezügliche Fortschritte in der Medizin.

Warum viele Ernährungsberater nicht einmal sich selbst beraten sollten

Für die Ernährungswissenschaft gilt dies leider nicht, obwohl ihre Dogmen in der Theorie und vor allem in der Praxis längst widerlegt sind. Sie ignoriert diese Tatsachen weiterhin ungerührt, obwohl selbst führende Vertreter des Fachs zugeben: »Die meisten Aussagen [der Ernährungswissenschaft] können lediglich als vorwissenschaftliche Erkenntnis angesehen werden.«[168] Eines hat die Ernährungswissenschaft jedoch sicher erreicht, ein schlechtes Gewissen als ständiger Begleiter beim Essen, welches bei vielen Menschen zu gezügeltem Essverhalten (Restraint Eating) und Stress führt. Trotzdem dominiert diese falsche Sichtweise die öffentliche Meinung beim Thema gesunde Ernährung. Ständig hören wir von Krankenkassen, Verbraucherzentralen und Presseabteilungen, von Ministerien, Landratsämtern, Rathäusern, dass wir uns alle falsch ernähren und dass wir deswegen dick und krank werden. Wenn man aber auf diese Missstände hinweist, muss man mit heftigen Reaktionen rechnen.

Ich saß einmal in Heidelberg in einem Arbeitskreis zum Thema gesunde Stadt, in dem über gesunde Ernährung in den Schulen debattiert wurde. Im Raum waren etwa 20 Ernährungsexperten und -expertinnen und eine Köchin. Nachdem die Runde nun eine ganze Weile einvernehmlich darüber diskutiert hatte, wie man den Kindern die Limo madig machen kann und stattdessen vermittelt, dass rohe Möhrenstreifen mit Magerquark ausgewogen, gesund und ganz toll sind, spürte ich, wie die Köchin innerlich resignierte. Natürlich spielten sich vor ihrem inneren Auge traurige Szenen ab: Rohkostbuffets für Kinder, die sich aber auf Pfannkuchen, Spaghetti mit Tomatensoße oder Griesschnitten mit Kompott gefreut haben. Vollkornbratlinge und fettarme Saucen zu produzieren und dann statt in fröhliche Kindergesichter in lange Mienen zu sehen ist keine schöne Vorstellung für eine echte Köchin. Sie traute sich aber angesichts der versammelten akademischen Power und der vielen Doktores und Professores im Raum nicht, ihre Zweifel an deren Empfehlungen zu äußern, und schwieg. Schließlich meldete ich mich zu Wort und empfahl, dass wir alle doch bitte auf den Marktplatz gehen sollten, um eine Tasse Kaffee zu trinken, damit die einzige anwesende Expertin für kindgerechte Ernährung Zeit hat, sich Gedanken über die Speisenfolge in den Schulen zu machen, nämlich die Köchin. Die Kolleginnen und Kollegen fanden dies gar nicht lustig, und ich erntete so manchen bösen Blick.

Dieses kleine Beispiel zeigt in typischer Weise, dass viele diplomierte Ernährungsberater Essen offensichtlich nicht als Quelle von Lebensfreude und Genuss, sondern als Gefahr für Leib und Leben ansehen. Immer wenn Essen schmecken soll, schreiten diese Experten ein und fordern »gesunde«, sprich magere Ernährung. Wir sollten uns klar machen: Über 7000 Studierende hat das Fach Ernährungswissenschaften bzw. Ökotrophologie, viele von ihnen können Essen nicht mehr einfach genießen – und das hat Folgen. Sie alle brauchen nämlich einen Job, sie drängen in die Gesundheitsredaktionen und Krankenkassen, Landratsämter, Gesundheitsbehörden. Dort versuchen sie, alle anderen mit ihrem dürren Weltbild zu missionieren und üben starken Druck aus, die Bedeutung und den weiteren Bedarf an Ernährungsberatung überall auszubauen, ganz besonders in den Schulen und neuerdings auch in den Kindergärten. Für mich ist dies eine wesentliche Ursache dafür, dass wir heute einen besorgniserregenden Anstieg von Essensauffälligkeiten bei Schülern sehen. Noch einmal zur Wiederholung: Man kann annehmen, dass circa 30 Prozent aller Schülerinnen und Studentinnen und 12 Prozent aller Schüler und Studenten Essensauffälligkeiten zeigen. Sie alle glauben, dass Essen krank macht, Fett schlecht und Abnehmen gesund ist. Welcher Schüler hätte vor 30 Jahren daran gedacht, eine Diät zu machen? Heute ist dies selbst bei 11- bis 13-Jährigen normal. Essensauffälligkeiten sind zusammen mit Fitnesssport die Einstiegsdroge für eine krankhafte Essstörung, wie Bulimie oder Magersucht. Die Magersucht ist mit einer Sterblichkeitsrate von 10 bis 20 Prozent die am häufigsten tödlich endende psychosomatische Erkrankung. Inzwischen gibt es sogar medizinische Lehrbücher, die sich mit einer neuen Erkrankung, der Orthorexia nervosa, befassen, der Angst vor ungesundem Essen.

Doch es gibt auch Ernährungsberater, die diese Problematik sehen und die richtigen Rückschlüsse ziehen. Sie berichten zum Beispiel, dass viele Mütter schon bei ganz normalen Speckfalten ihrer Babys in Panik geraten und ihre Kleinen dann auf Diät setzen. Solche Ernährungsberater sehen ein, dass man abgemagerte, essensauffällige Kinder nicht mit Salatblättern wieder zu einem gesunden Körper führen kann, sondern Suppen, Eintöpfe und auch mal ein anständiges Stück Fleisch dafür braucht. Doch leider sind sie in der Minderzahl. Es wäre aber dringend notwendig, dass sich die Erkenntnis, auf dem völlig falschen »Dampfer zu sein« durchsetzt. Wertvolle Aufgaben warten nämlich auf eine reformierte Ernährungswissenschaft. Sie könnte die Auswirkungen von Fooddesign und Ersatzstoffen erforschen und sich zu einer starken Lobby für wirklich hochwertige Ernährung entwickeln. Sie könnte die neuen technischen Möglichkeiten mit den traditionellen Herstellungsweisen vergleichen und für gute Kompromisse eintreten. Sie könnte sich dafür einsetzen, dass wieder richtiges Kochen im Vordergrund steht statt nichtssagender Kalorien- und Nährwerttabellen. Geben wir die Hoffnung nicht auf.

Brauchen wir eine Ersatzreligion?

Eine Gesellschaft braucht Regeln, an die sich jeder halten muss. Klar, sonst wären die Feuerwehrzufahrten ständig zugeparkt oder eingeschlagene Schädel an der Tagesordnung. Anscheinend braucht sie aber noch mehr, sie braucht eine Einteilung der alltäglichen Dinge in gut und böse, Vorgaben, an man sich halten kann, um das »Richtige« zu tun. Diejenigen, die es »richtig« machen, blicken dann leider gerne auf jene herab, die anderer Meinung sind. Und fast immer gibt es in einer Gesellschaft auch Leute, die solche irrenden Schäfchen auf den rechten Pfad zurückholen wollen, zunächst mit Argumenten, und wenn sie denn partout nicht wollen, auch mit Gewalt. Dies wird dann nicht als Eingriff in die persönliche Freiheit anderer gesehen, sondern als gute Tat, da man ja moralisch im Recht ist. Solche Vorstellungen, Vorgaben und Missionierungsbestrebungen haben seit Menschengedenken die großen Religionen erfüllt; im positiven Fall mögen sie dem Einzelnen als Stütze oder Richtschnur dienen, im negativen haben sie schon mehr als einmal zur Hexenjagd auf Andersdenkende geführt. Die Einmischung der Kirchen in die persönliche Freiheit wurde in unserer Gesellschaft immer weiter zurückgedrängt und endete in einer Trennung von Kirche und Staat (Säkularisation).

Aber damit scheinen wir ein Problem zu haben. Nutzen wir diese neuen Freiräume, um uns prächtig und frei zu entwickeln und dabei die anderen in Ruhe zu lassen? Ich glaube, dass wir dazu neigen, neue Regeln zu erfinden, die die alten Wünsche nach moralischer Überhöhung in die heutige ageblich so aufgeklärte Gesellschaft transportieren. Und hier bietet sich Gesundheit als Vehikel ideal an. Sie hat alle Elemente, die man dazu benötigt: falsches und richtiges Verhalten, Jenseitsversprechen in Form ewiger Jugend aufgrund des richtigen, »gesunden« Lebensstils, aber auch Bestrafungen in Form von bösen Zivilisationskrankheiten, falls jemand den richtigen Weg verlässt. Man kann Mitglied der Forever-Young-Gemeinde werden und mit dem moralischen Zeigefinger auf andere zeigen, die weiterhin nach Lust und Laune essen und trinken und auch sonst tun, was ihnen Spaß macht (und komischerweise trotzdem gesund bleiben). Die zehn Ernährungsregeln der DGE ersetzen die zehn christlichen Gebote. Nicht umsonst haben die bildhaften Bezeichnungen »Ernährungspapst«, »Vollwertjünger«, »Fitnessguru« und »Gesundheitsapostel« in die Sprache Eingang gefunden – Gesundheit ist die perfekte Ersatzreligion.

Vielleicht braucht eine Gesellschaft sogar Orientierung in Fragen des Lebensstils, aber das sollte, bitte schön, nicht in Intoleranz und Zwang münden. Religion und Lebensregeln erfüllen für viele Menschen eine wichtige Funktion, aber es muss nicht gleich in Fundamentalismus ausarten. Doch genau das geschieht zurzeit mit der neuen »Religion« des gesundheitlich korrekten Lebensstils, die zunehmend Macht im Staat und vom Staat erhält und persönliche Freiheitsräume bedroht. Es ist an der Zeit, allzu missionarischen Vertretern entschieden in die Parade zu fahren. Wir brauchen wieder eine Säkularisation.

Warum Katastrophen so beliebt sind

Medien und Politik sind heute kaum noch zu trennen. Nehmen Sie zum Beispiel die Katastrophenmeldung im Frühjahr 2007, drei Viertel der deutschen Männer seien zu dick. Es war eine statistische Ente, die man mit ein bisschen Recherche leicht hätte entlarven können, aber trotzdem ist sie durch alle Redaktionen geflattert, von der Boulevardpresse bis zu den angesehenen Zeitungen und Nachrichtensendungen (siehe Kapitel 11). Und die Politik? Ist sie nicht in der Lage, Experten zurate zu ziehen, die die Sachlage klarstellen, sodass Minister die Bevölkerung seriös und auf dem Boden von Tatsachen informieren? Experten lädt sie schon ein, aber hört sie auch auf diese? In diesem Fall ist die Politik sogar noch auf den Katastrophenzug aufgesprungen, um bloß nicht den Eindruck zu erwecken, sie sei untätig. Sowohl Gesundheitsministerium als auch Verbraucherschutzministerium reagierten mit Regierungserklärungen und Aktionsprogrammen zur Bekämpfung des deutschen Übergewichts. Sieht man sich diese im Wortlaut an, dann wimmelt es nur so von nicht belegten und zum Teil nachweislich falschen Empfehlungen, die aber immer der aktuellen Medienmeinung zu den Gesundheitsthemen entsprechen.[168]

Wieso ist das so? Dies fragte ich einen dieser Experten, die Politiker mit Fakten und deren Interpretationen informieren. Gerd Bosbach, Professor für Statistik, Mathematik und Empirie, hat schon viele Politiker beraten, von Bundeskanzler Helmut Schmidt über die Bundestagspräsidentin Rita Süssmuth bis hin zu heutigen Bundestagsabgeordneten. Wie müssen wir uns die Realität im politischen Getriebe vorstellen? Er erklärte mir, dass Politiker, um nach oben zu kommen, vielfältigste Aufgaben in der Partei bewältigen müssen. Sie müssen ein sehr gutes Namensgedächtnis haben und sich in vielerlei Weise engagieren, besonders in ihrem Wahlkreis, um bei den Leuten beliebt zu sein. Und sie müssen bei den Themen, über die sie sich äußern, kompetent wirken.

Allerdings ist es häufig nicht möglich, in allen Bereichen gleich gut Bescheid zu wissen, zum einen fehlt es schlicht an der Zeit, sich immer gründlich zu informieren, zum anderen sind Politiker in der Regel zwar Fachleute in Öffentlichkeitsarbeit, besitzen aber nicht immer die Fähigkeit, komplexe Zusammenhänge zu durchschauen. Also laden sie Experten ein, die ihnen die Sachverhalte möglichst einfach darstellen sollen, am besten zusammen mit der einen »richtigen« – soll heißen, ihnen genehmen – Lösung, und die bestenfalls auch noch mit populärer Begründung. So weit Professor Bosbach.

Viele Politiker favorisieren also einfache Wirkungszusammenhänge, die zwar nicht der Wirklichkeit entsprechen müssen, sich in Statements aber tatkräftig anhören. Und wir, das Wahlvolk? Wählen wir Politiker, die die Dinge differenziert betrachten, die nicht sofort in gut oder böse einteilen, die es sich auch mal leisten zu sagen, ich warte mit einer Meinung noch, bis ich mehr Fakten habe? Eben.

Katastrophenmeldungen sind allseits beliebt, denn sie verkaufen sich gut. Nicht nur in den Medien gilt »bad news are good news« (schlechte Nachrichten sind gute Nachrichten). Auch ein Politiker kann sich mit einem Katastrophenthema, sei es Hochwasser, Vogelhusten oder Übergewichtsepidemie, schnell und effektiv ins Rampenlicht bringen. Zögert er mit einer Reaktion, wird ihm leicht Zauderhaftigkeit unterstellt. Deswegen picken sich Politiker aus den Darstellungen der Experten mit Vorliebe diejenigen Teile heraus, die sich besonders schlimm anhören und bei denen man sich mit einer scheinbar einfachen Maßnahme öffentlichkeitswirksam in Szene setzen kann. Wichtig dabei: Man muss immer genau wissen, was gerade »gut« und was »böse« ist.

Bei den Themen Gewicht und Ernährung ist sich die öffentliche Meinung todsicher. Wenn ich Anfragen von der Presse bekomme, merke ich immer wieder, dass kaum Interesse an den wirklichen Hintergründen besteht. Oft wird – vielleicht aus den vorhin genannten Gründen – jegliche journalistische Sorgfalt unterlassen. Das gilt leider auch für anerkannte Medien, wie *Stern*, *Spiegel*, *Focus*, *Stiftung Warentest* etc., die sicher bei anderen Themen ihre Verdienste besitzen, wenn es um Anprangerung von gesellschaftlichen Missständen und Aufklärung geht. Beim Thema Ernährung versagen sie jedoch und beteiligen sich im Gegenteil an der Hexenjagd auf mollige Mitmenschen. Deshalb wird es auch kein Politiker wagen, dieser Fehleinschätzung entgegenzutreten, denn die Gefahr ist zu groß, von den Medien als unverantwortlich beschimpft zu werden. Im Gegenteil, alle werden versuchen, diese moralisierenden Kräfte für sich zu nutzen.

Natürlich gibt es Unterschiede. Frau Künast, die frühere Verbraucherschutzministerin, führte in einer Regierungsaufklärung den frühen Tod eines schwer übergewichtigen kleinen Mädchens an, um Stimmung für ihren Kampf gegen das Übergewicht zu machen. Das Mädchen war aber nicht fehlernährt, es hatte nachweislich einen krankhaften Gendefekt. Naivität oder bewusste Täuschung des Bundestags? Beides ist nicht in Ordnung, regte aber niemanden auf. Ihr Nachfolger Horst Seehofer gibt sich nicht so extrem, indem er ankündigt, »nicht bevormunden« und nur »aufklären« zu wollen. Wobei aber eine solche Aufklärung letztlich auch Zwang bedeutet. Wenn Kinder schon im Kindergarten lernen, was »gesund« sein soll, obwohl ihr Stoffwechsel dazu eine ganz andere Meinung hat, dann ist dies der erste Schritt auf einem Weg zu lebenslangem Ernährungsstress, der bis zur Essstörung führen kann.

Der Wunsch nach einfachen populären Botschaften hat auch Auswirkungen auf die im Regierungsauftrag tätigen Forschungsinstitute, die wir ständig als wissenschaftliche Instanz in den Medien sehen. Kommen bei ihren Untersuchungen Ergebnisse heraus, die dem Auftraggeber nicht gefallen, zum Beispiel dass Bioprodukte nicht gesünder sind als konventionelle Nahrungsmittel oder dass wir eigentlich doch kein ernstes Problem mit übergewichtigen Männern oder Kindern haben, dann führt das dazu, dass die Aufträge in Zukunft an andere vergeben werden. Deshalb dürfen wir bezüglich der Ergebnisse von politisch in Auftrag gegebenen wissenschaftlichen Untersuchungen skeptisch bleiben. In diesem Punkt sind sich Politik und Industrie sehr ähnlich: Die einen wollen gut aussehen und wiedergewählt werden, die anderen wollen ihre Produkte gut aussehen lassen und entsprechend daran verdienen.

Ist die Industrie schuld?

Ist es verwerflich, wenn Unternehmen versuchen, mit allen legalen Mitteln, die ihnen zur Verfügung stehen, Einfluss zu nehmen und zu werben? Wenn sie, wie andere Mitbewerber auch, versuchen, die Studien zu finanzieren, die die eigenen Produkte besonders gut dastehen lassen? Wenn sie schöne Prospekte für Ärzte und Verbraucher drucken und tolle Anzeigen schalten, die sehr viel, aber nichts Konkretes versprechen? Seien wir ehrlich, es geht hier nicht um gut und böse, sondern um die Spielregeln eines freien Marktes. Wenn ich Aktien solcher Unternehmen habe, möchte ich, dass eine gute Rendite gezahlt wird und dass der Vorstandsvorsitzende am Ende des Jahres einen hervorragenden Gewinnbericht abliefert. Er selbst steht unter dem enormen Druck der Mitbewerber, muss Arbeitsplätze sichern und für das Wohl des Unternehmens sorgen, das hoffen wir jedenfalls. Dabei muss er sich aber den Gesetzen des Marktes beugen. Und solange sich manche Wissenschaftler, die von Steuergeldern bezahlt werden, in öffentlichen Funktionen vereinnahmen lassen und die wirkliche wissenschaftliche Datenlage nicht korrekt darstellen, um ein Produkt des Unternehmens A gut dastehen zu lassen, solange wird Unternehmen B ebenfalls versuchen, Einfluss in der Wissenschaft zu bekommen.

Wenn Journalisten bei mir anrufen und eine ärztliche Stellungnahme zu einer Ernährungsfrage haben möchten, dann kommt ein Verdacht gegen die böse Industrie immer gut an. Ich will hier nichts entschuldigen, aber andererseits macht man es sich mit naiver Kritik zu einfach. Letztlich muss jeder Wissenschaftsfunktionär, jeder Unternehmer, jeder Politiker und auch jeder Journalist selbst entscheiden, wem er morgens im Spiegel begegnen möchte. Doch wenn wir uns über diese Spielregeln und Zusammenhänge klar werden, dann erkennen wir schnell, dass viele Meldungen in Funk und Fernsehen genau diesen Zusammenhängen geschuldet sind und eben nicht der objektiven Information der Verbraucher dienen sollen. Im Endeffekt bedeutet das für uns, dass wir alles, was wir in den Medien sehen oder hören, wesentlich gelassener aufnehmen dürfen. Wir handeln durchaus verantwortungsvoll, wenn wir nicht gleich jede Katastrophenmeldung über apokalyptische Gesundheitsgefahren ernst nehmen, und schützen unsere Familie eher dadurch, dass wir uns nicht ins Bockshorn jagen lassen.

Was bleibt?

Wir können also entspannen. Wir haben allen Grund, das ganze Theater um Essen und Gewicht nicht so ernst zu nehmen. Ernährung hat die Aufgabe, uns satt zu machen, wenn's gut läuft, macht sie uns auch zufrieden, und wenn alles passt, vielleicht sogar ein bisschen glücklich. Die Bedeutung der Ernährung für die Krankheitsentstehung wird maßlos überschätzt, die Bedeutung für unser Wohlbefinden aber unterschätzt.

Alle diese Widersprüche zeigen vor allem eines: Unser Körper weiß am allerbesten, welche Ernährung für uns passt und welches Gewicht das richtige für ihn ist. Wenn unser Verstand das begreift, kann er den Körper wirkungsvoll unterstützen. Versuchen wir aber, unseren Körper auszutricksen, oder machen wir ihn uns zum Feind, wird er versuchen, die negativen Folgen mit Gegenmaßnahmen in den Griff zu bekommen – nicht um uns zu ärgern, sondern um Schlimmeres zu verhüten. Wir können dabei in jeder Lebenslage sicher sein, dass unser Körper versucht, für uns das Beste aus unseren individuellen Veranlagungen herauszuholen, und zwar verlässlich ein Leben lang, Tag für Tag. Dafür hat er keine Nährwert- oder BMI-Tabellen, sondern Lob und leckeres Essen verdient.

In diesem Sinne wünsche ich Ihnen einen guten Appetit!

Ihr
Gunter Frank

Workshop:
Meine Lizenz zum Essen

1 Mein Körperbau-Profil

Körperbaumerkmal: Fettpolsterneigung

Der folgende Test soll Ihnen helfen, Ihren persönlichen Körperbau-Typ für das Merkmal Fettpolsterneigung herauszufinden.

In der Tabelle stehen sich jeweils gegensätzliche Aussagen gegenüber. Entscheiden Sie zunächst, ob Sie eher zur linken oder zur rechten Aussage tendieren. Dann kreuzen Sie pro Zeile ein Feld mit einer Punktzahl von 1–6 an. Bitte bewerten Sie die Aussagen zügig und rein subjektiv.

Die Punktzahlen bedeuten:

1 linke Aussage trifft voll und ganz zu

2 linke Aussage trifft ziemlich zu

3 linke Aussage trifft eher zu

4 rechte Aussage trifft eher zu

5 rechte Aussage trifft ziemlich zu

6 rechte Aussage trifft voll und ganz zu

	1	2	3	4	5	6	

	1 2 3 4 5 6	
Ich bin hager und groß gewachsen mit langen Armen	☐ ☐ ☒ ☐ ☐ ☐	Wenn ich ohne Einschränkung esse, ist meine Körperform rundlich, Oberarme, Schenkel und Hüften sind gut gepolstert
Ich vertrage nur kleinere Portionen	☐ ☒ ☐ ☐ ☐ ☐	Ich vertrage große Portionen ohne Probleme
Wenn ich nicht jede Stunde eine Kleinigkeit esse, bekomme ich Probleme (Schwindel, Kreislauf, Heißhunger, Nervosität)	☐ ☐ ☐ ☒ ☐ ☐	Ich kann den ganzen Tag nichts essen, ohne dass ich Probleme bekomme
Ich kann ständig essen, ohne zuzunehmen	☐ ☐ ☒ ☐ ☐ ☐	Ich nehme schon durchs Hinschauen zu
Unter Dauerstress nehme ich ab	☐ ☐ ☐ ☒ ☐ ☐	Unter Dauerstress nehme ich zu
Ich friere viel schneller als andere.	☒ ☐ ☐ ☐ ☐ ☐	Mir ist es schnell zu heiß, ich neige dann schnell zum Schwitzen
Meine schlanke Figur ändert sich seit Jahren nicht.	☐ ☐ ☐ ☐ ☒ ☐	Ich nehme alle paar Jahre eine Kleidergröße zu, ohne dass ich mehr esse

Bitte zählen Sie alle Punkte zusammen

Summe: 　22　 　Auswertung auf Seite 294

2|2|1

In der Erfahrungsheilkunde werden Menschen schon immer anhand ihres Körperbautyps unterschieden. Hagere Menschen mit wenig Unterhautfett nennt man in der indischen Ayurveda Vatatyp, in der Traditionellen Chinesischen Medizin Leeretyp und in der westlichen Naturheilkunde Leptosom. Menschen mit viel Unterhautfett werden als Kaphatyp, Fülletyp oder auch als Pykniker bezeichnet. Sowohl die Temperaturempfindung als auch die Verdauungskraft, die die alten Griechen Pepsis nannten, hat mit diesem Körperbautyp zu tun.

Heute weiß man, dass die Ausprägung der Fettschicht hauptsächlich vererbt wird, das heißt, wir alle bekommen unsere Figur mit in die Wiege gelegt. Unten sehen Sie eine Häufigkeitsverteilung für das Körperbaumerkmal Fettpolsterneigung. Die meisten Menschen befinden sich in der Mitte, bei ihnen ist das Merkmal durchschnittlich ausgeprägt. Extreme Ausprägungen sind eher selten.

Anhand Ihrer Punktzahl können Sie einschätzen, zu welchem Körperbautyp Sie tendieren:

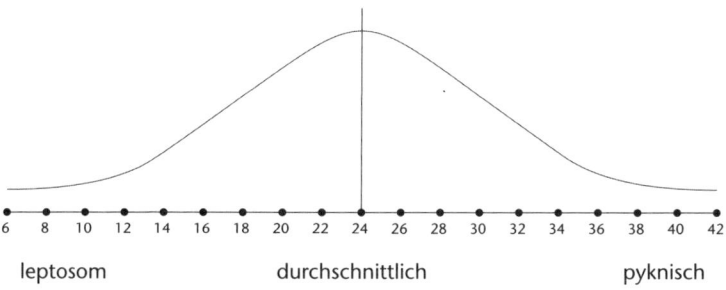

| 6 | 8 | 10 | 12 | 14 | 16 | 18 | 20 | 22 | 24 | 26 | 28 | 30 | 32 | 34 | 36 | 38 | 40 | 42 |

leptosom　　　　　　　　durchschnittlich　　　　　　　　pyknisch

Auswertung Körperbaumerkmal Fettpolsterneigung

Punkte	Beschreibung des Körperbautyps
7–13	Ausgeprägt leptosome Menschen sind hager und untergewichtig. Sie sind extrem schlechte Futterverwerter, müssen deswegen sehr oft essen und nehmen trotz vieler Kalorien nie zu. Auch nicht im Alter. Wegen der generell schwachen Verdauung wird nur gut Gekochtes in häufigen, kleinen Portionen gut vertragen. Rohkost und Vollkorn führen schnell zu Verdauungsbeschwerden, Energieverlust und Kältegefühl. Solche Beschwerden bessern sich meist, wenn die Empfehlungen auf Seite 219 beachtet werden. Auf keinen Fall Diäten! Bei Stress, Krankheit oder leider auch bei fettarmer Diät nehmen Leptosome weiter ab. Sie haben dann oft Probleme, wieder ein akzeptables Mindestgewicht zu erreichen. Leptosome Menschen neigen zu Innenkälte, ihnen tun deshalb Wärmeanwendungen, Wickel und Bäder gut. Milde Sauna.
14–20	Hier besteht eine Neigung zum leptosomen Stoffwechsel. Es gibt allerdings kleine Fettpolster als Reserven und der Verdauungsapparat ist nicht ganz so empfindlich. Trotzdem entstehen bei Rohkost, Vollkorn und großen Portionen relativ schnell Beschwerden, die sich beim Wechsel auf eine bekömmlichere Ernährung (siehe S. 219) rasch bessern. Menschen dieses Körperbautyps werden meist um ihre Figur beneidet, obwohl sie über den Tag verteilt mehr Kalorien essen als ein molliger Mensch. Auch hier sind Wärmeanwendungen sinnvoll, aber die Frierneigung ist nicht mehr so extrem.
21–28	Menschen dieses Körperbautyps befinden sich in der Mitte der Extreme. Hier entscheidet die Lebenssituation, ob sie mehr ins Leptosome oder Pyknische tendieren. Kaltes Klima, höheres Alter, Erkrankungen können die Bekömmlichkeit ins Leptosome verändern. Hitze, Jugend und Gesundheit lassen auch pyknische Eigenschaften zum Vorschein kommen. Die Gewichtszunahme im Alter ist spürbar, betrifft aber meist nur ein bis zwei Kleidergrößen.
29–35	Hier besteht eine Neigung ins Pyknische. Das bedeutet deutliche Fettpolster, immer etwas molliger als die meisten ande-

ren. Es ist sehr wichtig, dem Drang, abnehmen zu wollen, zu widerstehen. Denn je früher Sie damit anfangen, desto mehr wird sich der Jo-Jo-Effekt auswirken und zur Gewichtszunahme führen. Viel besser ist es, zur molligen Figur zu stehen, dann können sich sogar unnötige Stresspolster zurückbilden. Genussvolles Essen mit ausreichend Zeit ist für die Figur viel positiver. Eine spürbare Gewichtszunahme im Alter ist normal und gesund. Große Portionen werden meist gut vertragen, längere Essenspausen dann aber auch. Wegen der Neigung zu »Innenhitze« können besonders im Sommer Kälteanwendungen guttun, dasselbe gilt für einen höheren Anteil an pflanzlicher Nahrung.

36–42   Der Pykniker ist ein extrem guter Futterverwerter und hatte in der Evolution immer dann Vorteile, wenn Nahrungsknappheit herrschte. Heute führen seine Gene jedoch zu deutlichem bis massiven Übergewicht, obwohl der Pykniker sogar weniger Kalorien isst als der Leptosome. Im Alter nimmt er weiter deutlich zu, was für ihn eine ganz normale Entwicklung darstellt, ihn jedoch unter gesellschaftlichen Druck setzt. Diäten, Lightprodukte, und die Angewohnheit, sich wegen schlechtem Gewissen nie satt zu essen, führen zu noch mehr Übergewicht und sind deshalb unbedingt zu vermeiden. Auch Stress erhöht das Gewicht, weshalb eine dauerhaften Gewichtsstabilisierung vor allem durch Stressabbau zu erreichen ist. Wenn es einem ausgeprägten Pykniker nach Jahren des Abnehmstresses gelingt, sich wieder mit Genuss satt zu essen, kann nach einiger Zeit nicht selten eine Gewichtsabnahme beobachtet werden!
Der Pyknosome neigt zu Innenhitze, weswegen die Traditionelle Chinesische Medizin einen gewissen Anteil schwerer zu verdauender Nahrung empfiehlt, um Energie über die Verdauung abzuleiten. Deswegen bekommt diesem Ernährungstyp ein höherer pflanzlicher Anteil meist gut als Kurzgekochtes und Gegartes. Große Portionen und lange Essenspausen werden ohne Probleme vertragen. Kaltreize können besonders im Sommer die Schwitzneigung senken, öfters Wechselduschen oder kalte Armbäder. Sehr gut auch Kneipp'sche Wechselgüsse. Bei Verdauungsbeschwerden kann eine Fastenkur zum Entschlacken (nicht um abzunehmen, keine Diät!) Wunder bewirken.

Körperbaumerkmal: Muskelausprägung

Folgender Test hilft Ihnen, Ihren persönlichen Körperbau-Typ für das Merkmal Muskelausprägung herauszufinden.

	1	2	3	4	5	6	
Mein Brustkorb ist schmächtig	□	□	□	□	□	□	Mein Brustkorb ist sehr athletisch breit
Meine Muskulatur ist vergleichsweise schwach ausgebildet	□	□	□	□	□	□	Meine Muskulatur ist kräftig ausgebildet
Sport im Urlaub ist ein Graus für mich	□	□	□	□	□	□	Ohne Sport fühle ich mich auch im Urlaub unausgeglichen
In der Schule habe ich Sport gehasst	□	□	□	□	□	□	In der Schule gehörte ich immer zu den besten Sportlern
Ich kann trainieren, so viel ich will, richtig gut werde ich nie	□	□	□	□	□	□	Selbst wenn ich jahrelang nicht trainiere, bin ich immer noch bei den Besten
Schwitzen und ausgepowert sein ist für mich eine unangenehme Vorstellung	□	□	□	□	□	□	Ich muss meinen Körper regelmäßig richtig spüren. Ich liebe kräftige Massagen.
Wenn ich versuche, durch Sport Gewicht zu verlieren, tut sich gar nichts	□	□	□	□	□	□	Wenn ich regelmäßig Sport mache, verliere ich dabei Gewicht. Ohne Sport nehme ich zu.

Bitte zählen Sie alle Punkte zusammen

Summe: [   ]   Auswertung auf Seite 298

Auch für die Bewegung kann man die individuellen Bedürfnisse je nach Veranlagung einschätzen. Sportler (Athleten) brauchen körperliche Aktivität, sonst leiden sie. Sportmuffel (Hypoplastiker) dagegen sollten lediglich darauf achten, regelmäßig kleine Spaziergänge zu machen, sie brauchen sich aber nicht wegen zu wenig Sport unter Druck zu setzen. Unter hoher Stressbelastung tut es allerdings jedem gut, immer mal Dampf abzulassen. Wahrscheinlich ist das ein Relikt aus den Zeiten, als Stress in der Regel eine existenzielle Bedrohung bedeutete, die mit Kampf oder Flucht beantwortet werden musste.

Als generelle Empfehlung sollten Sie tagsüber 20–30 Minuten Bewegung einplanen, am besten im Freien. Bei athletischen Menschen verbessert Sport zusätzlich die Lebensqualität. Dies kann über die hormonelle Wirkung tatsächlich auch zur Gewichtsabnahme führen, aber nur dann, wenn der Sport auch Spaß macht. Wird er aus Angst und Zwang durchgeführt, ist er kontraproduktiv. Dass Sport über Kalorienverbrennung zur Gewichtsabnahme führt, ist ein Märchen.

Vorsicht bei extremem Fitnesssport. Achten Sie dann bitte auf Körpersignale. Hier besteht Gesundheitsgefahr für Immunsystem und Gelenke. In Verbindung mit gesteigerter Esskontrolle können manche Menschen sogar in eine suchthafte Essstörung hineinrutschen.

Anhand Ihrer Punktzahl können Sie einschätzen, zu welchem Körperbautyp Sie tendieren:

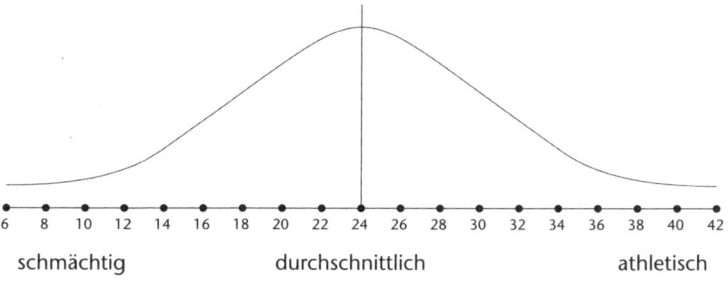

| 6 | 8 | 10 | 12 | 14 | 16 | 18 | 20 | 22 | 24 | 26 | 28 | 30 | 32 | 34 | 36 | 38 | 40 | 42 |

schmächtig   durchschnittlich   athletisch

Auswertung Körperbaumerkmal Muskelausprägung

Punkte	Beschreibung des Körperbautyps
7–13	Ausgeprägt hypoplastische Menschen sind schmächtig, haben einen eher schmalen Brustkorb und sind unsportlich. Auch bei viel Training wird die körperliche Leistungsfähigkeit kaum gesteigert. Von klein auf sind sie deshalb eher Sportmuffel. Schwitzen und heftige Körperkontakte mögen sie nicht so sehr. Sie lieben eher sanfte Anwendungen wie Bäder oder leichte Massagen. Sport ist für sie nur dann sinnvoll, wenn sie unter hohem emotionalem Druck stehen. Ansonsten genügt es, wenn sie sich jeden Tag so viel bewegen, wie etwa 30 Minuten Spazierengehen entspricht. Auf keinen Fall Sportzwang und Leistungsdruck, er führt zu Frust und Stress. Aufgrund des schwächeren Bewegungsapparates ist die Gefahr von Sportverletzungen auch erhöht. Regelmäßige klimatische und körperliche Reize mit geringer Intensität und großen Pausen sind hilfreich. Training zum Abzunehmen ist hier sinnlos.
14–20	Kleine Bewegungseinheiten über den Tag verteilen, sodass insgesamt 3000 Meter dabei herauskommen. Ein bisschen gemütlicher Sport ohne Leistungsgedanken steigert das Wohlbefinden. Saunagänge und Massagen eher maßvoll. Im Urlaub ruhig im Liegestuhl faul liegen bleiben.
21–28	Genau in der Mitte zwischen athletisch und unsportlich kommt es auf das richtige Maß an. Auf jeden Fall insgesamt 3000 Meter tägliche Gehstrecke einplanen. Zusätzlich einmal pro Woche Sport steigert sicher das Wohlbefinden. Hier kann man sogar ein bisschen auf Leistung gehen, aber es sollt nicht in Stress ausarten. Bei Stress im Alltag ist Sport ein wichtiger Ausgleich, der hilft, wieder »auf den Teppich zu kommen« und etwas gelassener zu werden. Regelmäßige klimatische Reize und Anwendungen wie Sauna, Bäder und Massagen in mittlerer Reizstärke haben ebenfalls einen positiven Effekt. Falls man Gewicht verlieren will, kann man es mit Training versuchen, aber nur wenn man sich darauf freut. Sportstress wird gar nichts bewirken.

29–35   3000 Meter täglich und ein bis zwei Mal Sport pro Woche
          sollten hier das richtige Maß sein. Sauna und Massagen
          gerne auch kräftig, vielleicht nicht auf der obersten Bank
          und mit einer kleinen Pause zwischen den Anwendungen.
          Sport als Stressausgleich ist sehr wichtig. Auch im Urlaub
          Sportangebote wahrnehmen. Jedoch auf Körpersignale
          achten, damit es nicht zu viel wird. Sport für die Figur kann
          hier gut funktionieren, aber auch nur dann, wenn er wirk-
          lich Spaß macht.

36–42   Athletischer Körperbau, breiter Brustkorb, körperlich schon
          in der Schule sehr leistungsfähig. Auch ohne Training bleibt
          das hohe körperliche Leistungsniveau oft erhalten, allerdings
          wird Sport dann oft sehr vermisst. 3000 Meter Gehen täg-
          lich ist zwar wichtig, reicht aber nicht aus. Athleten brau-
          chen Sport zum inneren Ausgleich, ganz besonders dann,
          wenn sie emotional unter Druck stehen. Dann am besten
          täglich. Trotzdem unbedingt auf Körpersignale achten, die
          vor Überbeanspruchung warnen, z. B. Kniebeschwerden
          nach dem Joggen. In solchen Fällen die Sportart wechseln.
          Braucht auch im Urlaub Gelegenheit, sich ordentlich auszu-
          powern. Ohne Sport kommt es oft zur Gewichtszunahme,
          die durch Training zurückgeht. Braucht regelmäßige starke
          klimatische und körperliche Reize. Sauna, Bäder und Mas-
          sagen können rasch aufeinanderfolgen. Kräftige Massagen
          und Anwendungen werden dabei bevorzugt.

Merkmalskombination:
Fettpolsterneigung und Muskelausprägung

Jeder Körperbautyp besagt, dass Sie bezüglich des entsprechenden Körperbaumerkmals ganz bestimmte persönliche Bedürfnisse haben. Die Merkmale Fettpolsterneigung und Muskelausprägung lassen sich auch kombinieren. Tragen Sie Ihre Punktwerte in das untenstehende Koordinatensystem ein. Sie werden sich dann in einem der vier Quadranten befinden. Sie können nun bei Überlegungen, welche Maßnahmen zu Ihnen passen, beide Veranlagungen berücksichtigen.

athletisch
kräftig
starke Reize
42 Punkte

• Ausdauersport	• Kraftsport
• heiße Sauna	• Eisbäder nach kurzem
• kräftige Massagen	Saunagang
• häufige Mahlzeiten	• große Portionen mit
mit mittelgroßen	langer Essenspause
Portionen, gut	
durchgekocht	

leptosom / hager / »fröstelig« / empfindlich — **7 Punkte**

pyknisch / rundlich — **42 Punkte** »hitzig« / robust

• lange Ruhezeiten	• Spaziergänge auch
• Wärmebäder	bei wechselhaftem
• sehr milde Sauna	Wetter
• Whirlpool	• kalte Arm-, Fuß-,
• viele, kleine Mahl-	Gesichtsgüsse
zeiten, sehr gut	• mittelgroße Portionen
durchgekocht	mit langen Pausen

7 Punkte
schmächtig
unsportlich
sanfte Reize

2 Mein Ernährungs-Profil

Mithilfe der nachfolgenden Tests können Sie Ihre persönliche Ernährungssituation in den sechs Bereichen Bekömmlichkeit, Esskontrolle (Restraint Eating), Angst vorm Zunehmen, Licht, Bewegung und Verdauungsstress einschätzen. Gehen Sie die jeweiligen Aussagen zügig durch und bewerten Sie sie nach folgendem Muster:

0 trifft überhaupt nicht auf mich zu

1 trifft eher selten auf mich zu

2 trifft eher häufig auf mich zu

3 trifft voll und ganz auf mich zu

Bekömmlichkeit	Punkte
Ich habe fast täglich unangenehme Blähungen und Völlegefühl	2
Ich habe nach fast jeder Mahlzeit Sodbrennen und/oder Magendruck	3
Im Bauch fühle ich mich oft unwohl	2
Ich habe unregelmäßigen Stuhlgang	3
Nach den Mahlzeiten fühle ich mich oft lange müde	3
Summe:	14

Esskontrolle (Restraint Eating) Punkte

Ich esse kontrolliert mit anderen und lasse mich dann gehen, wenn ich alleine bin	0
Ich bin der Meinung: Wer nicht auf eine gesunde Ernährung achtet, darf sich später nicht beklagen, wenn er krank wird	2
Ich achte sehr bewusst darauf, was und wie viel ich esse	1
Ich finde, zu einer gesunden Ernährung gehört auch Fitnesssport	0
Wenn ich esse, worauf ich gerade Lust habe, bekomme ich oft ein schlechtes Gewissen	2
Summe:	5

Angst vorm Zunehmen Punkte

Ich mache mir viele Gedanken darüber, welche Nahrungsmittel dick machen	1
Ich glaube, dass ich zu dick bin	2
Wenn ich zwei Kilo zunähme, würde dies meine Lebensweise verändern	2
Mein Gewicht schwankt häufig	0
Wenn ich mich übergewichtig fühle, denke ich sofort an Diät	2
Summe:	

Licht Punkte

Ich halte mich sehr wenig im Freien auf (unter 15 Minuten pro Tag)	1
Ich schaue täglich sehr viel fern (über 4 Stunden)	0
Ich halte mich nach Sonnenuntergang täglich mehrere Stunden in Räumen mit sehr hellem künstlichen Licht auf	1

302

Ich schlafe fast täglich vor dem Fernseher ein $\boxed{0}$

Die Räume, in denen ich mich tagsüber aufhalte, sind sehr dunkel $\boxed{0}$

Summe: $\boxed{2}$

Lebensmittelqualität   Punkte

Ich glaube 1,5-prozentige Milch ist gesünder als 3,5-prozentige $\boxed{0}$

Süßstoffe sind besser als Zucker $\boxed{0}$

Lightprodukte machen schlank $\boxed{0}$

Vollkornbrot ist besser als Weißmehlprodukte $\boxed{0}$

Extra für die Gesundheit produzierte Produkte, wie z. B. probiotische $\boxed{2}$
Joghurts, fördern meine Gesundheit

Summe: $\boxed{2}$

Verdauungsstress   Punkte

Ich kann schwer alleine essen, ohne zu lesen oder fernzusehen? $\boxed{3}$

Ich habe kaum Zeit, in Ruhe zu essen $\boxed{0}$

Ich rege mich im Restaurant gleich auf, wenn der Ober nicht $\boxed{0}$
sofort an meinem Tisch erscheint

Ich habe keine regelmäßigen Essenszeiten, meistens esse ich $\boxed{0}$
schnell so zwischendurch

Ich finde, Essen ist eine gute Gelegenheit, um mit anderen $\boxed{2}$
wichtige Dinge zu besprechen

Summe: $\boxed{5}$

Punkte	Bekömm-lichkeit	Ess-kontrolle	Angst vorm Zunehmen	Licht	Lebens-mittel-qualität	Ver-dauungs-stress

Bitte tragen Sie für jeden Bereich die Summe Ihrer Punkte ein und verbinden Sie diese Punkte zu einer Linie.

In der folgenden Auswertung können Sie sich für jeden Bereich Ihres Ernährungsprofils an den entsprechenden Empfehlungen orientieren.

Auswertung

Bekömmlichkeit

0–5 Mit Bekömmlichkeit haben Sie keine Probleme. Das kann daran liegen, dass Sie von Ihrer Veranlagung her eine unglaublich robuste Verdauung haben oder dass Sie Ihren Weg gefunden haben, mit dem Sie stets nach dem Essen ein gutes Bauchgefühl entwickeln. Es gibt also keinen Grund, an Ihrem Essverhalten etwas zu ändern, auch wenn alle möglichen Leute in Funk und Fernsehen etwas anderes erzählen. Achten Sie vielleicht darauf, Ihre Ernährungsweise anzupassen, wenn die Verdauungsleistung im höheren Alter und im Erkrankungsfall schwächer wird.

6–10 Ihr Bauch gibt Ihnen deutliche Signale, dass er gerne bessere Arbeitsbedingungen hätte. Wenn Sie versuchen, sich besonders »gesund« zu ernähren, dann reduzieren Sie lieber Vollkornprodukte und Rohkost. Sie können Ihre Bekömmlichkeit auch steigern, indem Sie den Anteil gut produzierter Nahrungsmittel erhöhen. Also mehr Lebensmittel, die keine moderne industrielle Verarbeitung durchlaufen, sondern in traditioneller Weise hergestellt werden, wie z. B. echtes Sauerteigbrot, gut durchgezogene Eintöpfe, Suppen, Kompott oder Pastasaucen. Wenn Sie nicht selbst kochen, suchen Sie lieber gute Restaurants mit kleiner Karte und frischer traditioneller Küche auf und reduzieren Sie den Anteil an Convenience und Fast Food im Alltag. Vielleicht macht Ihnen Kochen sogar Spaß, dann wäre ein Kochkurs eine gute Idee.

11–15 Bei Ihnen stimmt etwas Grundlegendes nicht. Dies kann weit über Verdauungsbeschwerden hinausgehen und z. B. schon Ihr Immunssystem, Kopf- oder Gelenkbeschwerden betreffen sowie chronische Müdigkeit und depressive Stimmung auslösen. Lesen Sie die Ernährungsempfehlungen für Verdauungskranke auf Seite 219 noch einmal gründlich durch. Lassen Sie mögliche ernste Erkrankungen beim Arzt abklären. Orientieren Sie sich auch an den Ergebnissen der folgenden Bereiche. Falls Sie eher pyknisch veranlagt sind, könnte eine ärztlich geleitete Fastenkur evtl. Wunder wirken, aber nur dann!

0–5 Sie machen sich wegen Essgefahren keine große Gedanken, und das ist auch gut so.

6–10 Sie teilen Nahrungsmittel schon in gut und böse ein, und zwar nach Kriterien, die andere Ihnen vorgeben. Das führt dazu, dass Sie Expertenratschlägen mehr vertrauen als Ihrem eigenen Körper. Doch nur Ihr eigener Bauch weiß, was wirklich gut für Sie ist, und das können sogar Nahrungsmittel sein, die von anderen als ungesund bezeichnet werden. Entscheidend ist die Rückmeldung, die Ihr Bauch Ihnen nach dem Essen gibt. Fühlen Sie sich gut, haben Sie ein angenehmes, warmes Bauchgefühl, sind Sie frei von Sodbrennen, Krämpfen oder Blähungen, sind Sie 30 Minuten nach dem Essen wieder hellwach und voller Energie, dann ist das, was Sie essen, gesund, ganz egal was andere sagen. Esskontrolle und schlechtes Gewissen schaden der Lebensqualität und stressen darüberhinaus unsere Verdauung. Dies führt sogar selbst zu Verdauungsbeschwerden und Gewichtszunahme! Befreien Sie sich von Fremdsteuerung und bestimmen Sie selbst, was für Sie persönlich eine gute Ernährung ausmacht. Trauen Sie sich!

11–15 Hier haben die Ernährungsempfehlungen, die ständig in Funk und Fernsehen auf uns niederprasseln, schon ganze Arbeit geleistet. Ihre Ernährung ist keine Quelle von Genuss und Lebensfreude mehr, sondern steht im Zeichen von Ängsten, schlechtem Gewissen und Stress. Diese Esskontrolle überträgt sich auch auf Ihre Kinder, mit negativen Folgen (siehe S. 124). Betreiben Sie noch zusätzlich täglich ausgiebig Fitnesssport, befinden Sie sich wahrscheinlich an der Schwelle zu einem krankhaften Suchtverhalten. Auf jeden Fall sollten Sie bis auf Weiteres Fernsehsendungen und Zeitschriften meiden, die behaupten, sie würden Sie über gesunde Ernährung und Fitness aufklären. Nein, diese Beiträge sind Teil Ihres Problems! Reden Sie mit guten Freunden darüber, die Ihnen vielleicht helfen können, sich langsam aus der Kontrollfalle zu befreien. Möglicherweise brauchen Sie sogar professionelle therapeutische Hilfe.

Angst vorm Dickwerden

0–5   Sie machen sich keine Gedanken darum, ob Sie zu dick sind, und genau das ist auch richtig.

6–10   Sie lassen sich von anderen ein schlechtes Gewissen machen. Das führt aber über Stresseffekte zu Gewichtszunahme! Wenn Sie sich davon befreien und vor allem Ihr Essen wieder unvoreingenommen genießen können, kann es sogar passieren, dass Sie abnehmen!

11–15   Ihre Gewichtsfixierung hat sicher schon zu mehreren Diäten mit anschließendem Jo-Jo-Effekt geführt. Als Lohn dieses Stresses sind Sie heute schwerer, als Sie es eigentlich von Ihrer Veranlagung her wären. Sie setzen sich die falschen Ziele, nur weil andere dies wollen. Werden Sie wieder selbstbestimmter. Helfen wird Ihnen dabei das Buch von Maja Storch »Mein Ich-Gewicht«.

Licht

0–5   Sie bekommen genügend natürliches Tageslicht und stressen Ihren Körper nicht zu sehr mit künstlichem Flackerlicht, vor allem Fernsehen. Dies freut Ihren Hormonstoffwechsel, Ihren Schlaf und Ihren gesunden Appetit.

6–10   Bei Ihnen kann schon eine unnötige Stressbelastung durch zu wenig natürliches Licht vorliegen. Außerdem irritiert Flackerlicht Ihre Hormone zusätzlich. Dies kann zu Einschlafstörungen einerseits und Tagesmüdigkeit andererseits führen. Deshalb besser weniger Fernsehen und mehr Tageslicht.

11–15   Sie leben wie in einem fensterlosen Bunker. Ihr Körper weiß nicht, wann es Tag oder Nacht ist. Infolgedessen kann es zu ausgeprägten Schlafstörungen, schlechter Stimmung und Gewichtszunahme kommen. Lichtmangel führt außerdem zu gesteigertem Genussmittelkonsum (die die Stimmung aufhellen) und kann so zusätzlich die Verdauung belasten.

Doch Verbote machen es nur schlimmer. Hier hilft nur das Schaffen besserer Rahmenbedingungen. Geben Sie Ihrem Körper den natürlichen Schlaf-Wach-Rhythmus zurück, indem Sie täglich mindestens 30–60 Minuten im Freien verbringen und Ihre Fernsehzeit auf maximal zwei Stunden pro Tag reduzieren. Auf jeden Fall den Fernseher aus dem Schlafzimmer verbannen.

Lebensmittelqualität

0–5 Sie machen sich keinen Stress mit Vollwert»gedöns« und finden möglichst traditionell hergestellte Nahrungsmittel gut. Selbst dann, wenn andere behaupten, sie seien zu fett oder süß. Bleiben Sie einfach dabei.

6–10 Sie machen sich schon Gedanken, ob traditionelle Nahrungsmittel, wie Butter oder Marmelade, gesund sind. Vielleicht kaufen Sie auch oft bewusst »gesund« ein, weil Sie glauben, dass man schon auf fettarme Produkte mit wenig Zucker achten sollte. Brauchen Sie aber nicht. Alles, was uns als besonders gesund angepriesen wird, sind meist Produkte, die nur billig hergestellt sind und oft viele chemische Tricks enthalten. Wenn Ihnen Butter und Sahne besser schmecken, lassen Sie sich nicht irritieren.

11–15 Sie glauben definitiv, dass traditionelle Nahrungsmittel krank machen. Dabei gefährden Sie Ihre Verdauung mit Körnern und mit manipulierter Nahrung, da Sie zu viele chemische Ersatzstoffe essen. Obwohl dies nicht direkt zu Krankheiten führt, kann doch Ihre Befindlichkeit darunter leiden. Nicht zuletzt können sogar ein paar Kilo Körpergewicht auf Kosten solcher Gesundheitspanscherei gehen.

Verdauungsstress

0–5   Sie können gut entspannen und abschalten und essen meist in Ruhe. Dies erleichtert die Arbeit für Ihre Verdauung enorm.

6–10   Es kann vorkommen, dass Sie gestresst essen, obwohl Sie eigentlich Zeit hätten und Ihre Mahlzeit in Ruhe genießen könnten. Trainieren Sie, sich in Ruhe wieder wohlzufühlen, und legen Sie kurz vor dem Essen eine Pause von zwei, drei Minuten ein, in der Sie nur Angenehmes machen. Dann setzen Sie sich entspannter zu Tisch und werden auch nicht mehr so hastig essen; das wird Ihrem Magen die Arbeit deutlich erleichtern. Regelmäßige Wellnessaktivitäten, Sauna, Bäder und Sport helfen Ihnen, sich besser zu entspannen.

11–15   Eigentlich bräuchten Sie eine Kur, in der Sie Ihre Stressautomatismen wieder herunterfahren könnten. Planen Sie regelmäßige Essenszeiten und vor dem Essen eine 15-minütige Pause ein, in der Sie sich die Füße im Freien vertreten. Wenn Sie kleine Kinder betreuen, essen Sie vorher alleine und füttern Sie erst dann die Kleinen. So besteht wenigstens eine kleine Chance, dass Sie ungestört essen können. Gönnen Sie sich wieder Dinge, die Sie nicht unter Druck setzen, wie Entspannungsbäder, Konzerte, Sport oder Sauna etc. Es ist absolut in Ordnung, wenn Sie auch mal an sich denken und ohne Druck etwas in Ruhe genießen. Sie dürfen sogar ohne schlechtes Gewissen faul sein.

3 Umsetzung

Wie in anderen Lebensbereichen auch kann es im Zusammenhang mit Essen bzw. Essproblemen manchmal vorkommen, dass die wirklichen Beweggründe im Verborgenen liegen. Sie zu kennen würde jedoch die nachhaltige Umsetzung Ihrer in diesem Buch gewonnenen Erkenntnisse erleichtern. Um den unbewussten Wünschen auf die Spur zu kommen, schlage ich Ihnen folgendes Experiment vor:

Versuchen Sie sich zu erinnern: Sind Sie beim Durchlesen der Empfehlungen im Auswertungsteil über Ratschläge gestolpert, bei denen Ihr Körper Ihnen ein positives Signal gegeben hat? Zum Beispiel ein Lächeln oder Schmunzeln, ein Aufrichten des Körpers, ein spontaner Kommentar, ein angenehmes Bauchgefühl oder eine erfreuliche Erinnerung. Derartige Reaktionen nennt man »somatische Marker« und sie bedeuten, dass Ihr Unbewusstes den betreffenden Rat gutheißt. Er entspricht Ihrer tieferen Erfahrung und einer Bewertung, der Sie sich nicht bewusst sind. Wir haben den Nagel sozusagen auf den Kopf getroffen. Merken Sie sich besonders diese Ratschläge, denn positive somatische Marker bedeuten, dass die Chance groß ist, dass Sie sie auch tatsächlich umsetzen.

Um erste Schritte einzuleiten, schreiben Sie drei Ratschläge, die sich beim Lesen besonders gut angefühlt haben, hier auf:

1. ....

....

2. ....

....

3. ....

....

Versuchen Sie nun, ein übergeordnetes Motto zu finden, die Gründe, warum Sie diese Ratschläge gut finden. Zum Beispiel:

Ratschlag	Mögliches Motto
Essen Sie, was Ihnen bekommt, auch wenn es angeblich ungesund ist	Ich bin mein eigener Herr
Essen Sie möglichst in Ruhe	Auch ich darf regelmäßig Pause machen
Rohkost weglassen	Ich bin ein Homo sapiens und keine Kuh

Versuchen Sie, für die drei Ratschläge, die Sie aufgeschrieben haben, ein eigenes Motto zu ergründen. Wichtig: Ihre Mottos müssen sofortige positive Marker auslösen, also Ihnen zu 100 Prozent gefallen. Und es geht hier einzig und allein um Ihre persönliche Einschätzung:

1. ....

....

2. ....

....

3. ....

....

Wenn Ihnen nicht gleich zündende Ideen kommen, ist das überhaupt nicht tragisch. Das eigentliche Motto kann Ihnen auch erst nach Tagen oder nach Gesprächen mit netten Menschen einfallen. Falls Sie dieses Thema interessiert und Sie sich intensiver damit beschäftigen möchten, darf ich Sie auf das Buch »Mein Ich-Gewicht« verweisen. Die Autorin Maja Storch ist Expertin in der Technik der Mottofindung und wie man sie für echte Willenskraft einsetzt.

Nun können Sie anfangen, die Dinge, die Ihnen gefallen, Stück für Stück umzusetzen. Das ist sicher nicht immer einfach, denn sie stehen oft im Gegensatz zu dem, was Sie ständig hören. Aber dann hilft Ihnen bestimmt Ihr eigenes Motto, um dagegenzuhalten. Wenn Sie merken, dass die Veränderungen guttun, dann werden Sie an Sicherheit gewinnen und Ihrem Bauch und Ihrem Körper wieder vertrauen, so wie es die Natur vorgesehen hat.

4 Die Lizenz zum Essen

Sie haben es geschafft! Sie haben sich mithilfe dieses Buches informiert und Ihre persönliche Situation im Workshop eingeschätzt. Sie wissen nun, dass Ihr Körper es gut mit Ihnen meint und Ihr Appetit Ihr Freund ist. Sie wertschätzen Ihren Körper, der Sie anstandslos und treu durch dick und dünn trägt, und lassen ihn sich nicht mehr von anderen miesmachen. Sie vertrauen sich wieder und werden dafür mit mehr Lebensqualität, einem besseren Bauchgefühl und eventuell sogar mit ein paar schwindenden Pfunden belohnt.

Sie erhalten nun die Lizenz zum Essen:

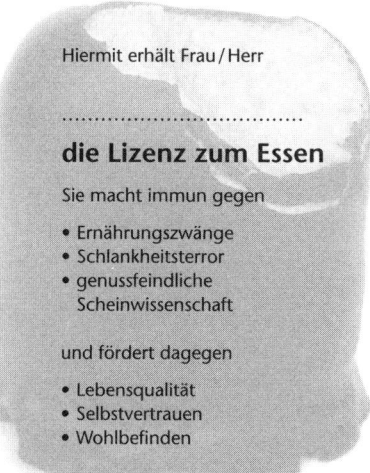

Hiermit erhält Frau / Herr

....

die Lizenz zum Essen

Sie macht immun gegen

- Ernährungszwänge
- Schlankheitsterror
- genussfeindliche
  Scheinwissenschaft

und fördert dagegen

- Lebensqualität
- Selbstvertrauen
- Wohlbefinden

Anhang

Quellen

1 Deutsche Adipositas-Gesellschaft, Deutsche Diabetes-Gesellschaft, Deutsche Gesellschaft für Ernährung, Deutsche Gesellschaft für Ernährungsmedizin (Hrsg): Evidenzbasierte Leitlinie – Prävention und Therapie der Adipositas, Version 2006

2 Kretschmer, E: Körperbau und Charakter. Springer, Berlin 1921

3 Greil H, Trippo U: Physique and Body Composition: Comparison of Methods and Results. Collegium antropologicum 22, 1998, S. 345–363

4 Adams KF et al: Overweight, Obesity, and Mortality in a Large Prospective Cohort of Persona 50 to 71 Years Old. The New England Journal of Medicine 355, 2006, S. 763–778

5 Greil H: Normalgewicht und Optimalgewicht – Beschreibung und Beurteilung der Körpermasse. Anthropologischer Anzeiger 56, 1998, S. 313–334

6 Greil H: Age, sex and group specifics on physique and state of nutrition. In: Schröder E, Balansard G, Cabalion P, Fleurentin J, Mazars G (Hrsg): Medicines and foods. Ethnopharmacological approach. Orstom Editions, Paris 1996, S. 368–374

7 Greil H, Möhr M: Anthropometrische Charakterisierung der DDR-Bevölkerung. Ernährungsforschung 41, 1996, S. 79–115

8 Greil H: Vorlesung Humanbiologie am Institut für Biochemie und Biologie der Universität Potsdam

9 Hebebrandt J: Gene: Die wahren Dickmacher. In: Gesundheitsforschung (Projekt des Bundesministeriums für Bildung und Forschung, BMBF) 15. 2. 2007. http://www.gesundheitsforschung-bmbf.de/de/777.php

10 Stunkard AJ: An adoption study of human obesity. The New England Journal of Medicine 314, 1986, S. 193–198

11 Bouchard C in ESI Special Topics, March 2002, http://www.esi-topics.com/obesity/interviews/ClaudeBouchard.html

12 Trippo U: Körperbau, Körperzusammensetzung und Ernährungsgewohnheiten bei Erwachsenen in Abhängigkeit von Alter und Geschlecht. Dissertation, Potsdam, 7. 12. 2000

13 Heseker H, Adolf T, Eberhardt W et al: Lebensmittel- und Nährstoff-aufnahme Erwachsener in der Bundesrepublik Deutschland. VERA-Schriftenreihe III. Zweite, überarbeitete Auflage. Wissenschaftlicher Fachverlag Dr. Fleck, Niederkleen 1994

14 Ballard-Barbash R: Contribution of dieting to the inverse association between energy intake and body mass index. European Journal of Clinical Nutrition 50, 1996, S. 98–106

15 Schwartz MW, Brunzell JD: Regulation of Body Adiposity and the Problem of Obesity. Arteriosclerosis, Thrombosis, and Vascular Biology 17, 1997, S. 233–238

16 Bouchard C et al: The response to long-term overfeeding in identical twins. New England Journal of Medicine 322, 1990, S. 1477–1482

17 Bouchard C et al: Genetic influences on the response of body fat and fat distribution to positive and negative energy balances in human identical twins. In: Recent discoveries in genetic influences on obesity (Symposium). American Society for Nutritional Sciences 1997, S. 943–947

18 Bouchard C et al: The response to exercise with constant energy intake in identical twins. Obesity Research 2, 1994, S. 400–410

19 Hainer VA: Twin study of weight loss and metabolic effiency. International Journal of Obesity 25, 2001, S. 533–537

20 Müller MJ, Reinehr T, Hebebrand J: Prävention und Therapie von Übergewicht im Kindes- und Jugendalter. Deutsches Ärzteblatt 103, 2006, S. A334–A340

21 Wenzlaff RM, Wegner DM: The Role of Mental Processes in the Failure of Inhibition. Psychological Inquiry 9, 1998, S. 231–233

22 Wespi B: Schattentypen von Pädagogikstudierenden. Seminararbeit, Pädagogisches Institut der Universität Zürich, 15. Mai 2006

23 Wegner DM: You Can't Always Think What You Want: Problems in the Suppression of Unwanted Thoughts. Advances in Experimental Social Psychology 25, 1992, S. 193–225

24 Urbszat D: Eat, Drink, and Be Merry, for Tomorrow We Diet: Effects of Anticipated Deprivation on Food intake in Restrained and Unrestraint Eaters. Journal of Abnormal Psychology 111, 2002, S. 396–401

25 Hüther G: The Central Adadption Syndrome: Psychosocial stress as a trigger for adaptive modifications of brain structure and brain function. Progress in Neurobiology 48, 1996, S. 569–612

26 Storch M: Das Geheimnis kluger Entscheidungen. Pendo, Zürich 2005

27 Martorell R et al: Early nutrition and later adiposity. Journal of Nutrition 131, 2001, S. 874S–880S

28 Toschke AM et al: Childhood obesity is associated with maternal smoking in pregnancy. European Journal of Pediatrics 161, 2002, S. 445–448

316

29 Birch LL: Effects of a nonenergy fat substitute on children's energy and macronutrient intake. American Journal of Clinical Nutrition 58, 1993, S. 326–33

30 Grawe K: Neuropsychotherapie. Hogrefe, Göttingen 2004, S. 284

31 Peters A: Causes of obesity: Looking beyond the hypothalamus. Progress in Neurobiology 81, 2007, S. 61–88

32 Kahn HS: Abdominal obesity and mortality risk among men in nineteenth-century North America. International Journal of Obesity 18, 1994, S. 686–691

33 Marniemi J: Visceral fat and psychosocial stress in identical twins discordant for obesity. Journal of internal Medicine 251, 2002, S. 35–43

34 Björntorp P: Do stress reactions cause abdominal obesity and comorbidities? Obesity Reviews 2, 2001, S. 73–86

35 Olson B et al: Bovine Growth Hormone Transgenic Mice Are Resistant to Diet-induced Obesity but Develop Hyperphagia, Dyslipidemia, and Diabetes on a High-Fat Diet. Endocrinology 146, 2005, S. 920–930

36 Mallam KM, Metcalf BS, Kirkby J, Voss LD, Wilkin TJ: Contribution of timetabled physical education to total physical activity in primary school children: cross sectional study. British Medical Journal 327, 2003, S. 592–593

37 Pollmer U, Warmuth S, Frank G: Lexikon der Fitneß-Irrtümer. Eichborn, Frankfurt a. M. 2003, S. 183

38 Pollmer U, Warmuth S, Frank G: Lexikon der Fitneß-Irrtümer. Eichborn, Frankfurt a. M. 2003, S. 141

39 Becker P: Gesundheit durch Bedürfnisbefriedigung. Hogrefe 2006

40 Pollmer U, Warmuth S, Frank G: Lexikon der Fitneß-Irrtümer. Eichborn, Frankfurt a. M. 2003, S. 199, 237, 245

41 WHO Mortality Database. http://www.who.int/healthinfo/morttables/en/index.html

42 Frank G: GesundheitsCheck für Führungskräfte. Campus, Frankfurt a. M. 2001

43 Felix Burda Stiftung: Darmkrebsmonat März, Marketing & PR, Kampagnen. http://www.felix-burda-stiftung.de/index.php?id=17

44 Gadamer H.-G.: Über die Verborgenheit der Gesundheit. Suhrkamp, Frankfurt a. M. 1993

45 Flegal KM: Excess Deaths Associated With Underweight, Overweight, and Obesity. Journal of the American Medical Association 293, 2005, S. 1861–1867

46 Gibbs WW: Übergewicht überbewertet. Spektrum der Wissenschaft, Oktober 2005, Seite 24–31

47 Romero-Corral A: Association of bodyweight with total mortality and

with cardiovascular events in coronary artery disease: a systematic review of cohort studies. Lancet 368, 2006, S. 666–678

48 Neumann B, Nagy T: Diabetesepidemie. Grenzwerte außer Kontrolle. EU.L.E.n-Spiegel 12(6), 2006, S. 11–13

49 Robert Koch-Institut, Statistisches Bundesamt (Hrsg): Gesundheit in Deutschland. (Gesundheitsberichterstattung des Bundes). Berlin 2006

50 Pollmer U, Warmuth S, Frank G: Lexikon der Fitneß-Irrtümer. Eichborn, Frankfurt a. M. 2003, S. 175, 363

51 Pollmer U, Warmuth S: Lexikon der populären Ernährungsirrtümer. Eichborn, Frankfurt a. M. 2000, S. 13,16

52 Sörensen T et al: Intension to lose weight, weight chances, and 18-y mortality in overweight individuals without co-morbidities. Plos Medicine 2, 2005, S. 0510–0520

53 International Association for the Study of Obesity (IASO): Adult overweight and obesity in the European Union (EU25). London, April 2007. http://www.iotf.org/documents/Europeandatatable_000.pdf

54 Kuhn J: Adipositas: Berichterstattung zwischen Aufklärung und Vernebelung. Prävention – Zeitschrift für Gesundheitsförderung 1, 2007, Extra S. 1–5

55 Schilitz A, Greil H, Scheffler CH: Körperliche Entwicklung von Brandenburger Schülern und Schülerinnen als Indikator für komplexe Veränderungen von Umweltbedingungen. Brandenburgische Umwelt Berichte (BUB) 8, 2000, S. 37–39

56 Greil H, Schilitz A: Secular changes are different in distinct subgroups of the growing population. Anthropologischer Anzeiger 63, 2005, S. 45–61

57 Dicke Kinder – kranke Erwachsene. Zeitschrift für Kinder- und Jugendgesundheit Heft 1, 2004, S. 4–5

58 Kurth BM, Schaffrath-Rosario A: Die Verbreitung von Übergewicht und Adipositas bei Kindern und Jugendlichen in Deutschland. Ergebnisse des bundesweiten Kinder- und Jugendgesundheitssurveys (KiGGS). Bundesgesundheitsblatt, Gesundheitsforschung, Gesundheitsschutz 50, 2007, S. 736–743

59 Stolzenberg H, Kahl H, Bergmann KE: Körpermaße bei Kindern und Jugendlichen in Deutschland. Ergebnisse des bundesweiten Kinder- und Jugendgesundheitssurveys (KiGGS). Bundesgesundheitsblatt, Gesundheitsforschung, Gesundheitsschutz 50, 2007, S. 659–669

60 Böhm A: Körperliche Entwicklung und Übergewicht bei Kindern und Jugendlichen. Monatszeitschrift Kinderheilkunde 150, 2002, S. 48–57

61 AOK, http://www.powerkids.de

62 Latner JD, Stunkard AJ: Getting Worse: The Stigmatization of Obese Children. Obesity Research 11, 2003, S. 452–456

63 Dove-Studie: Jenseits von Stereotypen: Das neue Verständnis von Schönheit. http://www.initiativefuerwahreschoenheit.de

64 Institut für Demoskopie Allensbach im Auftrag der Körber-Stiftung, Oktober 2000

65 Spruijt-Metz D: Relation between mothers' child-feeding practices and children's adiposity. American Journal of Clinical Nutrition 75, 2002, S. 581–86

66 Birch LL: learning to overeat: maternal use of restrictive feeding practices promote girls'eating in the absence of hunger. American Journal of Clinical Nutrition 78, 2003, S. 215–220

67 Faith MS et al: Parenteral feeding attitudes and styles and child body mass index: prospective analysis of a gene-environment interaction. Pediatrics 114, 2004, S. 429–436

68 Aschenbrenner K et al: Störungen des Essverhaltens bei Gymnasiasten und Studenten. Psychotherapie, Psychosomatik, medizinische Psychologie 54, 2004, S. 259–263

69 Hölling H: Essstörungen im Kindes- und Jugendalter. Erste Ergebnisse aus dem Kinder- und Jugendgesundheitssurvey (KiGGS). Bundesgesundheitsblatt 50, 2007, S. 794–800

70 Levine JA et al: Interindividual Variation in Posture Allocation: Possible Role in Human Obesity. Science 307, 2005, S. 584–586

71 Pollmer U, Warmuth S, Frank G: Lexikon der Fitneß-Irrtümer, Eichborn, Frankfurt a. M. 2003, S. 374

72 Pollmer U, Warmuth S, Frank G: Lexikon der Fitneß-Irrtümer, Eichborn, Frankfurt a. M. 2003, S. 185

73 Pollmer U, Warmuth S, Frank G: Lexikon der Fitneß-Irrtümer, Eichborn, Frankfurt a. M. 2003, S. 33

74 Pollmer U, Warmuth S, Frank G: Lexikon der Fitnessirrtümer, Eichborn, Frankfurt a. M. 2003, S. 212

75 Friebe R, Knoll G: Fettleibigkeit – Eine Katastrophe weniger. Frankfurter Allgemeine Sonntagszeitung, 27. 6. 2004, S. 55

76 http://www.initiativefuerwahreschoenheit.de

77 Von Kries R: Reduced risk for overweight and obesity in 5- and 6-y-old children by duration of sleep – a cross-sectional study. International Journal of Obesity and Related Metabolic Disorders 26, 2002, S. 710–716

78 Hasler G: Association between short sleep duration and obesity in young adults: a 13-year prospective study. Sleep 27, 2004, S. 661–66

79 Spork P: Das Schlafbuch: Warum wir schlafen und wie es uns am besten gelingt. Rowohlt, Reinbek 2007

80 Buijs RM: The biological clock tunes the organs of the body: timing by hormones and the autonomic nervous system. Journal of Endocrinology 177, 2003, S. 17–26

81 Lewy A et al: The circadian basis of winter depression. PNAS 103, 2006, S. 7414–7419

82 Roenneberg R, Merrow M: Das Leben im Zeitraum Tag. http://www.imp-muenchen.de/Das_Leben_im_Zeitrau.chrono_lit.0.html

83 Chaput JP: Short sleep duration is associated with reduced leptin levels and increased adiposity: results from the Quebec family study. Obesity 15, 2007, S. 253–261

84 Robinson TN: Reducing Children's Television Viewing to prevent Obesity. Journal of the American Medical Association 282, 1999, S. 1561–1567

85 Hu F: Televison Watching and Other Sedentary Behaviors in Relation to Risk of Obesity and Typ 2 Diabetes Mellitus in Women. Journal of the American Medical Association 289, 2003, S. 1785–1791

86 Field AE: Snack food intake does not predict weight change among children and adolescents. International Journal of Obesity 28, 2004, S. 1210–1216

87 Hollwich F: The influence of ocular light perception on metabolism in man and in animal. Springer, New York 1979

88 Kalsbeek A: The suprachiasmatic nucleus generates the diurnal changes in plasma leptin levels. Endocrinology 142, 2001, S. 2677–2685

89 Pollmer U, Warmuth S, Frank G: Lexikon der Fitneß-Irrtümer. Eichborn, Frankfurt a. M. 2003, S. 356

90 Aiello L: Sexual dimorphism, energetics and the evolution of human cooperation. Vortrag, University College London

91 Pollmer U, Warmuth S, Frank G: Lexikon der Fitneß-Irrtümer. Eichborn, Frankfurt a. M. 2003, S. 25

92 Gray P: Human Male Pair Bonding and Testosterone. Human Nature 15, 2004, S. 119–131

93 www.arznei-telegramm.de

94 Vollwertig Essen und Trinken nach den 10 Regeln der DGE http://www.dge.de/modules.php?name=Content&pa=showpage&pid=15

95 Aktionsplan der Bundesregierung – ungesunde Ernährung soll 70 Milliarden Euro im Jahr kosten. Spiegel Online 8. 5. 2007

96 Erbersdobler H: Heavy User? Ernährungs-Umschau 51, 2004, S. 393

97 Pollmer U, Fock A, Gonder U: Prost Mahlzeit. Krank durch gesunde Ernährung. Kiepenheuer & Witsch, Köln 2001

98 Schlee D: Ökologische Biochemie. Gustav Fischer Verlag, Stuttgart 1992

99 Harborne JB: Ökologische Biochemie. Spektrum Akademischer Verlag, Heidelberg 1995

100 DGE-aktuell 07/2005 vom 07. 06. 2005: Gemüse und Obst – Multi-

talente in Sachen Gesundheitsschutz. Sekundäre Pflanzenstoffe haben es in sich

101 Nagy T: Volles Korn – volles Risiko. EU.L.E.n-Spiegel 10(4–5), 2004, S. 25–27

102 EU.L.E.n-Spiegel 7(1), 2001, S. 9, und EU.L.E.n-Spiegel 8(2–3), 2002, S. 10ff.

103 Concon JM et al: Lectins in wheat gluten proteins. Journal of Agricultural and Food Chemistry 31, 1983, S. 939–941

104 Cordain L: Cereal Grains Humanity's double-edged sword. World Review of Nutrition and Diet 84, 1999, S. 19–73

105 Cordain L et al: Modulation of immune function by dietary lectins in rheumatoid arthritis. British Journal of Nutrition 83, 2000, S. 207–217

106 Pusztai et al: Antinutritive effects of wheat-germ agglutinin and other N-acetylglucosamine-specific lectins. British Journal of Nutrition 70, 1993, S. 313–321

107 EU.L.E.n-Spiegel 8(2–3), 2002, S. 38

108 Di Cagno R et al: Sourdough bread made from wheat and nontoxic flours and started with selected Lactobacilli is tolerated in celiac sprue patients. Applied and Environmental Microbiology 70, 2004, S. 1088–1096

109 Hydjivassilou M: The humoral response in the pathogenesis of gluten ataxia. Neurology 58, 2002, S. 1221–1226

110 Nieuwenhuizen WF et al: Is Candida albicans a trigger in the onset of coeliac disease? Lancet 361, 2003, S. 2152–2154

111 EU.L.E.n-Spiegel 7(1), 2001, S. 8

112 EU.L.E.n-Spiegel 7(1), 2001, S. 10; EU.L.E.n-Spiegel 9(1), 2003, S. 3ff; EU.L.E.n-Spiegel 2(5), 1996, S. 5

113 Robertson I et al: The role of cereals in the aetiology of nutritional rickets: the lesson of the irish national nutrition survey 1943–8. British Journal of Nutrition 45, 1981, S. 17–22

114 EU.L.E.n-Spiegel 7(1), 2001, S. 7

115 Cheeke PR: Natural Toxicants in Feeds, Forages, and Poisonous Plants. Interstate Publ., Danville 1998

116 EU.L.E.n-Spiegel 7(1), 2001, S. 7f

117 Winata A, Lorenz K: Effects of fermentation and baking of whole wheat and whole rye sourdough breads on cereal alkylresorcinols. Cereal Chemistry 74, 1997, S. 284–287

118 D'Mello JPF (Ed): Handbook of Plant and Fungal Toxicants. CRC, Boca Raton 1997

119 Miller JD, Trenholm HL (Eds): Mycotoxins in Grain. Eagan Press, St. Paul 1994

120 Peraica M et al: Toxic effects of mycotoxins in humans. Bulletin of the World Health Organisation 77, 1999, S. 754–766

121 Samar MM et al: Distribution of deoxynivalenol in wheat, wheat flour, bran, and gluten, and variability associated with the test procedure. Journal of AOAC International 86, 2003, S. 551–556

122 Weidenbörner M: Encyclopedia of Food Mycotoxins. Springer, Berlin 2001

123 Aiello LC, Wheeler P: The expensive-tissue hypothesis: The brain and the digestive system in human and primate evolution. Current Anthropology 36, 1995, S. 199–221

124 Pirlet K: Zur Problematik der Vollwerternährung. Erfahrungsheilkunde 5, 1992, S. 345–356

125 Francis CY, Whorrwell PJ: Bran and irritable bowel syndrome: time for reappraisal. Lancet 344, 1994, S. 39

126 Fuchs CS et al: Dietary fiber and the risk of colorectal cancer and adenoma in women. New England Journal of Medicine 340, 1999, S. 169

127 Pollmer U: Steinzeitmärchen. EU.L.E.N-Spiegel 11(5–6), 2005, S. 3–29

128 Damasky W: Wassermühlen in Pohlheim, Watzenborn Steinberg – Faszination einer jahrhundertalten Technik. Heimatvereinigung Schiffenberg (Hrsg), Juli 2003

129 Pollmer U: Weißmehl: so alt wie das Brot. EU.L.E.n-Spiegel 7(1), 2001, S. 4–5

130 Kleine Schweizer Brot-Geschichte. http://www.swissworld.org/de/switzerland/dossiers/brot/geschichte_des_brots

131 Pollmer U, persönliche Mitteilung

132 Melzer J: Vollwerternährung. Institut für Geschichte der Medizin der Robert Bosch Stiftung. Franz Steiner Verlag, Stuttgart 2003

133 Leitzmann C, von Koerber K, Männle T: Gießener Formel aktualisiert. UGB-Forum 20, 2003, S. 256

134 Camu-Camu: www.Wikipedia.de

135 Pollmer U, Warmuth S: Lexikon der populären Ernährungsirrtümer. Eichborn, Frankfurt a. M. 2000, S. 365

136 Pollmer U: Antioxidantien-Update: Radikalfänger auf Kundenfang. EU.L.E.n-Spiegel 5(9), 1999, S. 1f

137 Pollmer U, Warmuth S: Lexikon der populären Ernährungsirrtümer. Eichborn, Frankfurt a. M. 2000, S. 332

138 Pollmer U, Warmuth S: Lexikon der populären Ernährungsirrtümer. Eichborn, Frankfurt a. M. 2000, S. 28

139 Scott J et al: The role of folate in the prevention of neural-tube defects. Proceedings of the Nutrition Society 53, 1994, S. 631–636

140 Stiftung Warentest: Nur Nepp. test 2, 2000, S. 12–14

141 Ledochowski M, persönliche Mitteilung

142 Ledochowski M et al: Fruktosemalabsorption. Journal für Ernährungsmedizin 2, 2000, S. 10–14

143 Malik VS: Intake of sugar-sweetened beverages and weight gain: a systematic review. American Journal of Clinical Nutrition 84, 2006, S. 274–288

144 Bahnsen U: Grollen im Darm. Die Zeit, 1. März 2007, S. 39

145 Krack A et al: The importance of the gastrointestinal system in the pathogenesis of heart failure. European Heart Journal 26, 2005, S. 2368–2374

146 Arbeitsgruppe Wissenschaft des »5 am Tag-Vereins«, Sprecher der AG: Prof. Dr. H. K. Biesalski, Universität Stuttgart-Hohenheim, in DGE-Info Forschung, Klinik, Praxis 7/2001 vom 1. 7. 2001: »5 am Tag«-Kampagne: Wissenschaftliche Begründung

147 Wüthrich B et al: Sinnlose Allergietests. Schweizerische Ärztezeitung 86, 2005, S. 1565–1568

148 Ärzteverband Deutscher Allergologen (ÄDA) und Deutsche Gesellschaft für Allergologie und Immunologie (DGAI): Allergologenverbände warnen vor unseriösem Test auf IgG. Patientenabzocke durch sinnlose Allergietests. Pressemitteilung 29. 11. 2004. http://www.allergietherapie.de/texte/laien/pm/aeda_11_04/dgai4.html

149 Bellisle F: Glutamate and the UMAMI taste: sensory, metabolic, nutritional and behavioural considerations. A review of the literature published in the last 10 years. Neuroscience and Biobehavioural Reviews 23, 1999, S. 423–438

150 Hermanussen M: Obesity, voracity and short stature: the impact of glutamate on the regulation of appetite. European Journal of Clinical Nutrition 60, 2006, S. 25–31

151 Futtermittelverordnung idF vom 19. 11. 1997 (BGB1 I Seite 2714), zuletzt geändert am 3. 8. 1998 (BGB1 I Seite 1995)

152 DGE-aktuell 08/2007 vom 07. 08. 2007: Süßstoffe – süß und sicher

153 Pollmer U, Niehaus M: Food-Design: Panschen erlaubt. Wie unsere Nahrung ihre Unschuld verliert. Hirzel, Stuttgart 2006

154 Pollmer U, Warmuth S: Lexikon der populären Ernährungsirrtümer. Eichborn, Frankfurt a. M. 2000, S. 73

155 Jacobs D. et al: Report of the Conference on Low Blood Cholesterol: Mortality Associations. Circulation 86, 1992, S. 1046–1060

156 Holmer SR et al: Association of polymorphisms of the apolipoprotein(a) gene with lipoprotein(a) levels and myocardial infarction. Circulation 107, 2003, S. 696–701

157 http://www.becelproactiv.de/

158 Bundesinstitut für Risikobewertung und Bundesverband der Ver-

braucherzentralen und Verbraucherverbände: Cholesterinsenkende Lebensmittel: teuer, meist überflüssig – und trotzdem gekauft. Pressemitteilung vom 25. 6. 2007

159 DGE aktuell 09/2002 vom 12./13.11.2002: Functional Food – Gesundheit zum Essen?

160 New Scientist http://www.newscientist.com/channel/health/mg 19325881.400-supersize-me-revisited-under-lab-conditions.html

161 Holzer P: The gut as a neurological organ. Wiener klinische Wochenschrift 113, 2001, S. 647–660

162 Taché Y: Corticotropin-releasing factor receptors and stress-related alterations of gut motor function. Journal of Clinical Investigation 117, 2007, S. 33–40

163 Hooper L et al: Dietary fat intake and prevention of cardiovascular disease: systematic review. British Medical Journal 322, 2001, S. 757–763

164 Pollmer U, Warmuth S: Lexikon der populären Ernährungsirrtümer. Eichborn, Frankfurt a. M. 2000, S. 45

165 Beck-Bornholdt H-P: Der Hund der Eier legt. Rowohlt, Reinbek 1997; und Der Schein der Weisen. Rowohlt, Reinbek 2003; sowie persönliche Mitteilung vom 15. 1. 2007

166 Neyman J, Pearson E: On the problem of the most efficient tests of statistical hypothesis. Philosophical Transactions of the Royal Society A, 231, 1933, S. 289–337

167 Frank G: Von der Norm zum Individuum. EU.L.E.n-Spiegel 9(3), 2003, S. 1–2

168 Seehofer H (Bundesminister für Ernährung, Landwirtschaft und Verbraucherschutz): Regierungserklärung zur Ernährungspolitik am 10. Mai 2007 im Deutschen Bundestag

Literaturempfehlungen

Gert von Paczensky, Anna Dünnebier: **Kulturgeschichte des Essens und Trinkens.**
Orbis, München 1999

Udo Pollmer: **Eßt endlich normal! Das Anti-Diät-Buch.**
Piper, München 2007

Maja Storch: **Mein Ich-Gewicht. Wie das Unbewusste hilft, das richtige Gewicht zu finden.**
Pendo, Zürich 2007

Udo Pollmer, Susanne Warmuth, Gunter Frank: **Lexikon der Fitneß-Irrtümer. Mißverständnisse, Fehlinterpretationen und Halbwahrheiten von Aerobic bis Zerrung.**
Eichborn, Frankfurt a. M. 2003

Udo Pollmer, Susanne Warmuth: **Lexikon der populären Ernahrungsirrtümer. Mißverständnisse, Fehlinterpretationen und Halbwahrheiten von Alkohol bis Zucker.**
Eichborn, Frankfurt a. M. 2000

Gunter Frank: **GesundheitsCheck für Führungskräfte. Ihr persönlicher Weg zu mehr Leistungsfähigkeit jenseits aller Moden.**
Campus, Frankfurt 2001

Udo Pollmer, Monika Niehaus: **Food-Design: Panschen erlaubt. Wie unsere Nahrung ihre Unschuld verliert.**
Hirzel, Stuttgart 2006

Gerald Hüther: **Biologie der Angst. Wie aus Streß Gefühle werden.**
Vandenhoek und Ruprecht, Göttingen 1997

Karl Pirlet: **Naturheilkunde ist Naturwissenschaft.**
Karger, Basel 2003

Internet

Auf meiner Homepage
www.Lizenz-zum-Essen.de

finden Sie darüber hinaus:

- Hintergrundinformationen
- Vortrags- und Seminartermine
- Tests und Texte zum Herunterladen
- viele Möglichkeiten, sich auszutauschen
- und die Lizenz-zum-Essen-Urkunde zum Ausdrucken und Aufhängen. Sie erinnert Sie daran, dass Sie jederzeit ohne schlechtes Gewissen essen dürfen

Ich danke ...

... vor allem meiner lieben Frau Valérie. Ein solches Buch neben der Sprechstunde und zwei kleinen Kindern zu schreiben erfordert viel Toleranz und Unterstützung. Sie hat mir – jawohl – den Rücken freigehalten. Dafür und für so vieles mehr liebe ich sie.

... Susanne Warmuth, die dieses Buch von Anfang an begleitete, lektorierte und als echte Naturwissenschaftlerin den Arzt immer wieder auf den Boden der wissenschaftlichen Tatsachen zurückholte.

... meiner Mitarbeiterin Susanne Klug, die Praxis und Büro trotz zunehmender Vergeistigung des Autors in Schuss hielt und auch bei den chaotischsten Diktaten nie die Geduld verlor.

... Britta Egetemeier vom Piper Verlag, bei der ich mich bestens aufgehoben fühle.

... Udo Pollmer und Frau Prof. Holle Greil für die viele Zeit, die sie meinen Fragen widmeten, und für ihre äußerst wertvolle Unterstützung.

... Maja Storch für die Reisen ins Unbewusste.

... meinen Eltern, wie immer für alles!

... meinen Patienten, ohne die dieses Buch nie entstanden wäre.

PIPER

Udo Pollmer, Gunter Frank,
Susanne Warmuth

Lexikon der Fitneß-Irrtümer

Mißverständnisse, Fehlinterpretationen und Halbwahrheiten
von Aerobic bis Zerrung. 432 Seiten. Serie Piper

Fit, jung und dynamisch bis ins hohe Alter mit Power-Walk-
ing, Hormonkuren und gesunder Ernährung? Vieles von
dem, was Sport-Gurus und Fernsehmagazine über den Segen
der Fitneß behaupten, gehört ins Reich der Irrtümer und
Halbwahrheiten. Die Autoren konfrontieren die Legenden um
Sport, Körperkult und Gesundheitswahn mit der Realität
und warnen vor Bewegungsterror und Wellness-Hysterie. Ein
wohltuendes Plädoyer für einen pfleglichen Umgang mit
dem eigenen Körper, das immun macht gegen die vollmundi-
gen und meist kostspieligen Versprechen der Gesundheits-
industrie.

»Pollmer, Frank und Warmuth schreiben ebenso witzig wie
provokativ und lassen nichts unversucht, die Propagandis-
ten des Fitneß- und Jugendlichkeitskults als Scharlatane zu
entlarven.«
Frankfurter Rundschau

01/1510/01/R

PIPER

Udo Pollmer
Eßt endlich normal!

Das Anti-Diät-Buch. 304 Seiten. Serie Piper

Die Krankenkassen, die Politiker, die Medien, die Diätbestsel-
ler – alle behaupten, die Zahl der Dicken steige explosionsartig, es drohe eine gefährliche Fettepidemie. Wir essen zu viel
und zu fett, wir bewegen uns zu wenig. Desaströse Folge:
Wir werden dick und krank. Udo Pollmer belegt anhand von
Zahlen, Daten und Fakten, daß das Gegenteil der Fall ist:
Wir machen uns verrückt, die ganze Diskussion über unsere
übergewichtige Gesellschaft ist krank. Wer schon Kindern
vermittelt, sie seien zu dick, verunsichert sie und fördert Eß-
störungen. Hier droht die wirkliche Gefahr für unsere Gesundheit, von psychischem Druck ganz zu schweigen. Der
Kult um die Schlankheit läßt bereits die Hälfte aller erwachsenen Frauen und ein Viertel der Männer nicht mehr
normal essen, müssen wir tatsächlich alle eßgestört werden?

01/1540/02/R

Udo Pollmer, Susanne Warmuth
Lexikon der populären Ernährungsirrtümer

Mißverständnisse, Fehlinterpretationen und Halbwahrheiten
von Alkohol bis Zucker. 368 Seiten. Serie Piper

Margarine ist gesünder als Butter, Müsli ist nahrhafter als
Weißbrot, Tiefkühllebensmittel enthalten mehr Nährstoffe
als Dosenware – die Liste von gängigen Ernährungsirrtümern
ließe sich beliebig fortsetzten. Der Lebensmittelchemiker
Udo Pollmer und die Biologin Susanne Warmuth haben lieb-
gewonnene Ernährungsgewohnheiten und Halbwahrheiten von A wie Alkohol bis Z wie Zucker kritisch unter die
Lupe genommen. Ihr informatives Lexikon ist ein Plädoyer
für einen gelasseneren Umgang mit unserem Essen und für
mehr Vertrauen in unseren Körper und seine Bedürfnisse.

»Pollmer und Warmuth stellen fast alles auf den Kopf, was
wir über die Wirkungen des Essens zu wissen glaubten.«
Focus

01/1509/01/R

PIPER

Paul Watzlawick

Anleitung zum Unglücklichsein

132 Seiten. Serie Piper

» Ich habe das Buch in wenigen Stunden gelesen und gleich an die nächsten Freunde weitergeleitet. Schon der Grundgedanke ist faszinierend. Nicht – wie so viele Autoren, die in den letzten Jahren den Markt mit Glücksanleitungen über- schwemmt haben – wohlfeile Gebrauchsanweisungen zu lie- fern, sondern uns den Spiegel vorzuhalten und zu zeigen, was wir alltäglich alles selbst gegen unser mögliches Glück tun. « *Walter Kindermann*

» Eine amüsante Lektüre für Leute wie mich, die dazu neigen, sich das Leben schwer zu machen – ohne zu wissen, wie sie das eigentlich anstellen. Ein Lesevergnügen mit paradoxem Effekt. Das Nichtbefolgen der › Anleitung zum Unglücklich- sein ‹ ist die Voraussetzung dafür, glücklich sein zu können. « *Brigitte*

01/1220/01/R